近代名医医著丛书

医学南针

陆士谔 原著

谷　峰
朱鹏举 整理
董　野

中国中医药出版社

·北京·

图书在版编目（CIP）数据

医学南针 / 陆士谔原著；谷峰，朱鹏举，董野整理. —北京：中国中医药出版社，2019.3（2019.11重印）

（近代名医医著丛书）

ISBN 978-7-5132-5345-1

Ⅰ.①医… Ⅱ.①陆… ②谷… ③朱… ④董… Ⅲ.①针刺疗法 Ⅳ.① R245.31

中国版本图书馆 CIP 数据核字（2018）第 270790 号

中国中医药出版社出版

北京经济技术开发区科创十三街 31 号院二区 8 号楼

邮政编码 100176

传真 010-64405750

三河市同力彩印有限公司印刷

各地新华书店经销

开本 880×1230 1/32 印张 12.75 字数 273 千字

2019 年 3 月第 1 版 2019 年 11 月第 2 次印刷

书号 ISBN 978-7-5132-5345-1

定价 59.00 元

网址 www.cptcm.com

社 长 热 线 010-64405720
购 书 热 线 010-89535836
维 权 打 假 010-64405753

微信服务号 zgzyycbs
微商城网址 https://kdt.im/LIdUGr
官 方 微 博 http://e.weibo.com/cptcm
天猫旗舰店网址 https://zgzyycbs.tmall.com

如有印装质量问题请与本社出版部联系〔010-64405510〕

版权专有 侵权必究

编写说明

陆士谔（1878—1944），名守先，字云翔，号士谔，别署云间龙、沁梅子、云间天赘生、儒林医隐等。是清末至民国年间一位不世出的传奇人物。说"奇"，主要是他在医学界和小说界都卓有成就，这在中国医学史和文学史上都是极为罕见的。

陆士谔于1878年生于千年古镇珠溪镇（今上海青浦区朱家角镇）。陆氏自汉以后即为江东大族。他出身于书香门第，其祖父捐附贡生，其父邑廪生。在《云间珠溪谱牒·世系考》中，陆士谔记述其父母事迹，其父"艰苦力学，文名著一邑，于制艺尤精。应课书院，辄冠其曹而屡困。秋闱荐而未售，新学乍兴，科举犹未罢，即命儿辈入校肄业。其见识之明达如此"。其母乃名医山涛徐公之女，"性温恭，行勤俭"。这样看来，陆士谔后来从文、从医的事业，大概也是从小耳濡目染，受到父亲、外公的影响。士谔为家中长子，过继给伯父，其伯父为"同治癸酉举人，大桃教谕，内阁中书"，同样工于文章。

1887年，陆士谔9岁时，即从当时朱家角名医唐纯斋学医，先后共5年之久。14岁时，陆士谔到上海谋生，曾为典当学徒。17岁即回青浦行医，开始了悬壶济世的生涯。行医的同时，他亦在家中阅读了大量的稗官野史和医学书籍，为其日后医学和文学的成就打下了基础。

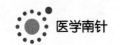

20岁时，陆士谔又回到上海，先后从事医疗、图书出租工作，又钻研小说撰写，40年左右的时间里，出版了大量小说及医学书籍，作品之丰，令人叹为观止。

1906年，陆士谔署名沁梅子，发表了小说《精禽填海记》，从此开始了多产的小说撰写出版生涯。据《云间珠溪谱牒·陆士谔小传》记载，他出版的小说有百余种，另有《蕉窗雨话》等笔记几种行于世。陆氏的小说题材广泛，主要有拟旧小说、社会批判讽刺小说、历史小说、武侠小说等。社会批判类小说代表作如《新上海》，将清末上海十里洋场"嫖、赌、骗"等各类丑恶现象作了深刻揭露。1997年，上海古籍出版社推出"十大古典社会谴责小说"，《新上海》与《官场现形记》《二十年目睹之怪现状》等同列其中。历史小说中，他创作的以描写人民群众抵抗八国联军为内容的小说《冯婉贞》，部分内容被当时报人徐珂编入《清稗类抄》，后人则据此将其当作史实编入历史课本，电影、电视剧及戏剧更是多有描述，以致"冯婉贞"究竟是小说家言还是确有其人其事，现在仍然难有定论。他创作的武侠小说主要以清初社会现实为背景，代表作有《清史》《剑侠》等，其中《血滴子》尤为人所熟知。正因为有这部小说的影响，后来人们以血滴子作为题材又创作了多部电影。他还曾给包括中国古典四大文学名著在内的各种小说写续书，其中最有影响者是《新水浒》。书虽名为"水浒"，实则借水浒人物之名，写的是他们开银行，办铁路，发展工业过程中反

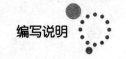

映出来的经济技术发展与人性的冲突。他还曾给著名的谴责小说《孽海花》作续，后因原书作者曾朴提出抗议而毁掉。

除了撰写小说，陆士谔在医学上同样成绩斐然。他曾位列旧上海"十大名医"之一，影响之巨可见一斑。

陆士谔在行医、写小说的同时，着力最多的还是编著医书。他的医著写作时间为1919—1938年，基本由神州医学社编、上海世界书局出版。另有医学论文，发表在《金刚钻》报、《小金刚钻》报与《金刚钻月刊》上，同时还著有《医界镜》等几部医界小说。他编著的医学书籍主要包括《叶天士幼科医案》《叶天士女科医案》《薛生白医案》《叶天士手集秘方》《医学南针》《增评温病条辨》《王孟英医案》《增注古方新解》《丸散膏丹自制法》《温热新解》《国医新话》《士谔医话》《家庭医术》等。1937年，他辑医经、各科临床、本草、方剂、医案诸书21种，合成为丛书《基本医书集成》，从此封笔。

陆士谔长于写作、喜爱武术，对于他在医学方面的造诣也有影响。比如他敬仰文武全才、诗画皆优的医学名家薛雪，陆士谔在清道光年间吴金寿所辑薛氏医案74则的基础上，进一步搜集整理，在1918年10月辑成《薛生白医案》，分风、痹、血、郁等19类病证，并于薛案后附叶天士案，以资对照。另外，他的医书同样笔调隽永，语句通俗，论述明快，引人入胜，充分展示了他在医学和文学两方面的才华。

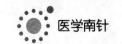

陆士谔的医学代表作即本次整理的《医学南针》。他之所以撰写本书，除了自己的志愿外，还与他在医学上的受业恩师清代沪上名医唐纯斋的鼓励与启发有直接关系。《医学南针》的序言即为唐氏所作。在书序中，唐纯斋自诉："劝其出所学，以撰一便于初学之书，俾后之学者，得由此阶而进读《灵》《素》《伤寒》，得造成为中工以上之士，则子之功也。夫医工之力，不过能治病人之病；医书之力，则能治医工之病。子其勉之。""陆子深韪余言，操笔撰述，及一载而书始成。其网罗之富，选才之精，立论之透，初学书中所未有也，较之《必读》《心悟》等，相去奚啻霄壤？余因名之曰《医学南针》。""医学南针"之名，亦为唐纯斋所起，陆士谔"谦让未遑"，最终听从师命。除了恩师督促规劝，该书的撰写还与问学之人的需求有关。陆士谔固有撰写医学入门书籍的愿望，"及出而临证，此念又旋起旋落。循环不已，而屡作屡止者，则以医学关乎身心性命，稍一不慎，遗祸无穷也"。但是后来他"挟术游松江，从者慕我虚声，竟来问学，吾即以师之授吾者授吾徒。吾徒极感困难，别求捷径，弗获已，乃有此书之撰述，随撰随授，不过为窗下讲授，初无心于问世也"。最后他在弟子所整理资料的基础上，重新编辑修改，历经一年，最终书成。从这个意义来讲，该书或与现在大家喜读的一些在名家授课基础上整理的讲稿有异曲同工之处。

《医学南针》分上下两集，或称初集、续集（二集）。

上集作于 1920 年 7 月，下集作于 1924 年，均由上海世界书局出版。该书出版后，广受好评，因此一版再版。本次整理所据为民国二十四年（1935 年）上海世界书局上下集合订本。该书至 1931 年已是第七版，1935 年版无疑为其后期之版本，也是我们目前见到的最晚的版本。

该书上集共分为十部分，分别为脏腑南针、切脉南针、望色南针、闻声南针、问证南针、病机南针、论药南针、释方南针、运气南针、读法南针。其内容从基础理论到四诊方法、辨证原则，以及临证用药之药性、方剂理论，浑然一体，与今天医学教育之中医基础理论、中医诊断学、中药学、方剂学之教学体系，颇相吻合。另外，运气理论自成一体，单独论述。最后，陆士谔结合自己学医读书的经验，就如何读医书谈了自己的体会，其中理论和临证结合为关键所在，"每读有方书，见其方，必先搜求其证据，偶有一二药与证未合，必苦思力索，以探求其所以然；读无方书，审其症，则必悬拟方药，以求与证相合"。可谓发人深省，值得借鉴。

上集出版后，颇受欢迎，"海内读者，驰书催促，索出下集"，作者虽"屡作屡辍"，终得以坚持，在读者的期盼中，下集终于在 4 年后付梓。

下集分为六部分，分别为治病总论、营卫论、辨证南针、用药南针、用药禁忌法、读法南针。下集仍由恩师唐纯斋作序。治病总论、营卫论实则为作者于治疗疾病外感内伤、外因内因等辨别和营卫气血理论的一些

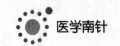
心得，具有一定医学论文的性质，故唐纯斋在下集序中称其以辨证、用药、读法为三大纲，"较之上集，进一步矣"。

本次整理以民国二十四年上海世界书局出版之《医学南针》上下集合订本为底本，其中上集以保存较好的民国九年上海广文书局石印本为校本，下集以保存较好的民国二十一年上海世界书局石印本为校本，按照中医古籍整理的一般原则进行整理和校注，所做工作主要有：

1. 底本竖排格式改为横排，根据文字内容的完整性，适当进行段落划分，加以现代标点。

2. 底本中的繁体字、异体字、古字、俗写字，一般径改为规范简体字。

3. 凡底本中表示文字位置的"左""右"，改为"下""上"。

4. 凡底本中字形属一般笔画之误者，径改不出校记。

5. 原书引录其他文献，或删节，或缩写，不失原意者不出校记，有损文义者则出校。

6. 原书中陆士谔诊例及世界书局所作书籍介绍，本次整理不再列出。

本书上集序言部分及第一至第五编，由朱鹏举负责整理；第六至第十编，由谷峰负责整理；下集由董野负责整理；全书最后由谷峰统稿，并撰写编写说明。

本书的整理，要感谢中国中医药出版社的读者徐树民先生提供善本，更要感谢中国中医药出版社华中健主

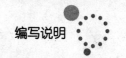

任、原中国中医药出版社周艳杰编辑等在出版意向的确立，以及编辑整理过程中所给予的帮助和大力支持。

陆士谔先生为医界奇才，《医学南针》为其代表作，自问世以后广受欢迎，希望本次整理能有益于同道。由于整理者水平有限，疏漏之处在所难免，敬请广大读者提出宝贵意见，以便今后修订完善。

整理者
2018 年 9 月

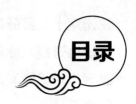

目录

上集

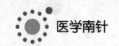
下集

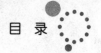

上

集

序

　　陆子士谔，好学深思之士也。其于《灵》《素》《伤寒》《金匮》等书，极深研几①，历十余年如一日。昼之所思，夜竟成梦；夜有所得，旦即手录。专致之勤，不啻张隐庵氏之注《伤寒》也。顾积学虽富，性太刚直。每值庸工论治，谓金元四大家之方药重难用，叶香岩、王潜斋之方药轻易使，陆子辄面呵其谬，斥为外道之言。夫病重药轻，无补治道；病轻药重，诛伐无辜。论药不论证，斥之诚是。然此辈碌碌，何能受教？徒费意气，结怨群小，在陆子亦甚不值也。余尝以此规陆子，而劝其出所学，以撰一便于初学之书，俾后之学者，得由此阶而进读《灵》《素》《伤寒》，得造成为中工以上之士，则子之功也。夫医工之力，不过能治病人之病；医书之力，则能治医工之病。子其勉之。陆子深韪余言，操笔撰述，及一载而书始成。其网罗之富，选才之精，立论之透，初学书中所未有也，较之《必读》《心悟》等，相去奚啻霄壤？余因名之曰《医学南针》。陆子谦让未遑，余曰："无谦也，子之书不偏一家，不阿一人，惟求适用，大中至正，实无愧为吾道之南针也。"因草数言，弁之于首。

民国九年庚申夏历二月唐念劬纯斋氏序于珠溪医室

---

　　① 极深研几：形容钻研深刻、细致。《易·系辞上》："夫易，圣人之所以极深而研几也。唯深也，故能通天下之志。唯几也，故能成天下之务。"

自序

习医之难，百倍他业，非才识学兼到之士不能也。夫习医何以难？则以初学入手无善本也。《灵》《素》之文，《伤寒》之论，文既古奥，理又精深，名医毕世穷研，仅得毫末。初学之士，何能一蹴即几①？其不能读也无疑。而《医宗必读》《医学心悟》《时病论》《笔花医镜》等书，理既芜杂，说又偏私；《药性赋》《汤头歌诀》等书，仅知迹象，不解玄机。一中其毒，即成杀人剑子，终身不可救药。金元四大家，明清诸名家，书均极善，惟均有所偏。须基础已固，理路已清之人，方能诵读，否则必为所蔽也。

编者习医之始，吾师因初学无善本，汉以后之书，概不许一字入目，惟以《灵枢》《素问》、越人《难经》、仲景《伤寒》《金匮》，昼夜攻研。及三年，始许阅《千金》《外台》；四年，始许阅金元四大家，明清诸名家。雪窗萤火，首尾五年，始许出而临证。溯源穷流，倍尝艰苦。设当日已有便于初学之书，则吾学决不若是之苦，可断言也。

故当勤学之年，即萌撰述之念；及出而临证，此念又旋起旋落。循环不已，而屡作屡止者，则以医学关乎

① 几：至。

身心性命，稍一不慎，遗祸无穷也。岁戊午，挟术游松江。从者慕我虚声，竟来问学，吾即以师之授吾者授吾徒。吾徒极感困难，别求捷径，弗获已。乃有此书之撰述，随撰随授，不过为窗下讲授，初无心于问世也。及吾师勖[①]吾编撰，乃复埋首一年，重为修改，政之吾师。承吾师肇锡[②]书名，却之不恭，受实有愧。识途老马，不敢自秘一得。十余年勤学之功，阅历所得，当亦读吾书者有以谅吾也。

民国九年夏历庚申二月陆士谔序于松江医寓

---

① 勖（xù）：同"勖"，勉励。

② 锡：通"赐"。

编辑大意

人身脏腑部位，关系生理，极为重要，为学医者首当明白之学，犹之用兵者不可不明山河地势也。《灵》《素》两经，陈说非不详尽，文既古奥难解，又系君臣问答之辞，散见各篇，不能汇集一处，且辞句或互有出入，初学每苦望洋。本书脏腑篇，义则宗《灵》《素》两经，文则取高士宗、陈修园等各名家之精髓而贯通之，务求达意，极明极透。能熟此篇，则一冥目而全身脏腑历历如绘矣。

经脉乃人身之铁路也，输灌气血，惟此是赖。而经脉之文，最难记忆，百读不熟。本书编为歌诀，附以图画，无非引读者以趣兴，使容易记忆也。

脉乃气血之余，切脉以审本气之盛衰，邪气之深浅，为认证之巧法。而自来说脉诸书，二十七脉、二十八脉，名目繁多，徒乱人意。本书惟以浮、沉、迟、数四脉为大纲，以浮取、中取、沉取为切法，要言不烦，简而确当。

望色断人生死，古圣未尝欺人。编者挟术治病，决于色诊者半，决于闻问切者半。特将半生来心得，列表绘图，贡诸读者。所期沉机默察，共征心悟。

四诊之"闻"字，昔人但作闻声解。编者博采名家学说，征诸自己阅历，知"闻"字不仅限于闻声也。特将闻声、闻气之方法，逐细详解，于学者或不无小补。

问证有先后次序。凡同中求异，异中求同，全于问字决之。本书于问之一道，反复推求，可谓不遗余义。

病机者，病之机兆也。《灵》《素》《伤寒》，论之极详。本书采辑成篇，加以详明之注释，且有有注之文，有无注之文，使读者因有注处，参悟到无注处。

论药释方，专重开悟灵机，不尚穿凿附会。论药则于药之形体，药之性味，药之色香，必推其原，必明其故，将其所以然之理，说得明明白白。释方则将古方之精义，所以必用此方之故，阐释弥遗。

运气司天在泉，及五行生克之理，晦奥异常。四千年来，从未有透明之注释，缘古人但知其所当然，不进求其所以然。编者学医之初，先怀两大疑问，一问何以有运气司天在泉，一问何以有五行生克。十余年反复穷研，而真理斯得。盖此理不明，不能读《灵枢》《素问》，不能读《伤寒》《金匮》也。故本书诠释，极新极确，言皆有据，事尽可征，与古人之论运气五行为凿空之谈者，大有上下床之别。

读古人书，全在灵机活泼，深求善悟，方不致食古不化，死于句下。本书之读书法，有读有方书法，读无方书法，读《伤寒》《金匮》法，读金元四大家书法。一言蔽之，则为灵机活泼，深求善悟耳。愿读者即以此法读本书，并以此法读各家种种之医书。

第一编 脏腑南针

全体总论

一、头面之部

人头为诸阳之会，诸阴脉皆至颈、胸中而还，独诸阳脉皆上至头耳。脑为髓海，其部位在头之最高部。以其为用存而不泻也，故与髓、骨、脉、胆、女子胞同名为奇恒之腑。考脑髓之生也，由于肾系贯脊，通于脊髓。肾精足，则入脊化髓，上循入脑而为脑髓，精气之所会，故称之为髓之海。髓足则精气能供五脏六腑之驱使，知觉运动，无不爽健，盖各脏能使髓，非髓能使各脏也。故头肥脑满者，人必聪慧而强健；因房劳而病者，必觉头脑空晕。后脑隶于督脉，督脉主乎肾，肾为作强之官，故后脑关于运动者为多。前脑隶于任脉，任脉合乎心，心为君主之官，故前脑关于知觉者为多。自印堂至额颅，上颠顶，从后脑下项，皆足太阳经脉之部也。两颧属肾，《刺热论》云：色荣颧骨，其热内连肾也。两目为肝之窍，而五脏精华，皆注于目，故瞳神属肾，黑眼属肝，白眼属肺，内外眦肉属心，眼包属脾。而两目之所以关系于五脏者，则以太阳脉终目内眦，少阳脉终目外眦，阳明脉绕眼、终目下乘泣①穴，厥阴脉入脑而交于目系，肾之督脉入脑通于目系，手少阴心之脉，其支者，上挟系目系，且《经》曰"裹撷②筋

---

① 乘泣：即"承泣"。

② 撷：原作"结"，据《灵枢·大惑论》改。

骨气血之精，而与脉并为系，上属于脑，后出于项中"，故其关系之巨如此。鼻为肺窍，而位居中央，又属乎脾，鼻内口鼻交通之处则为颃颡，气从此分出于口为唾，分出于鼻为涕，故《经》曰：颃颡者，分气之所泄也。口为脾窍，内外唇肉，脾所主也；舌为心苗，齿为骨余，而齿龈则为牙床，又属乎胃；舌之下，腮之内，为廉泉、玉英，乃水液之上源也；耳为肾窍，两少阴同气，故心亦开窍乎耳；胃足阳明之脉，起于鼻，交频中，循鼻外，入齿中，挟口环唇；胆足少阳之脉，起于目锐眦，上抵头角，循耳后，入耳中，出走耳前。此头面之部位，各有所属也。

二、胸腹之部

头面之下，前有咽喉，后有颈项。咽喉二窍，同出一脘，异途施化，喉窍俗名气管，咽窍俗名食管。咽系柔空，下接于胃，为饮食之路，水谷同下，并归胃中，乃粮运之关津，以司六腑之出纳者也。喉则下接于肺，主气之呼吸，肺为华盖，以覆诸脏，司呼吸出入，为人身之管籥也。咽喉之中，则为颃颡。颃颡之上，则为舌本，舌本居下腭之尽处，而上腭之尽处则为小舌，所谓会厌也。太阴脾脉络舌本，少阴肾脉络舌本，阳明胃脉络舌本。咽喉之外，则有动脉居乎两旁，所谓人迎之脉，乃胃足阳明之脉也。人迎之下，锁骨空处，则为缺盆，肺所主也。肺覆两盂，前两叶包心，在后有峡及肺根，所谓根者，即气管也。肺有肺衣，薄而通明，包肺四面。肺叶中藏有气管，气管之末为气泡。其能呼吸者，衣与泡之功用也。肺恶寒，形寒饮冷则伤肺者，以寒乃水之气，水入肺中，碍其呼吸也。火克金，热伤肺者，以肺衣与气泡体极柔薄，不耐酷热也。阳明经脉，行身之前。自面部而至胸膈，皆阳明经脉所主也。缺盆之下，两乳之上，谓之膺中。膺中之中，谓之上膈，即上焦也，《经》云"上焦开发，宣五谷味，熏肤充身泽毛，若雾露之溉"也。上膈而下，谓之膈中，即胸膈也。胸膈之间，谓之膻中，膻中即心包络也。心包代心宣化，为臣使之官，主血主脉，横通四布，盖心包象为仰盂，为心之外卫。凡脾、胃、肝、胆、两肾、膀胱，各有一系，系于包络之旁，以通于心。此下有膈膜遮蔽浊气，使不得上熏心肺也。包络之内即是心，心之形圆，上阔而下尖，周围夹膜即是包络。其上有肺罩之，空悬胸中。其下有膈膜遮截，此膈名膻，故《经》称包络为膻中也。心乃火脏，得肾水之济，则光明朗润，能烛照一切，故为君主之官，而神明出焉。包络之下，即有胃络，两络而相通，横布于经络之间。总之，肺为五脏之长，心为百体之君。

唐容川曰：由肾系，下生连网油膜，是为下焦；中生板油，是为中焦；上生膈膜，是为上焦。则心肺在乎上焦之部也。

膈膜之下，谓之中焦。胃有三脘，上焦之部即上脘也，中焦之部即中脘也，下焦之部即下脘也。自咽至胃，长一尺六寸，通谓之咽门。咽门下是膈膜，膈膜之下为胃。胃为仓廪之官，专主纳谷。其上口曰贲门，与咽门相接；下口曰幽门，与小肠相接。后面与肝膜相连，前面与膈膜相连，下与脾相曲抱。脾主化谷，胃之纳，全赖脾之化也。胃为阳，脾为阴。纳谷少者，胃阳虚。纳谷多而不化者，脾阴虚。盖胃体阳而用阴，脾体阴而用阳，一燥一湿，正互为工用也。

头面之下，后有颈项，项之中央，名为风府。项之两旁，名为风池。项下高耸大椎，乃脊骨之第一椎。至脊骨而下，至七节之两旁，名曰膈俞。《经》云：七节之旁，中有小心。以明膈俞之穴，乃

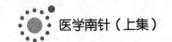

心气之游行出入。而太阳经脉行身之背。此胸背之部位，各有所属也。

胸膈之下，腹也。胸膈下侧，胁也。前胸后背，而胁则居胸背之间。行身之侧，胁之上为腋，胁之下为季胁。太阳行身之背而主开，阳明行身之前而主阖，少阳行身之侧而主枢。舍开则不能阖，舍阖而不能开，舍枢则不能开阖，是枢者乃开阖之关键也。大腹名为坤土，坤土太阴之脾土也。大腹之上，下脘之间，名为中土，中土阳明胃土也。大肠名回肠，盘旋于腹之左右。小肠居大肠之前，脐乃小肠之总结。而贴脐左右，乃冲脉所出，《经》云冲脉出于脐左右之动脉者是也。脐之下，则为小腹，两旁名曰少腹。小腹者，少阴水脏、膀胱水腑之所属也。少腹者，厥阴肝脏、胞中血海之所居也。血海居膀胱之外，名曰胞中；膀胱居血海之内，故曰：膀胱者，胞之室也。从小腹而入前阴，乃少阴、太阴、阳明三经之属。《经》云：肾开窍于二阴，是前阴者属少阴也。《经》云：前阴者宗筋之所聚，太阴、阳明之所合也，又阳明主润宗筋，是前阴又属太阴、阳明也。阴囊、卵核，乃厥阴肝经之所属，故《经》云：厥阴病则舌卷囊缩，舌卷，手厥阴；囊缩，足厥阴也。又云：厥阴气绝，则卵上缩而终。此胁腹之部位，各有所属也。

三、四肢之部

两手两足曰四肢。两手之上，则有肘腋。两足之上，则有腘髀。两肘、两腋、两腘、两髀，名曰八溪。从臂至手，乃手太阴肺金所出，而兼手少阴、厥阴，此手之三阴从胸走手也。从足至股，乃足太阴脾经所出，而兼足少阴、厥阴，此足之三阴从足走腹也。

夫手足三阴三阳，十二经脉交相通贯行于周身。手之三阴从胸走手，手之三阳从手走头，是手三阴三阳而循行于手臂矣。足之三阳从头走足，足之三阴从足走腹，是足三阴三阳而循行于足股也。此手足之部位，各有所属也。

《全体总论》，义则宗《灵》《素》两经，文则取高士宗、陈修园、唐容川三家之精髓而贯通之，字句虽间有增损，要不背乎本旨。

士谔识

全体图说

全体之图①

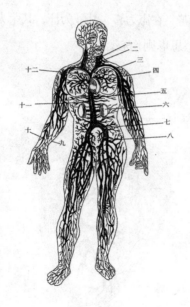

全体之图

一、总颈动脉；二、总颈静脉；三、心脏；四、肺脏；五、肾脏；六、大动脉；七、总肠骨动脉；八、总肠骨静脉；九、尺骨动脉；十、桡骨动脉；十一、下大静脉；十二、上大静脉

---

① 全体之图：底本原图无"一"至"十二"诸图例，图中"三"处作"心"，"四"处作"肺"，"五"处作"肾"，但各条标注线犹存，故不如民国九年上海广文书局石印本，兹将其替换为石印本中图。后诸脏腑图、经脉图等皆仿此。

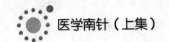

一、心说

南方生热，热生火，火生苦，苦生心。

心者，君主之官，神明出焉。

诸血皆属于心。

心藏神，心开窍于耳，心之合脉也，其荣色也，其主肾也。

心合小肠，小肠者，受盛之腑。

心在体为脉，在色为赤，在音为徵，在声为笑，在变动为忧，在窍为舌，在味为苦，在志为喜，其液为汗，其荣为色，其臭为焦。

心恶热，忧愁思虑则伤心。

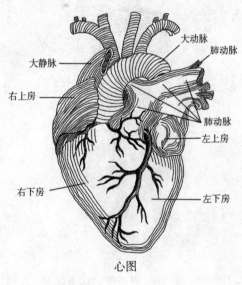

心图

二、肝说

东方生风，风生木，木生酸，酸生肝。

肝者，将军之官，谋虑出焉。

诸筋皆属于肝。

肝藏魂，肝开窍于目，肝之合筋也，其荣爪也，其主肺也。

肝合胆，胆者，中精之腑。

肝在体为筋，在色为苍，在音为角，在声为呼，在变动为握，在窍为目，在味为酸，其液为泪，其华在爪，其臭为臊。

肝恶风，悲、怒、气逆则伤肝。

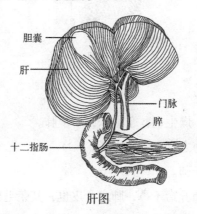

胆囊

肝

门脉

脾

十二指肠

肝图

唐容川曰：肝之阳藏于阴，故主谋；胆之阳出于阴，故主断。肝盖体阴而用阳也。

三、脾说

中央生湿，湿生土，土生甘，甘生脾。

脾者，谏议之官，知周出焉。

肌肉皆属于脾。

脾藏意，脾开窍于口，脾之合肉也，其荣唇也，其主肝也。

脾合胃，胃者，五谷之腑。

脾在体为肉，在色为黄，在音为宫，在声为歌，在窍为口，在味为甘，在志为思，在液为涎，其荣为唇，其臭香。

脾恶湿，饮食劳倦则伤脾。

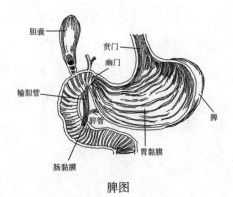

胆囊
贲门
幽门
输胆管
胰管
脾
胃黏膜
肠黏膜

脾图

四、肺说

西方生燥，燥生金，金生辛，辛生肺。

肺者，相傅之官，治节出焉。

诸气皆属于肺。

肺藏魄，肺开窍于鼻，肺之合皮也，其荣毛也，其主心也。

肺合大肠，大肠者，传导之腑。

肺在体为皮毛，在色为白，在音为商，在声为哭，在变动为咳，其窍为鼻，在味为辛，在志为忧，在液为涕，其荣为毛，其臭为腥。

肺恶寒，形寒饮冷则伤肺。

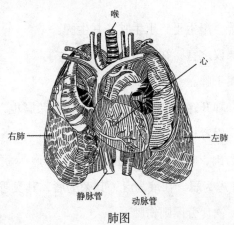

喉
心
右肺
左肺
静脉管
动脉管

肺图

五、肾说

北方生寒，寒生水，水生咸，咸生肾。

肾者，作强之官，伎巧出焉，

诸骨皆属于肾。

肾藏志，肾开窍于耳，又开窍于二阴。

肾之合骨也，其荣发也，其主脾也。

肾合膀胱，膀胱者，津液之腑。

肾在体为骨，在色为黑，在音为羽，在声为呻，在变动为栗，在窍为耳，在味为咸，在志为恐，在液为唾，其荣为发，其臭为腐。

肾恶燥，久坐湿地、强力入房则伤肾。

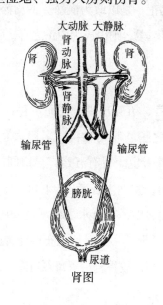

肾图

六、心包络说　图见心图

膻中者，臣使之官，喜乐出焉，心主之宫城也。

陈修园曰：手厥阴之脉，出属心包。手三阳之脉，散络心包。

是手与心主合，故心包络称手心主。五脏加此一脏，实六脏也。

唐容川曰：膻即胸前膈膜，周回连着胁脊，以遮浊气。膈属名膻，而居膻之中者，则是心包络，相心布令，居于膻膈之中，故名膻中。属相火，又主血，以血济火，则和而不烈，故主喜乐。心忧者，包络之火不宣也。心过喜者，包络之火太盛也。

七、胆说　图见肝图

胆者，中正之官，决断出焉。十一脏皆取决于胆，中精之腑也。存而不泻，与脑、髓、骨、脉、女子胞同为奇恒之腑。

唐容川曰：胆汁多者，其人不惧。胆火旺者，其人不惧。太过者不得乎中，则失其正，是以敢为横暴。不及者每存惧怯，亦不得乎中正也。胆气不刚不柔，则得成为中正之官，而临事自有决断。

八、胃说

胃者，仓廪之官，五味出焉。泻而不存，与大肠、小肠、三焦、膀胱同为传化之腑。职司输泻，名曰太仓，称为水谷之海，盖十一脏皆赖以滋养者也。胃有五窍，号曰间门。

唐容川曰：上窍，主纳水谷者也；下窍入小肠，主化谷之糟粕也；旁窍入三焦膜油之中，主行水之余沥也；中通于脾为一窍，所以化水谷者也；上输于肺为一窍，所以布精汁者也。故云胃五窍者，间门也。胃体阳而用阴，故香岩治胃每顾胃阴，治久病首顾胃气也。

九、大肠、小肠说

大肠者，传道之官，变化出焉。小肠者，受盛之官，化物出焉。大肠属金，为肺之腑。小肠属火，为心之腑。

唐容川曰：小肠上接于胃，凡胃所纳之物，皆受盛于小肠之中。小肠通体皆是油膜相连，其油膜中皆有微丝血管与小肠通。胆之苦汁从微丝血管注入肠中，以化食物；脾之甜汁，亦注入小肠化物。而物所化之精汁，即从膜中出小肠而达各脏，故曰化物出焉。小肠与心相通之路，则从油膜中之丝管上膈，达包络以达于心也。食物在小肠化为液，出于连网，遂上奉心而生血。心遗热于小肠，则化物不出，为痢为淋。脾阴不足，则中焦不能受盛，膈食便结。三焦相火不足，不能熏化水谷，则为溏泻。小肠中物，精汁尽化，则变为糟粕而出。其所以能出之故，则赖大肠为之传道。而大肠所以能传道者，以其为肺之腑，肺气下达故也。是以理大便，必须调肺气。

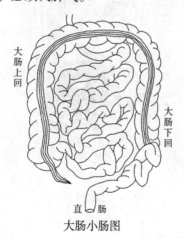

大肠小肠图

十、三焦说

三焦者，决渎之官，水道出焉，传化之腑也。

唐容川曰："焦"古作"膲"，即人身之膜膈，俗所谓网油，并周身之膜，皆是也。网油连着膀胱，水因得从网油中渗入膀胱，即古所名"三焦者，决渎之官，水道出焉"是矣。三焦之根，出于肾中。两肾之间，有油膜一条，贯于脊骨，是为焦原。从此系发生板油，连胸前之膈，以上循胸中，入心包络，连肺系，上咽，其外出为手背、胸前之腠理，是为上焦；从板油连及鸡冠油，着于小肠，其外出为腰腹之腠理，是为中焦；从板油连及网油，后连大肠，前连膀胱，中为胞室，其外出为臀、胫、少腹之腠理，是为下焦。人饮入之水，由三焦而下膀胱，则决渎通快。如三焦不利，则水道闭，外为肿胀矣。

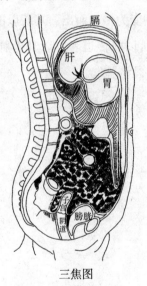

三焦图

十一、膀胱说

膀胱者，州都之官，津液藏焉，气化则能出焉。因藏津液，故为寒水之腑。因能气化，故为传化之腑。

唐容川曰：凡人饮食之水，无不入于膀胱，膀胱如人身之洲渚，故曰州都之官。人但知膀胱主溺，而不知水入膀胱，化气上行，则为津液；其所剩余质，乃下而出为溺。经文所谓气化则能出者，谓出津液，非出溺也。盖火交于水，即化为气。人心主火，人鼻吸入之气，乃是天阳，亦属火。凡人吸入之天阳，合心火下至胞中，则蒸动膀胱之水，化而为气。既化为气，则透出膀胱，入于胞中，上循脐旁、气冲，上膈入肺，而还出于口鼻，在口舌脏腑之中，则为津液；而横出于皮毛，以蒸肤润肌而为汗。所谓气化[①]则津液能出者，此也。且吸从脊入，督脉主之；呼从膈出，冲任两脉主之；吸入阳也，火交于水也；呼出阴也，气仍可返为水也；火不足以蒸水，则津液不升，气不得化；水不足以济火，则津液干枯，小水不下。

死生论

儒门论死生，曰：未知生，焉知死。士谔窃谓，儒门重人事，固不当究心微妙，以分其政事之思。若吾医门，专以身心性命为学者也。不知其死，何能知生？故吾人当穷究死之所以，为为学之第一步。

肝魂、肺魄、心神，吾人恃以为生者也。此三者存于吾身则生，离于吾身则死。魂升魄降。魂，阳神也。魄，阴神也。肺主气而合皮毛，气为阳，皮毛居表属阳，是肺为阳脏也。肝主血而合筋，血为阴，筋居里属阴，是肝为阴脏也。以同气相求而论，则阳宜与阳合，阴宜与阴合，魂宜藏于肺，魄宜藏于肝也。而何以魂不藏于肺而偏藏于肝，魄不藏于肝而偏藏于肺？此中妙理，吾人应深究也。

---

① 化：原脱，据《中西医经精义·脏腑之官》补。

吾尝潜心默索，而叹造化生机之妙。夫肺不为相傅之官而出其制节乎？肺之所以得行其制节，魄之功也。魄主降，肺为魄宰而肃降有权矣。肝不为将军之官而出其谋虑乎？肝之所以得富谋虑，魂之功也。魂主升，肝为魂宰而思虑周详矣。盖一则阴济乎阳，一则阳出乎阴也。使魂不居肝而居肺，则有升无降，立见喘逆不止；魄不居肺而居肝，则有降无升，何能奉心化赤？故人之得生，全恃阴以养阳。坎离相应，心肾互交，心之神亦借乎肾之精也。《经》曰：阴精所奉其人寿。阴精者，吾人生命之源也。平脉论证，可不于人之阴精眷眷[①]顾之？

汪讱庵十二经脉歌

手太阴肺脉中焦起，下络大肠胃口行，上膈属肺从肺系，横从腋下臑音柔内萦，前于心与心包脉，下肘循臂骨上廉，遂入寸口上鱼际，大指内侧爪甲根。支络还从腕后出，接次指交阳明经。

手太阴肺之脉，起于中焦，还循胃口，上膈属肺系，出腋下，至肘臂，入寸口，出大指之端。

手阳明经大肠脉，次指内侧起商阳，循指上廉出合谷，两骨两筋中间行，循臂入肘行臑外，肩髃音隅。肩端两骨也。前廉柱骨旁，会此下入缺盆内，络肺下膈属大肠，支从缺盆上入颈，斜贯两颊下齿当，挟口人中交左右，上挟鼻孔尽迎香。

手阳明大肠脉，起大指次指之端，出合谷，行曲池，上肩，贯颊，挟鼻孔，下齿，入络肺，下膈，属大肠。

足阳明胃鼻頞起，下循鼻外入上齿，环唇挟口交承浆，颐后大

---

① 眷眷：一心一意。

迎颊车里，耳前发际至额颅，支循喉咙缺盆入，下膈属胃络脾宫，直者下乳挟脐中，支起胃口循腹里，下行直合气街逢，遂由脾关下膝膑，循经足跗中指通，支从中指入大指，厉兑之穴经尽矣。

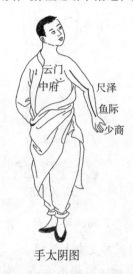

手太阴图

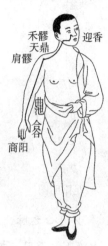

手阳明图

足阳明胃经脉，起眼下，入齿，环唇，循喉咙，下膈，属胃，络脾，下挟脐，至膝下，入足中指。

太阴脾起足大指，循指内侧白肉际，过核骨后内踝前，上腨音善。循胫膝股里，股内前廉入腹中，属脾络胃上膈通，挟咽连舌散舌下。支者从胃注心宫。

足太阴脾之脉，起大指之端，上膝股，入腹，属脾，络胃，上挟咽，连舌本，散舌下。

手少阴心起心经，下膈直络小肠承，支者挟咽系目系，直者心系上肺腾，下腋循臑后廉出，太阴心主之后行，下肘循臂抵掌后，锐骨之端小指停。

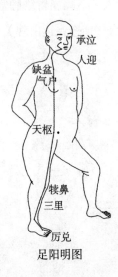

足阳明图

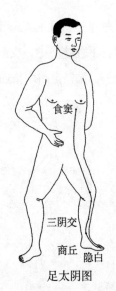

足太阴图

手少阴心之脉，起于心中，出心系，下膈，络小肠，复上肺，出腋下，至肘，抵掌中，入小指之内。其支者上挟咽。

手太阳经小肠脉，小指之端起少泽，循手上腕出踝中，上臂骨出肘内侧，两筋之间臑后廉，出肩解而绕肩胛，交肩之下入缺盆，直络心中循嗌咽，下膈抵胃属小肠，支从缺盆上颈颊，至目锐眦入耳中，支者别颊复上颐，音拙。目下也。抵鼻至于目内眦，络颧交足太阳接。

手太阳小肠之脉，起小指之端，循手外，上肘，绕肩，入络心，下膈，抵胃，入小肠。

足太阳经膀胱脉，目内眦上额交巅，支者从巅入耳角，直者从巅络脑间，还出下项循肩膊，挟脊抵腰循臀旋，络肾正属膀胱腑，一支贯臀入腘传，一支从膊别贯胛，挟脊循髀合腘行，贯腨出踝循京骨，小指外侧至阴穴。全。

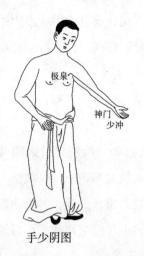

手少阴图

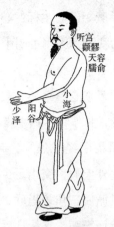

手太阳图

足太阳膀胱经之脉，起于目内眦，上额交巅，下脑后，挟脊，抵腰，入络肾，下属膀胱，循髀外，下至踝，终足小指。

足肾经脉属少阴，斜从小指趋足心，出于然骨循内踝，入跟上腨腨内寻，上股后廉直贯脊，属肾下络膀胱深，直者从肾贯肝膈，入肺挟舌循喉咙，支者从肺络心上，注于胸交手厥阴。

足少阴肾之脉，起小指之下，循内踝，上股，贯脊，络膀胱，循喉咙，挟舌本。其支者，出络心。

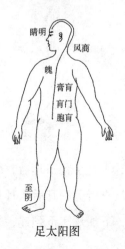

足太阳图

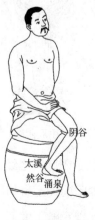

足少阴图

手厥阴经心主标，心包下膈络三焦，起自胸中支出胁，下腋三寸循臑逳，太阴少阴中间走，入肘下臂两筋超，行掌心从中指出，支从小指次指交。

手厥阴包络之脉，起于胸中，属心包络，下膈，历三焦，出腋入肘，抵掌中，循中指之端。

手少阳经三焦脉，起手小指次指间，循腕出臂之两骨，贯肘循臑外上肩，交出足少阳之后，入缺盆布膻中传，散络心包而下膈，循属三焦表里联，支从膻中缺盆出，上项出耳上角巅，以屈下颊而至颇，支从耳后入耳缘，出走耳前交两颊，至目锐眦胆经连。

手少阳三焦之脉，起小指次指之端，循手表，上贯肘，入缺盆，布膻中，络心包，下膈，属三焦。支者出耳上角。

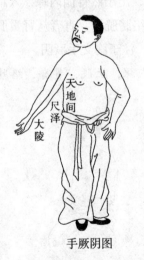

手厥阴图

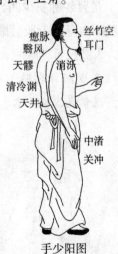

手少阳图

足少阳脉胆之经，起乎两目锐眦边，上抵头角下耳后，循颈行手少阳前，至肩却出少阳后，入缺盆从支者分，耳后入耳耳前走，支别锐眦下大迎，合手少阳抵于颇，下加颊车下颈连，复合缺盆下胸膈，络肝属胆表里萦，循胁里向气街出，绕毛际入髀厌横，直者从缺盆下腋，循胸季胁过章门，下合髀厌髀阳外，出膝外廉外辅缘，下抵绝骨出外踝，循跗入小次指间，支者别跗入大指，循指歧骨出其端。

足少阳胆之脉，起于目锐眦，绕耳前后，至肩下，循胁里，络肝，属胆，下至足，入小指之间。

足厥阴肝脉所终，大指之端毛际丛，循足跗上上内踝，出太阴后入腘中，循股入毛绕阴器，上抵小腹挟胃通，属肝络胆上贯膈，布于胁肋循喉咙，上入颃颡连目系，出额会督顶巅逢，支者后从目系出，下行颊里交环唇，支者从肝别贯膈，上主于肺乃交宫。

足厥阴肝之脉，起大指丛毛之际，上足跗，循股内，过阴器，抵小腹，属肝络胆，挟胃贯膈，循喉咙，上过目系，与督脉会于巅顶。

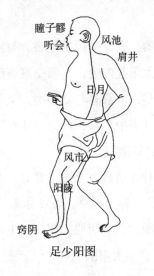

足少阳图

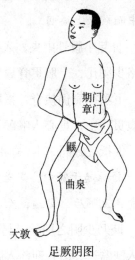

足厥阴图

按：手之三阴，从胸走手；手之三阳，从手走头；足之三阳，从头走足；足之三阴，从足走腹。六经惟阳明多气多血，太阳、厥阴少气多血，若太阴、少阴、少阳均多气而少血也。

汪认庵奇经八脉歌

任脉起于中极底，以上毛际循腹里，上于关元至咽喉，上颐循面入目是。

任脉起于少腹之内，胞室之下，出会阴之分，上毛际，循脐中央，至膻中，上喉咙，绕唇，终于唇下之承浆穴，与督脉交。

冲起气街并少阴，挟脐上行胸中至，冲为五脏六腑海，五脏六腑所禀气，上渗诸阳灌诸精，从下冲上取兹义，亦有并肾下行者，注少阴络气街出。阴股内廉入腘中，伏行骭骨内踝际，下渗三阴灌诸络，以温肌肉至跗指。

冲脉起于少腹之内胞中，挟脐左右上行，并足阳明之脉，至胸中而散，上挟咽。

督起小腹骨中央，入系廷孔络阴器，会篡至后别绕臀，与臣阳络少阴比，上股贯脊属肾行，上同太阳起内眦，上额交巅络脑间，下项循肩仍挟脊，抵腰络肾循男茎，下篡亦与女子类，又从少腹贯脐中，贯心入喉颐及唇，上系目下中央际，此为并任亦同冲，大抵三脉同一本，《灵》《素》言之每错综。

督脉起于肾中，下至胞室，乃下行络阴器，至尻，贯脊，历腰俞，上脑后，交巅，至囟会，入鼻柱，终于人中，与任脉交。

跷乃少阴之别脉，起于然骨至内踝，直上阴股入阴间，上循胸入缺盆过，出人迎前入頄颧也。眦，合于太阳阳跷和。

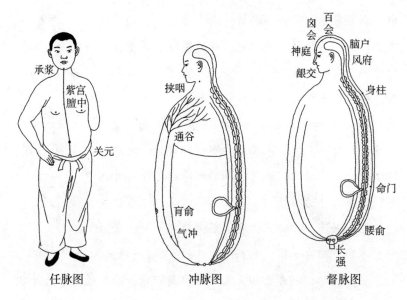

任脉图　　　　　　冲脉图　　　　　　督脉图

按：十二经是正经，八脉是奇经。阳维、阳跷两脉，附于太阳经，行身之背，则阳维、阳跷之病，当从太阳治矣。阴维、阴跷两脉，行身之前，附于太阴，则阴维、阴跷之病，当从太阴治矣。冲、任、督、带四脉，主治有别，关系极要。汪氏以"未说破"三字略之，毋乃太疏。

经脉详于《灵枢经》卷三《经脉第十》《经别第十一》，第其文古奥，初学每叹望洋。歌诀之文，最便记诵。诸家歌诀，惟汪切庵氏最为详明，故特采其精华，删其芜秽，又节录经文，证于脉歌之下。学者苟能熟此，以进求《灵枢》原文，则得矣。

唐容川带脉释义

带脉，当肾十四椎，出属带脉，围身一周，前垂至胞中。

带脉总束诸脉，使不妄行，如人束带，故名。究带脉之所从出，则贯肾系，是带当属肾。女子系胞，全赖带脉主之，盖以其根结于命门也。环腰贯脐，居于身之中停①，又当属之于脾，故脾病则女子带下。以其属脾，而又下垂于胞中，故随带而下也。

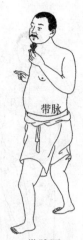

带脉图

　　带脉后有十四椎，当肾之中，前在脐，绕腰一周。带脉一穴，则在季胁，当少阳部位。近图带脉三穴，一带脉穴，在足少阳胆经季胁之下一寸八分，再下三寸为五枢穴，又下为维道穴，似带脉绕行三匝，而有上中下三穴也。然《难经》云，带脉起于季胁，回身一周，无三匝之说也；又《灵枢经》云，足少阴脉，别走太阳，至十四椎属带脉。后人遂以带为肾之别脉，非也。属带脉者，谓其为带脉所管束，非言带脉是肾之脉也。因其穴居少阳之界，以为少阳脉者，亦非也。肝胆能为带脉之病，然带脉终非肝胆之脉。盖带主管结前后，前束任而经心小肠之脐中，后束督而经肾系之中。人身惟脾主中州，交合水火，带脉适当腰腹之中，应归为脾之脉也。其穴在胁，亦以前不居任位，后不居督位，正见其管束前后也。或疑带脉不与脾连，岂知腹中膜油，皆脾之物？肾着汤治带脉，以脾为主，女科以妇人带下皆归于脾，良有以也。

---

　　①　中停：中部。

第二编　切脉南针

脉之部位

秦越人曰：寸口者，脉之大会，手太阴之动脉也，五脏六腑之所终始，故法取于寸口也。以寸关尺，分为三部；浮中沉，别为九候。九候者，寸之浮中沉，关之浮中沉，尺之浮中沉也。兹特以脏腑支配于三部，绘图如下：

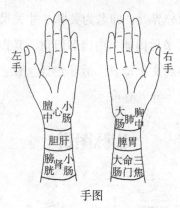

手图

【说明】左寸所以列心、膻中、小肠者，以小肠为心之腑，腑宜从脏；膻中乃心主之宫城，代心宣化，为臣使之官，故皆列于左寸也。左关所以列肝、胆者，胆为肝之腑，肝乃藏血之脏，位居肾上，故列之于左关也。左尺所以列肾、膀胱及小肠者，肾与心为坎离相合，膀胱乃肾之腑，肠位居下，且心与肾阴阳互根，故皆列之于下也。

左手三部，主血者多。心主血，肝藏血，膻中代心宣化，小

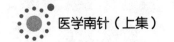

肠与心表里相通。

右寸所以列肺、胸中、大肠者，胸中乃肺之部分，大肠与肺为表里，故皆列之于右寸也。右关所以列脾胃者，脾胃位居中州，胃主纳，脾主化，故皆列之于右关也。右尺所以列命门、三焦、大肠者，《难经》右为命门，左为肾，三焦根于命门，大肠位原居下，故皆列之于下也。

右手三部，主气者多。肺主气，脾胃之纳化，大肠之传导，三焦之敷布，无不借气以行也。

关之部位，正对掌后之高骨；从关至尺泽，名曰尺；从关至鱼际，名曰寸。尺脉之部位，得尺中一寸；寸脉之部位，得寸内九分；寸脉与尺脉分界处，即名为关脉。寸关尺合计，共一寸九分。鱼际，大指本节后内廉大白肉名曰鱼，其赤白肉分界即名鱼际；尺泽，在肘中约文上动脉。故《难经》曰：分寸为尺，分尺为寸，尺寸终始，一寸九分也。

切脉图说

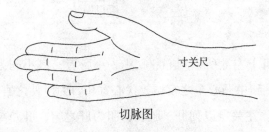

寸关尺

切脉图

医者一呼一吸，病者脉来四至为和平之象，或间以五至为闰息，是盖我之息长，非彼之脉数也。

切脉要诀

一、脉之大纲

切脉之法，全在识其大纲，大纲不过是浮沉迟数四个字。浮沉是审其起伏，迟数是察其至数，浮沉之间，迟数寓焉。凡脉一见浮沉迟数之象，即是病脉。若是无病之人，其脉必不浮不沉而在中，不迟不数而五至，是谓平脉，是有胃气。可以神求，不可以象求也。病脉则浮象在表，应病亦为在表。浮者，轻按乃得，重按不见之谓也。在浮脉，虽或有里证，而主表是其大纲。沉象在里，应病亦为在里。沉者，轻按不得，重按乃得之谓也。沉脉虽或有表证，而主里是其大纲。一息五六至者曰数脉，数为阳，阳主热，而数有浮沉，浮而数应表热，沉而数应里热。虽数脉亦有病在脏者，然六腑为阳，阳脉营其腑，则主腑是其大纲。一息三至或二至者曰迟，迟为阴，阴主寒，而迟有浮沉，浮而迟应表寒，沉而迟应里寒。虽迟脉多有病在腑者，然五脏为阴，而阴脉营其脏，则主脏是其大纲。脉状种种，总该括于浮沉迟数四个字。

然四者之中，又当以独沉、独浮、独迟、独数为准则，而独见于何部，即以何部深求其表里脏腑之所在，则病无遁情。故浮为阳为表，诊为风为虚；沉为阴为里，诊为湿为实；迟为在脏，为寒为冷；数为在腑，为热为燥。而须知浮为在表，则散大而芤，可以类推；沉为在里，则细小而伏，可以类推；迟者为寒，则徐、缓、涩、结之属可类也；数者为热，则洪、滑、疾、促之属可类也；并于脉虚之为不足，而类推短、濡、微、弱之属；脉实之为有余，而类推弦、紧、动、革之属。且也浮为表矣，而凡阴虚者，脉必浮而无力，是浮不可以概言表，可升散乎？沉为里

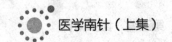

矣，而凡表邪初感之甚者，阴寒束于皮毛，阳气不能外达，则脉必先见沉紧，是沉不可以概言里，可攻内乎？迟为寒矣，而伤寒初退，余热未清，脉多迟滑，是迟不可以概言热，可寒凉乎？微细类虚矣，而痛极壅闭者，脉多伏匿，是伏不可以概言虚，可骤补乎？洪弦类实矣，而真阴大亏者，必关格倍常，是强不可以概言实，可消伐乎？故必须参之于望色，参之于闻声，参之于询问症情，四诊合参，而病情始获了然。

二、脉之常变

以上所论，不过言乎病脉之常，而犹未尽其变也。今试言其变。瘦小之人，气居于表，六脉常带浮洪；肥盛之人，气敛于中，六脉常带沉数：此因肥瘦而异者，其变一也。性急之人，五至方为平脉；性缓之人，四至便作热医：此因性情而异者，其变二也。身长之人，下指时宜疏；身短之人，下指时宜密：此因长短而异者，其变三也。北方之人，每见强实；南方之人，每多柔弱：此因地之南北而异者，其变四也。春脉弦，夏脉钩，秋脉毛，冬脉石。此因天气之寒暖而异者，其变五也。少壮之脉多大，老年之脉多虚，婴儿之脉常七至：此因年之老小而异者，其变六也。酒后之脉多数，饭后之脉多洪，远行之脉必疾，久饥之脉必空：此因饥饱劳役而异者，其变七也。妇人女子尺脉常盛，右手之脉常大，而怨女尼姑脉多濡弱：此因境遇而异者，其变八也。明乎此，则知切脉之要，不仅在逐脉审察，尤贵在随人变通矣。

三、脉之阴阳

或曰：昔仲景著《伤寒论》，脉有阴阳之分，今言不及此，

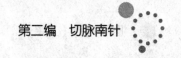

得毋漏乎？

答曰：非有漏也。脉之大要，约而言之，只浮沉迟数，已见其梗概；博而致之，虽二十四字（《千金》论脉，只二十四字，后人则增为二十七脉、二十八脉矣），未尽其精详。即以阴阳论，则关前为阳，关后为阴；浮取为阳，沉取为阴；躁数为阳，迟慢为阴；有力为阳，无力为阴；长大为阳，短小为阴。故仲景名浮、大、滑、动、数曰阳，沉、弱、涩、弦、迟曰阴也。

善乎慈溪柯韵伯之言，曰：脉有十种，阴阳两分，即具五法。浮沉是脉体，大弱是脉势，滑涩是脉气，动弦是脉形，迟数是脉息，总是病脉而非平脉也。脉有对看法，有正看法，有平看法，有互看法，有彻底看法。如有浮即有沉，有大即有弱，有滑即有涩，有数即有迟。合之于病，则浮为在表，沉为在里；大为有余，弱为不足；滑为血多，涩为气少；动为搏阳，弦为搏阴；数为在腑，迟为在脏：此为对看法也。如浮大滑动数，脉气之有余者名阳，当知其中有阳胜阴病之机；沉涩弱弦迟，脉气之不足者名阴，当知其中有阴胜阳病之机：此为正看法也。夫阴阳之在天地间也，有余而往（有余是邪气有余），不足随之（不足是正气不足）；不足而往，有余从之。知从知随，气可与期。故其始为浮、为大、为滑、为动、为数，其继也反沉、反弱、反涩、反弦、反迟者，是阳消阴长之机，其病为进；其始也为沉、为弱、为涩、为弦、为迟者，其继也微浮、微大、微滑、微动、微数者，是阳进阴退之机，其病为欲愈：此为反看法也。浮为阳，如更兼大、动、滑、数之阳脉，是为纯阳，必阳盛阴虚之病矣；沉为阴，更兼弱、涩、弦、迟之阴脉，是为重阴，必阴盛阳虚之病矣：此为平看法。如浮而弱、浮而涩、浮而弦、浮而迟者，此阳

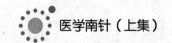

中有阴，其人阳虚而阴气早伏于阳脉中也，将有亡阳之变，当以扶阳为急务矣；如沉而滑、沉而动、沉而数者，阴中有阳，其人阴虚而阳邪下陷于阴脉中也，将有阴竭之患，当以存阴为深虑矣：此为互看法。如浮、大、滑、动、数之脉体虽不变，然始为有力之强阳，终为无力之微阳，知阳将绝矣；沉、弱、涩、弦、迟之脉，虽喜变而为阴，如忽然暴见浮、大、滑、动、数之状，是阴极似阳，知反照之不长，余烬之易灭也：是为彻底看法。更有真阴真阳之看法：所谓阳者，胃脘①之阳也，脉有胃气，是知不死；所谓阴者，真脏之脉也，脉见真脏者死。然邪气之来也紧而疾，谷气之来也徐而和，此又不得以迟数定阴阳矣。

柯氏于阴阳两脉，可谓详细周备。然察脉而不明上、下、来、去、至、止六个字，则阴阳虚矣，何从辨乎？上者为阳，来者为阳，至者为阳；下者为阴，去者为阴，止者为阴。所谓上者，自尺部上于寸口，阳生于阴也；下者，自寸口下于尺部，阴生于阳也；来者，自骨肉之分而出于皮肤之际，气之升也；去者，自皮肤之际而还于骨肉之分，气之降也。应曰至，息曰止。柯氏之十脉五法，不由此道，更何从辨？

四、脉之死生

尺脉者，脉之根也，盖水为天一之元，肾水得命门真阳，始能敷布全身，滋养脏腑。故察人死生，全以尺脉有无为断。

王叔和曰：寸关虽无，尺犹不绝，如此之流，何忧陨灭？谓脉尚有根也。若尺脉已败，是犹树木之根已全腐烂，虽叶绿枝

---

① 脘：原作"腕"，据文义改。

青，何能持久？然尺脉有无，有两种候法：一即以关脉以下之尺部为尺脉，一则沉候至骨，以脉来无根，为尺脉无根。盖《难经》以持脉如三菽之重，与皮毛相得者，为肺脉；如六菽之重，与血脉相得者，为心脉；如九菽之重，与肌肉相得者，为脾脉。如十二菽之重，与筋平者，为肝脉；按之至骨，举指来疾者，为肾脉。则六脉浮候皆肺，沉候皆肾也。故沉候无脉，断为肾气已绝。《经》曰"诸脉浮而无根者死"，正谓此也。

五、妇人脉法

妇人脉与男子异者，以有天癸胎产也。故于天癸胎产而外，诸病皆治从男子。切脉之法，亦与男子无异。古人论女子天癸未行之时，属少阴；天癸既行，属厥阴；天癸已绝，属太阴。则女子当天癸之未行与已绝，其治法皆无异于男子。惟天癸既行而后，须处处顾及冲任耳。然亦不可太泥。迩来女科，不论病情何若，辄以四物汤为不祧之祖①，正坐此天癸既行属厥阴一语之弊。吾谓妇人病而无关天癸，可与男子一般看法；其候脉，亦与候男子之脉同法。

妇人女子尺脉常盛，而右手脉大，皆其常也。若尺脉微涩，或滑而断绝不匀，或左尺脉浮，或左关沉急，皆经闭不调之候也。若三部浮沉正等，脉来流利均匀和平，无他病而不月者，孕也。《经》曰：阴搏阳别，谓之有子。以尺内阴脉搏手，则其中有阳脉也，阴阳相毂，故能有子。体弱之妇，尺内按之不绝，便是

---

① 不祧之祖：古代帝王的宗庙分家庙和远祖庙，远祖庙称祧。家庙中的神主，除始祖外，凡辈分远的要依次迁入祧庙中合祭；永不迁入祧庙者称不祧之祖。此指不变的祖方。

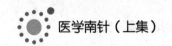

有子。月断病多，六脉不病，亦为有子。

六、辨胎脉法

脉动入产门者，有胎也。尺中脉滑而旺者，胎脉。手少阴（左寸）脉动甚者，妊子也。脉滑而疾，重手按之散者，三月胎候也。和滑而代者，二月也。重手按之，但疾而不散者，五月也。中冲是阳明胃脉连络，脉来滑疾者，受孕及九旬。关上一动一止者，一月。一动二止者，二月。依此推之，万不失一。左手尺脉浮洪者为男，右手尺脉沉实者为女。左手寸口脉大为男，右手寸口脉沉细为女。足太阳膀胱洪大是男，足太阴脉洪是女。阳脉皆为男，阴脉皆为女。阴中见阳为男，阳中见阴为女。两手尺部俱洪者为两男，两手尺部俱沉实者为两女。左手脉逆者为三男，右手脉顺者为三女。寸关尺连疾相应，是一男一女。

此其大略耳，不过示学者以切脉之门径。若欲深造，自当躬研《内》《难》两经、《伤寒》《金匮》《千金》诸书，心领神悟，则切而知之为巧，庶几近之。至《脉经》《脉诀》等，不过备参考之助，不必专攻可也。

《切脉》篇，乃士谔受自师门者，大半采取叶香岩、柯韵伯、张景岳、薛生白及近人唐容川等各名家之精华，舍短从长，冶群金而成宝，非一人之私言，亦非一家之偏见。读者幸毋轻视。

脉诗

陈修园四言脉诗

四言脉诀，创自崔紫虚，李濒湖、李士材及《冯氏锦囊》诸家互有增删。然以囿于王叔和、高阳生、滑伯仁旧说，胪列愈多，指下愈乱。陈氏斥为非繁而无绪，即简而不赅，真知言也。独陈修园之新著《四言脉诗》，简而能赅，确而贴切。其说均本之张心在之《持脉大法》，韵言便于记诵。学者苟能熟习之，应用自无穷也。

一、八脉

浮轻手着于皮肤之上而即见之谓也。

浮为主表，属腑属阳。

轻手一诊，形象彰彰。

浮而有力，洪脉火炀（主火）。

浮而无力，虚脉气伤（主气虚）。

浮而虚甚，散脉靡常（主气血散）。

浮如葱管，芤脉血殃（主失血）。

浮如按鼓，革脉外强（外强中空较芤更甚，主阴阳不交）。

浮而柔细，濡脉湿妨（主湿）。

浮兼六脉，疑似当详。

芤苦候切。《本草》葱一名芤，是芤乃葱之别名，脉以芤名象葱形也。

濡人朱切。滞也，泽也，柔忍也。

沉重手按于肌肉之上而始见之谓也。浮沉二脉，以手按之轻重得之，此其显而易见者也。

沉为主里，属脏属阴。

重手寻按，始了于心。

沉而着骨，伏脉邪深（主闭邪）。

沉而底硬（与革脉同，但革浮而牢沉），牢脉寒淫（主寒实）。

沉而细软，弱脉虚寻（主血虚）。

沉兼三脉，须守规箴。

寻按 轻下手于皮肤之上曰举，以诊心肺之脉也。略重按于肌肉之间曰按，以诊脾胃之脉也。重手推于筋骨之下曰寻，以诊肝肾之脉也。

迟 一息脉来三至二至，或一息一至也。

迟为主寒，脏病亦是。

三至二至，数目可揣。

迟而不怠（稍迟而不怠，四至之期），缓脉最美（无病）。

迟而不流（往来不流利），涩脉血否（主血少）。

迟而偶停（无定数），结脉郁实（主气郁痰滞）。

迟止定期（促者数中一止也，结者迟中一止也，皆无定数。若有定数，则为代矣。大抵代脉在三四至中，其止有定数），代脉多死（主气绝，惟孕妇见此不妨，以气为胎所阻，营卫行至胞宫，或略一停顿也）。

迟兼四脉，各有条理。

数 一息脉来五六至，或七八至也。迟数二脉，以息之至数辨之，又显而易见者也。

数为主热，腑病亦同。

五至以上，七至八至人终。

数而流利，滑脉痰濛（主痰主食。若指下清，则主气和）。

数而牵转，紧脉寒攻（主寒主痛）。

数而有止，促脉热烘（主阳邪内陷）。

数见于关（关中如豆摇动），动脉崩中（崩中，脱血也。主阴阳相搏)。

数见四脉，休得朦胧。

细脉状细小如线也。

细主诸虚，蛛丝其象。

脉道属阴，病情可想。

细不显明，微脉气殃(主阴阳气绝)。

细而小浮(细者，脉形之细如丝也。小者，脉势之来往不大也。且兼之以浮，即昔人所谓如絮浮水面是也)，濡脉湿长(主湿，亦主气虚，浮脉亦兼之)。

细而小沉，弱脉失养(血虚，沉脉亦兼之)。

细中三脉，须辨朗朗。

大脉状粗大如指也。细大二脉，以形象之阔窄分之，又为显而易见者也。

大主诸实，形阔易知。

阳脉为病，邪实可思。

大而涌沸，洪脉热司(主热甚，间亦有主内虚者，惟以脉根之虚实为辨)。

大而坚硬，实脉邪持。

大兼二脉，病审相宜。

短脉来短缩，上不及于寸，下不及于尺也。

短主素弱，不由病伤。

上下相准，缩而不长。

诸脉兼此，宜补阴阳。

动脉属短，治法另商。

长脉来迢长，上至鱼际，下至尺泽也。长短二脉，以部位之过与不及验之，又为显而易见者也。

长主素强，得之最罕。

上鱼入尺（上鱼际，下尺泽），迢迢不短。

正气之治，长中带缓。

若是阳邪，指下涌沸。

中见实脉，另有条款。

以上八脉，显然可见。取其可见者为提纲，以推其所不易见，则不显者皆显矣。八脉相兼，亦非条目之所能尽，皆可以此法推之。如浮而数为表热，浮而迟为表寒，沉而数为里热，沉而迟为里寒。又于表里寒热四者之中，审其为细，则属于虚；审其为大，则属于实。又须于表里寒热虚实六者之中，审其为短，知其为素禀之衰，疗病需兼顾其基址；审其为长，知其素禀之盛，攻邪务绝其根株。此凭脉治病之秘法也。

二、七怪脉皆死脉也

雀啄连连，止而又作（肝绝）。

屋漏水流，半时一落。

弹石沉弦，按之指搏（肾绝）。

乍密乍疏，乱如解索（脾绝）。

本息（息，不动也。）末摇，鱼翔相若（心绝）。

虾游冉冉，忽然一跃（大肠绝）。

釜沸空浮，绝无根脚（肺绝）。

七怪一形，医休下药。

此言五脏绝脉也，六腑中独言大肠与胃者，以其属于阳明，一为仓廪之官，一为传导之官，为全身之最重者也。

三、妇人脉

妇人之脉，尺大于寸。尺脉涩微，经愆定论。三部如常，经停莫恨，尺或有神，得胎如愿。妇人有胎，亦取左寸，不知神门（神门穴为心脉所过），占之不遁。月断病多，六脉不病，体弱未形，有胎可庆。妇人经停，脉来滑疾，按有散形，三月可必；按之不散，五月是实；和滑而代，二月为率。

妇人有孕，尺内数弦。内崩血下，革脉亦然。将产之脉，名曰离经（离时常脉）。内动胎气，外变脉形。新产伤阴，出血不止，尺不上关，十有九死。尽弱而涩，肠（小肠也）冷恶寒。年少得之，受孕良难；年大得之，绝产血干。

四、小儿脉

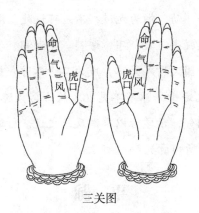

三关图

五岁以下，脉无由验。食指三关（第一节寅位为风关，第二节卯位为气关，第三节辰位为命关，以男左女右为则），脉络可见。热见紫纹，伤寒红象。青惊白疳，直同影响。隐隐淡黄，无病可想。黑色曰危，心为快快。若在风关，病轻弗忌。若在气关，病重留意。若在命关，危急须记。脉纹入掌，内钩之始，弯

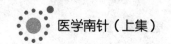

里风寒，弯外积致（食积致病）。

五岁以上，可诊脉位（以一指按其寸关尺）。指下推求，大率七至。加则火门，减则寒类。余照成人，求之以意。更有变蒸，脉乱身热。不食汗多，或吐或渴。原有定期，与病分别。疹痘之初，四末寒彻。面赤气粗，涕泪弗辍。

半岁小儿，外候最切。按其额中（以名、中、食三指，候于孩之额前、眉端、发际之间。食指近发为上，名指近眉为下，中指为中），病情可晰。外感于风，三指俱热。内外俱寒，三指冷冽。上热下寒，食中二指热。设若夹惊，名中二指热。设若食停，食指独热。

《说脉》《脉诗》两篇，均言病脉，非言平脉也。旧诀以浮、芤、滑、实、弦、紧、洪为七表，而洪而兼阔之大脉，竟然脱去；以沉、微、迟、缓、濡、伏、弱、涩为八里，以长、短、虚、促、结、代、牢、动、细为九道，不无可议处。浮沉迟数为诊脉四大纲，旧诀竟脱去"数"字，谬甚。李濒湖、李士材增之，为二十七字。陈修园又增入大脉，成为二十八脉。然脉名愈繁，指下愈乱，盖病无定情，脉不单见也。故士谔谈脉，惟以浮、沉、迟、数四字为纲领，示学者以举隅反三之道。行远自迩，登高自卑，当可免君子所呵责欤？

平　脉

平脉者，无病之脉也。有五脏之平脉，有四时六气之平脉，有男女之平脉，有赋禀殊异之平脉，学者不可不知。

一、五脏之平脉

心脉浮大而散，肺脉浮涩而短，脾脉缓大而敦，肝脉弦长而

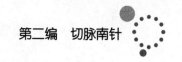

和，肾脉沉软而滑。

二、四时六气之平脉

十二月大寒至二月春分，为初之气，厥阴风木主令。《经》曰：厥阴之至，其脉弦。

春分至小满，为二之气，少阴君火主令。《经》曰：少阴之至，其脉钩。

小满至六月大暑，为三之气，少阳相火主令。《经》曰：少阳之至，其脉大而浮。

大暑至八月秋分，为四之气，太阴湿土主令。《经》曰：太阴之至，其脉沉。

秋分至十月小雪，为五之气，阳明燥金主令。《经》曰：阳明之至，短而涩。

小雪至十二月大寒，为六之气，太阳寒水主令。《经》曰：太阳之至，大而长。

三、男女之平脉

男子阳为主，两寸常旺于尺；女子阴为主，两尺常旺于寸，乃其常也。反之者病。

四、赋禀殊异之平脉

瘦小之人，气居于表，六脉常带浮洪；肥盛之人，气敛于中，六脉常带沉数。性急之人，脉行似数；性缓之人，脉行如迟。少壮之脉多大，老年之脉多虚。又有反关脉，脉在关后，必反其手诊之始得。更有六阴六阳之脉，六阴脉六脉常现弱象，六阳脉六脉常现洪象。

第三编　望色南针

望面色之法

士谔按：《灵枢经·五色》篇：明堂者，鼻也；阙者，眉间也；庭者，颜也；蕃者，颊侧也；蔽者，耳门也。明堂，后人名之曰准头；阙，后人名之曰印堂；蕃，后人名之曰颊；蔽，后人名之曰耳门；图中之王宫，后人名之曰山根。即此面中部位，命名已有今古之不同，则无怪支配脏腑之互有出入也。夫色为气之华，望色不过辨正气之盛衰，不必是古非今，类于刻舟求剑。意以会之，神以悟之，正不妨两存其说也。古法宗《灵枢经》，于五脏六腑外，全身之首面肢节皆隶焉。今法创自六朝时高阳生，有五脏而无六腑，以腑隶于脏也。六腑且无，何况肢节？后人喜其简便，多舍《灵枢》而从之。

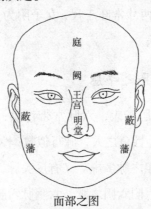

面部之图

古法面部脏腑之支配

《灵枢经·五色》篇曰：明堂骨高以起，平以直，五脏次于中央，六腑夹其两侧，首面上于阙庭，王宫在于下极。五脏安于胸中，真色以致，病色不见，明堂润泽以清，五官恶得无辨乎？

薛生白曰：肺心肝脾之候，皆在鼻中。六腑之候，皆在四旁。故一曰次于中央，一曰夹其两侧。下极居两目之中，心之部也。心为君主，故曰王宫。惟五脏和平而安于胸中，则其正色自致，病色不见，明堂必然清润，此五官之所以有辨也。

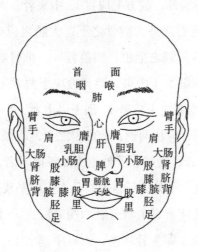

《灵枢经》脏腑支配之图

士谔按：此言其平色也。不知辨平色，何能辨病色？平色之最要者，惟明堂清润，皮肤华泽，故曰真色以致，明堂润泽以清。

庭者，首面也（后人谓之天庭。天庭最高，色见于此者，上应首面之疾）。阙上者，咽喉也（阙在眉心。阙上者，眉心之上也，其位亦高，故应咽喉之病）。阙中者，肺也（阙中，眉心也。中部之最高者，故应肺）。下极者，心也（下极者，两目之间，后人谓之山根。心居肺之下，故下极应心）。直下者，肝也（下极之下为鼻柱，后人谓之年寿。肝在心之下，故直下应肝）。肝左者，胆也（胆附于肝，故肝左应胆。言其在年寿之左右也）。下者，脾也（年寿之下，后人谓之准头，是为面王，亦曰明堂。准头属土，居面之中央，故以应脾）。方上者，胃也（准头两旁为方上，即迎香之上鼻隧是也，后人谓之兰台廷尉。脾与胃为表里，脾居中而胃居外，故方上应胃）。中央者，大肠也（中央者，面之中央，谓迎香之外，颧骨之下，大肠之应也）。挟大肠者，肾也（挟大肠者，颊之上也。四脏皆一，惟肾有两；四脏居腹，惟肾附脊，故四脏次于中央，而肾独应于两颊）。当肾者，脐也（肾与脐对，故当肾之下应脐）。面王以上者，小肠也（面王，鼻准也。小肠为腑，应挟两侧，故面王之上，两颧之内，小肠之应也）。面王以下者，膀胱、子处也（面王以下者，人中也，是为膀胱、子处之应。子处，子宫也。凡人人中平浅而无髭者，多无子，是正子处之应。以上皆五脏六腑之应也）。颧者，肩也（此下均是肢节之应。颧为骨之本，而居中部之上，故以应肩）。颧后者，臂也（臂接乎肩，故颧后以应臂）。臂下者，手也（手接乎臂也）。目内眦上者，膺乳也（目内眦上者，阙下两旁也。胸两旁高处为膺，膺乳者，膺胸前也）。挟绳而上者，背也（颊之外曰绳，身之后为背，故背应于挟绳之上）。循牙车以下者，股也（牙车，牙床也。牙车以下，主下部，故以应股）。中央者，膝也（中央，两牙车之中央也）。膝以下者，胫也。当胫以下者，足也（胫接于膝，足接于胫，以次而下也）。巨分者，股里也（巨

分者，口旁大纹处也。股里者，股之内侧也）。巨屈者，膝膑也
（巨屈，颊下曲骨也。膝膑，膝盖骨也。此盖统指膝部而言）。此
五脏六腑肢节之部也。能别左右，是谓大道。男女异位，故曰阴
阳（阳从左，阴从右。左右者，阴阳之道路也。男子左为逆，右
为从；女子右为逆，左为从，故曰阴阳异位）。

　　"庭者，首面也"以下，均是《灵枢经》文，详释均是薛生
白手笔，学者参观面部支配图自明。

病色论

　　察人之病，先留心望其面部脏腑支配之所。若本部之色，隐
然陷于骨间，便是病机将发之兆。然其色部虽有变见，只系互相
乘袭，并无克贼之色，病虽甚，必不死。如心部见黄，肝部见
赤，肺部见黑，肾部见青，乃是子气袭于母部，名之曰乘袭。如
心部见黑，肝部见白，肺部见赤，肾部见黄，此是贼邪来克也。
青黑之色为痛，黄赤之色为热，白色为寒，五色各有所主病也。
望色以测其病之轻重。其色粗而明者主阳，沉而夭者主阴，阴阳
交见，其病必重。其色上行者，浊气方升而色日增也，病势必日
增矣；其色下行，如云彻散者，滞气将散矣，病将愈矣。五脏之
部为内部，六腑之部为外部。六腑为表，五脏为里。凡病色先
起外部，而后及内部者，其病自表入里，是外为本而内为标，当
先治其外，后治其内。若先起内部，而后及外部者，其病自里出
表，是阴为本而阳为标，当先治其阴，后治其阳。眉间名曰阙
中，如色薄而泽，是为风病，盖风病在阳，皮毛受之也；色深而
浊，是为痹病，盖痹病在阴，骨肉受之也。至如厥逆之病，起于
四肢，则病在下而色亦见于地，地者面之下部也。大邪之气，入

于脏腑，元气之大虚也可知，不病而猝死矣。赤色出两颧，大如拇指，成块成条，聚而不散者，病虽小愈必猝死。额上名曰庭，后人称之曰天庭，有黑色大如拇指，成块成条，聚而不散者，此为最凶之色，必不病而猝死。凡五色之见于面部者，沉浊为内，浮泽为外，黄赤为风，青黑为痛，白为寒，黄而膏润为脓，赤甚者为血，痛甚为挛，寒甚为皮不仁。又，色多青则痛，多黑则痹，黄赤则热，多白则寒，五色皆见则寒热。

望色之法，察其浮沉，以知浅深，浮者病浅，沉者病深也；察其泽夭，以观成败，泽者无伤，夭者必败也；察其散抟，以知远近，散者病近，抟者病远也；察其上下，以知病处，上者病在上，下者病在下也。若色明不见粗，反见沉夭者，其病为甚。其色虽不明泽，而亦无沉夭之色者，病必不甚也。其色散，驹驹然未有聚，现于外之病色，既散而不聚，则其为病之尚属散也可知，虽有气痛，积聚断未成也。水邪克火，肾乘心也，心先病于中，而肾色则应于外。如以下极而见黑者是也。不惟心肾，诸脏皆然。凡肝部见肺色，肺部见心色，肾部见脾色，脾部见肝色，及六腑之相克者，其色皆如是也。面王以下，今名人中，为小肠、膀胱、子处之部，故男子色在于面王，为小腹痛，下为卵痛，其圆直为茎痛，色高则为本，色下则为首，狐疝、㿉阴之属也；女子色在于面王，为膀胱、子处之病，色散为痛，气滞无形也，色抟为聚，血凝有积也，其积聚之或方或圆，或左或右，亦各如其外色之形见。若其色从下行，当应至尾骶，而为浸淫带浊，或暴因饮食，即下见不洁。色见左者病在左，色见右者病在右。凡色有邪而聚散不端者，病之所在也。故但察面色所指之处，而病可知矣。正色凡五，青黑赤白黄，皆宜端满。端谓无邪，满谓充足也。若不当见而见者，即系病色，非正色矣。凡邪随色见，各有所向，而尖锐之处，即其乘虚所进之方。如尖锐向上，则首面正气空虚，而邪乘之向上也可知。推之于向下、向左、向右，无不皆然。

五色配五脏，青为肝，赤为心，白为肺，黄为脾，黑为肾，肝合筋，心合脉，肺合皮，脾合肉，肾合骨。青如草兹者死，青如翠羽者生；赤如衃血者死，赤如鸡冠者生；白如枯骨者死，白如豕膏者生；黄如枳实者死，黄如蟹腹者生；黑如炲者死，黑如乌羽者生。此即病色以断死生之诀也。所谓正色端满者，乃系五脏所生之外荣。生于心，如以缟裹朱；生于肺，如以缟裹红；生于肝，如以缟裹绀；生于脾，如以缟裹栝楼实；生于肾，如以缟裹紫。故曰：赤欲如白裹朱，不欲如赭；白欲如鹅羽，不欲如盐；青欲如苍璧之泽，不欲如蓝；黄欲如罗裹雄黄，不欲如黄土；黑欲如重漆色，不欲如地苍。此之谓也。

然部位骨骼隆厚者，有寿之征，即《经》所谓五官以辨，阙庭必张，乃立明堂，明堂广大，蕃蔽见外，方壁高基，引垂居外者也。部位骨骼萎弱者，夭亡之兆，即《经》所谓五官不辨，阙庭不张，小其明堂，蕃蔽不见，又埤其墙，墙下无基，垂角去外者也。

凡相五色之奇脉：面黄目青，面黄目赤，面黄目白，面黄目黑者，皆不死也。面青目赤，面赤目白，面青目黑，面黑目白，面赤目青，皆死也。

望色之要，尽于是矣。神而明之，是在读者。

《病色论》，其义则宗《灵》《素》两经，其文则掇录张景岳、薛生白、陈修园诸名家之注释，间或参以己意，要不背乎本旨，非士谔一人之私言，一家之偏见也。

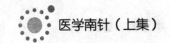

今法面部脏腑之支配

陈修园曰：相传额心、鼻脾、左颊肝、右颊肺、颐肾之法，简捷可从。又须审其五色，以定五脏之病；色周于面者，辨其有神无神；色分于部者，审其相生相克；暗淡者，病从内生；紫浊者，邪自外受；郁多憔悴，病久瘦黄；山根明亮，须知欲愈之疴；环口黑黧，休医已绝之肾。言难尽意，医要会心。

高阳生辨色赋

察儿形式，先分部位。左颊青龙属肝，右颊白虎属肺，天庭高而离阳心火，地角低而坎阴肾水。鼻在面中，脾应唇际。红色见而热痰壅盛，青色露而肝风怔悸。如煤之黑为痛，中恶逆传；似橘之黄食伤，脾虚吐利。白乃疳劳，紫为热炽。青遮日角难医，黑掩太阳不治。年寿赤光，多生脓血；山根青黑，每多灾异。朱雀贯于双瞳（朱雀，赤脉也），火入水乡；青龙连于四白，肝乘肺位（一作脾位）。泻痢而戴阳须防，咳嗽而拖蓝[1]可忌。疼痛方殷，面青而唇口嘬；肝风欲发，面赤而目窜视。火光焰焰，外感风寒；金气浮浮，中脏积滞。乍黄乍白，疳积连绵；又赤又青，风邪疯瘛。气乏囟（思晋切）门成坑，血衰头毛作穗。肝气眼生眵泪，脾冷流涎滞颐。面目虚浮，定腹胀而上喘；眉毛频蹙，必腹痛而多啼。左右两颊似青黛，知为客忤；风气二池如黄土，无乃伤脾？风门黑主疝青为风，方广光滑吉昏暗危（耳前曰风门，眉梢曰方广）。手如数物兮，肝风将发；面若涂朱兮，心火燃眉。

---

① 拖蓝：亦作"拖碧"。此指面色青绿。

坐卧爱暖，风寒之入；伸缩就冷，烦躁何疑。肚大脚小，脾欲困而成疳；目瞪口张，势已危而必毙。噫！五体以头为尊，一面惟神可恃。况声之轻重不同，啼之干湿顿异。呵欠连绵，知病之欲作；忽然惊叫，识火之将炜。此察证之规绳，幸拳拳而不悖。

此赋乃六朝时高阳生所作。临诊辩证，颇为得手，幼科家奉为金科玉律者也，故录出以为学者一助。

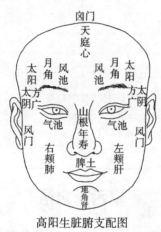

高阳生脏腑支配图

陈修园望色诗附说

额心、鼻脾、左颊肝、右颊肺、颧肾，面上之部位可察也。肝青、肺白、心赤、脾黄、肾黑，面上之五色可察也。部位察其相生克，五色察其神有无。大抵外感不妨滞浊，久病忌呈鲜妍。惟黄色见于面目，既不枯槁，又不浮泽，为欲愈之候。

春夏秋冬长夏时，青黄赤白黑随宜。左肝右肺形呈颊，心额肾颧鼻主脾。察位须知生者吉，实时若遇克堪悲。更于暗泽分新旧，隐隐微黄是愈期。

面部脏腑部位古今名目表

俗名	今名	古名	古俗名	古部位	今部位
额	天庭	庭	颜	首面	心
额下		阙上		咽喉	
眉心	印堂	阙中		肺	
眉梁	山根	王宫	下极	心	
鼻柱	年寿	直下		肝	
鼻尖	准头	明堂	面王	脾	
鼻隧	兰台廷尉	方上		胃	
颧				肩、肾	
耳门	风门	蔽		臂手	
颊侧		绳		背	
颊		蕃		肾、脐	左肝、右肺
人中		面王以下		膀胱、子处	脾
面之下部	地角	地		四肢	肾

望舌苔之法

舌苔两字，须要分看。舌是舌，苔是苔。舌以察原气之衰减，苔以察病状之浅深。舌苔须分作三部看，舌尖属上焦，舌心属中焦，舌根属下焦，此分看法也；薄苔为上焦，稍厚为中焦，最厚为下焦，此合看法也。病之现于苔者，外感居多。本篇所述，乃伤寒、温热二症之苔。学者苟能善悟，即此以推察六淫之舌苔、内伤之舌苔，通一毕万，应用自无穷也。

一、白苔

温热白苔

苔白而薄，是外感风寒，法当疏散；薄白而干，是肺津已伤，当进以清润之品，如麦冬、花露、芦根汁等；白厚而干燥，是已胃燥气伤，当加甘草滋润药中，使之甘守津还；苔白底绛，是湿遏热伏，防其就干，当先泄湿透热，再从里透于外，则变润矣。

初病舌就干，如神不昏，急如养正透邪之药；神已昏，则是内匮；脉滑脘闷，则是痰阻于中，而液不上潮，补益未可投也。舌苔不燥，而自觉闷极，脾湿盛也；或有伤痕血迹，必问曾否搔挖，不能以有血而遂作枯症治。中宫有痰饮水血者，舌多不燥，慎毋误认为寒。白苔黏腻，口觉甜味，吐出浊厚涎沫，是为脾瘅病，乃湿热气聚与谷气相搏，盈满则上泛也，当用省头草等芳香辛散以逐之；苔如碱者，胃中宿滞，夹浊而郁伏，当急急开泄，否则闭结中焦，何能从膜原达出乎？脾瘅病之苔，于辨苔外更须察其舌本，如舌本红赤，而涎沫厚浊，小溲黄赤，其为热也无疑，当辛通苦降以泄浊；舌本色淡不红，而涎沫稀黏，小溲清白，则是脾虚不摄矣，宜温中以摄液，如理中或四君加益智之类可也；舌白如粉而滑，四边色现紫绛，是温疫病初入膜原，未归胃腑，热为浊所闭，其浊又极重，当急急透解，否则即将传陷而入。然须细审，舌绛而白苔满布，法宜清肃肺胃；若神气昏瞀，则法当开痰。总之，望舌之法，不过在苔之薄与厚，质之燥与润，舌底之红与淡。薄则邪轻，厚则邪重，燥乃津伤，润多湿滞，红为热甚，淡乃气虚，此其大略也。

然望舌不过是望色之一种，尤须参之于目睛，参之于面色，合之于切脉，合之于闻声，合之于询问，如二便之形状，胸脘之情形，细心体认，务于同中求其异，则病情自能了然。温热如是，他症亦何尝不如是？

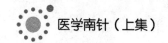

伤寒白苔

张诞先曰：伤寒邪在皮毛，初则舌有白沫，次则白涎白滑，再次白屑白泡，有舌中、舌尖、舌根之不同，是寒邪入经之微甚也。舌乃心之苗，心属南方火，当赤色。今反见白色者，是火不能制金也。初则寒郁皮肤，毛窍不得疏通，热气不得外泄，故恶寒发热。在太阳经，则头痛身热、项背强、腰脊①疼等。传至阳明经，则有白屑满舌；虽症有烦躁，如脉浮紧者，尤当汗之。在少阳经者，则白苔白滑，用小柴胡汤和之；胃虚者，理中汤温之；如白色少变黄者，大柴胡、大小承气，分轻重下之。白舌亦有死症，如根尖俱黑而中则白，乃金水太过，火土气绝于内，虽无凶证，亦必死也。若白苔老极，如煮熟相似者，心气绝而肺色乘于上也，始因食瓜果冰水等物，阳气不得发越所致，为必死之候，用枳实理中，间有生者。

二、黄苔

温热黄苔

黄苔不甚厚而滑者，热未伤津，犹可清热透表，盖热一入营，即见舌绛苔黄，今因苔不甚厚，知其邪结未深，尚可清热，用辛开之品，从表透发，因其滑润，知其津尚未伤，得以化汗而解。若黄薄而干，津已伤矣。虽苔薄邪轻，亦必秘结难出，苦重之药当禁，宜甘寒轻剂，以养其津，津回舌润，再清余邪也。苔黄或浊，中脘痞胀或痛，可与泻心汤或小陷胸汤，随证治之。如

---

① 脊：原作"瘠"，涉下字"疼"而误从"疒"，据文义改。

苔白不燥，或黄白相兼，或灰白而不渴，虽有脘中痞闷，宜从开泄，宣通气滞，以达归于肺，慎不可乱投苦泄。其中^①有外邪未解里^②先结者，有邪郁未申，或素^③属中冷者，皆阳气不化，阴邪壅滞故也。故凡视温症，必察胸脘。如系拒按，必先开泄。苔白不渴，多夹痰湿，轻用橘蔻菖蒲，重用枳实连夏。虽舌绛神昏，但见胸下拒按，即不可率投凉润，必参以辛开之品，始有效也。舌黄或渴，须要有地之黄。若黄而光滑，乃无形湿热中有虚象，大忌前法矣。盖舌苔如地上初生之草，必须有根，无根即为浮垢，刮之即去，乃无形湿热，而胃无结实之邪也。若妄用攻泻，则内伤而表邪反陷矣。至邪已入里，舌苔或黄甚，或如沉香色，或如灰黄色，或老黄色，或中有断纹，则表证必无，或十只存一。其脐以上之大腹必满，或胀或痛，里证悉具，皆当下之。师小承气汤意，用槟榔、青皮、枳实、元明粉、生首乌等。然湿为阴邪，脾乃湿土，脾阳虚则湿聚腹满，按之不坚，虽见各色舌苔，其色必滑，黄为热，白为寒，便不宜下，当以扶脾燥湿为主，热者佐以凉药，寒者进以湿剂。若苔白不燥，口中自觉黏腻者，仅可用厚朴、槟榔等苦辛微温之品。口中苦渴者，邪已化热，必改用淡渗苦降微凉之剂，温剂当禁。渴喜热饮者，邪虽化热，痰饮尚内盛也，宜温胆汤（竹茹、枳实、半夏、陈皮、茯苓、甘草、生姜、大枣）加黄连。若气塞为胀，则有虚实寒热之不同，均当辨别，以利气和气为主治。舌胀大不能出口，神情清

---

① 其中：比前原衍"因"字，据叶天士《温热论》删。

② 里：原作"表"，据叶天士《温热论》改。

③ 素：原作"表"据叶天士《温热论》改。

爽者，为脾湿胃热，郁极化风，用大黄磨入当用剂内，舌胀自消；神不清者，即属心脾两脏之病。风温症之苔，风从火化，白苔亦必转黄。肺热则咳嗽汗泄，胃热则口渴烦闷，当以川贝、牛蒡、桑皮、连翘、陈皮、竹叶之属凉泄里热。若黄而已干，则桑皮、陈皮，均嫌其燥，须易栝蒌、黄芩，庶不转伤其液。苔黄而有身热咳嗽、口渴下利、谵语胸痞等症，则温邪由肺胃下注大肠矣，当以黄芩、甘草、黄连、桑叶、银花、橘皮之属，盖邪由腑出，乃是病之去路，利不因寒，润药亦多可用，故下利一症，不必顾累可也。苔黄或是焦红，而有壮热口渴、发痉神昏、谵语或笑等症，邪灼心包，营血已耗，当以犀角、羚羊、生地、元参、钩藤、银花露、鲜菖蒲、至宝丹，以清热救阴，泄邪平肝。苔黄起刺，而有口渴谵语、囊缩舌硬、手拘神昏等症，宜鲜生地、芦根、生首乌、鲜稻根等味；若脉有力，大便不通，大黄亦可加入。舌苔干黄起刺，或转黑色，而有发痉撮空、神昏笑妄、大便不通等症，是热邪闭结阳明，亟宜用承气汤（厚朴、枳实、大黄、芒硝）下夺，否则垢浊熏蒸，神明蔽塞，腐肠烁液，莫可挽回矣。总之，白苔不必定是寒，黄苔无有不夹热，而黄苔中又有开湿、渗湿、清热、救阴、下夺诸法。其审苔之厚薄，质之润燥，及平脉辨症，则与白苔无二致也。

伤寒黄苔

张诞先曰：黄苔者，里证也。伤寒至阳明腑实，胃中火盛，火乘土位，故有此苔，当分轻重泻之。初则微黄，次则深黄有滑，甚则干黄、焦黄也。其症有大热大渴，便秘谵语，痞结自利，或因失汗发黄，或蓄血如狂，皆湿热太盛，小便不利所致。

若目黄如金，身黄如橘，宜茵陈蒿汤、五苓散、栀子柏皮汤等。如蓄血在上焦，犀角地黄汤；中焦，桃仁承气汤；下焦，代抵当汤。凡血证见血则愈，切不可与冷水，饮之必死。大抵舌黄证虽重，若脉长者，中土有气也，下之则安；如脉弦下利，舌苔黄中有黑色者，皆危症也。如干黄苔，下之后，反大热而喘，脉躁者死。舌黄而又黑滑者，下之后，大热脉躁者死。黄苔中乱生黑斑者，其症必大渴谵语；身无斑者，大承气汤下之；如脉涩谵语，循衣摸床，身黄斑黑者，俱不治，出稀黑粪者死。黄苔从中至尖通黑者，乃火土燥而热毒最深也，两感伤寒必死，恶寒甚者亦死；如不恶寒，口燥咽干，而下利臭水者，可用调胃承气汤下之，十中可救四五；口干齿燥，形脱者，不治。舌根灰色而尖黄，虽比黑根少轻，如再过一二日，亦黑也，难治；无烦躁直视，脉沉而有力者，大柴胡加减治之。舌根黑尖黄，黑多黄少者，胃气已绝也；虽无恶症恶脉，亦恐暴变一时。舌苔老黄极，而中有黑刺者，皆由失汗所致，邪毒内陷已深，急用调胃承气汤，十中可保一二。

三、绛苔

温热绛苔

邪热传营，舌色必绛。绛，深红色也。初传绛色中兼黄白色，盖绛者尚是舌本，黄白者方是色苔。此气分之邪未尽也，法当泄卫透营。纯绛鲜泽者，包络受病也。然绛而不燥，实因有痰。若苦胸闷，尤为痰据，宜犀角、鲜生地、连翘、郁金、石菖蒲等。延之数日，外热一陷，里络就闭，非菖蒲、郁金等所能开，须用牛黄丸、至宝丹之类，以开其闭，恐其昏厥为痉也。热已入营，则舌色绛；胃火烁液，则舌心干，当加黄连、石膏于犀角、生地等药中，以清营热而救胃津，即白虎加生地之例也。若烦渴烦热，舌心干，四边色红，中心或黄或白者，知其热不在血分，而在上焦气分，气热烁津，急用凉膈散（连翘、大黄、芒硝、甘草、黄芩、薄荷、山栀）散其无形之热，勿用血药引入血分，以湿腻难散也。舌色绛，望之若干，手扪之原有津液，此营热蒸其胃中浊气成痰，不能下降，反上熏而蒙蔽心包也。舌色绛而上有黏腻，似苔非苔者，中夹秽浊之气，急加芳香逐之。舌绛欲伸出口，而抵齿难骤伸者，痰阻舌根，有内风也。舌绛而光亮，胃阴亡也，急用甘凉濡润之品，炙甘草汤（甘草、生地、麦冬、麻仁、桂枝、生姜、人参、阿胶、大枣）去姜、桂加石斛，以蔗浆易饴糖。舌绛而干燥者，火邪劫营，法当凉血清火，晋三[①]犀角地黄汤（犀角、生地、连翘、生甘草）加元参、花粉、紫草、银花、丹参、莲子心、竹叶之类。若不能饮冷者，胃中气液两亡也，宜炙甘草汤原方。舌绛而有碎点黄白者，当生疳也；大红点者，热毒乘心也，用黄连、金汁。绛而不鲜，干枯而痿者，肾阴涸也，急以阿胶、鸡子黄、地黄、天冬等救之。脾肾脉皆连舌本，脾肾气败，舌亦短而不伸，形貌面色，必现枯瘁，此乃死证居多。舌心绛而干，此乃胃[②]热，心营受灼，盖舌心是胃之分野，舌尖乃心之外候，当于清胃方中，加入清心之品，如白虎加生地、黄连、犀角、竹叶、莲子心之类。倘延及于舌尖，为津干

---

① 晋三：清代医家，著有《绛雪园古方选注》行世，本名王文德，原名淳，号衣园，以字行。

② 胃：原作"肾"，据石印本改。

火盛，须再加西洋参、花粉、梨汁、蔗浆可也。舌尖绛而独干，乃是心火上炎，导赤散（生地、木通、甘草梢）入童溲尤良。第舌尖之独干，虽知由于心热，而其热尚有在气在血之分。热在气分者必渴，以气热劫津也；热在血分，其津虽耗，其气不热，故口干而不渴也。多饮能消水者为渴，不能多饮，但欲略润者为干。倘血分无热而口干，是阳气虚，不能生化津液，与此又不大同也。舌淡红无色，或干而色不荣者，是胃①津伤而气无化液也，当用炙甘草汤，不可用寒凉药。红嫩如新生，望之似润，而燥渴殆甚者，为妄行汗下，以致津液竭也。风温之舌绛齿板，而有身大热、口大渴、目赤唇肿、气粗痰咳、神昏谵语、下利黄水等兼症，此乃风温热毒，深入阳明营分，用犀角、连翘、元参、赤芍、丹皮、紫草、川贝、人中黄、葛根、麦冬解毒提斑，间有生者。湿热证之舌焦红或缩，而有壮热烦渴、斑疹胸痞、自利神昏痉厥，是热邪充斥表里三焦，宜大剂犀角、羚羊、生地、元参、银花露、紫草、竹沥、金汁、鲜菖蒲等味。舌光如镜，而有口大渴、胸闷欲绝、干呕不止、脉细数之兼症，是胃液受劫，胆火上冲也，宜西瓜汁、金汁、鲜生地汁、甘蔗汁，磨服郁金、木香、香附、乌药等味。温疫之苔，有舌上发疔，或红或紫，大如马乳，小如樱桃，三五不等，流脓出血者，法当重清心火，宜清瘟败毒散（生石膏、小生地、犀角、川连、山栀、桔梗、黄芩、知母、赤芍、元参、连翘、生甘草、丹皮、鲜竹叶）增石膏、犀角、连翘、银花。舌上成坑，愈后自平，或加蔷薇根、金汁之类，外以珠黄研细糁之，虽坑亦易平也。再舌长大，胀出口外，是乃热

---

① 胃：用作"肾"，据石印本改

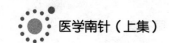

毒乘心，宜内服泻心汤，外砭去恶血，再用片脑、人中黄糁舌上即愈。舌频出口为弄舌，餂[①]至鼻尖上下，或口角左右者，此为恶候，用解毒汤加生地，效则生，不效则死。舌痿软而不能动者，乃是心脏受伤，虽参脉症施治，十难救一。舌根强硬失音，或邪结咽嗌，以致不语者，死证也。如脉有神而外证轻者，用清心降火去风痰药，多有生者。舌上出血如溅，乃心脏邪热壅盛所致，宜犀角地黄汤加大黄、黄连辈治之。温热证而舌见两路灰色，是病后复伤饮食所致，令人身热谵语，循衣撮空，脉滑者一下便安，脉涩下出黑粪者死。舌色干红而长细者，乃少阴之气绝于内而不上通于舌也。纵无他症，脉再衰绝，朝夕恐难保矣。舌有颤掉不安，蠕蠕润动者，名曰舌战。此因汗多亡阳，或漏风所致，法当大补气血。

四、黑苔

温热黑苔

黑苔大有虚实寒热之不同。黄白之苔，因食酸味，其色即黑，食橄榄亦能变黑，尤当询问也。舌润不燥，每苔而有如烟煤隐隐者，不渴肢寒，是肾水来乘心火，其阳虚极矣。如口渴烦热，平时胃燥舌也。若燥者，甘寒益胃。若润者，甘温扶中。若黑而燥裂者，火极变水，色如焚木成炭而黑也。虚实不辨，死生反掌。盖虚寒证虽见黑苔，其舌色必润而不紫赤，识此最为秘诀。有阴虚黑苔，苔不甚燥，口不甚渴，其舌甚赤，或舌心虽黑，无甚苔垢，舌本枯而不甚赤，虽见便秘烦渴等兼症，而腹无

---

① 餂：舐。

满痛，神不甚昏，法宜壮水滋阴，不可误认为阳虚也。黑苔燥而生刺，但渴不多饮，或不渴，其边或有白苔，舌本或淡而润，乃是假热，治宜温补。舌心并无黑苔，舌根有黑苔而燥者，是热在下焦，法当下之。舌本无苔，独有舌尖黑燥，乃是心火自焚，不可救药。舌黑而滑，水来克火也，为阴证，当温之。如见短缩，此是肾气已竭，为难治，用人参、五味子，勉希万一。暑热证夹血，舌心亦多黑润，此全在舌苔外之兼症，细心审察耳。舌黑而干，不是胃有浊邪，实系津枯火炽，急急泻南补北，黄连阿胶鸡子黄汤（黄芩、芍药，余品即见于方名）主之。黑燥而中心厚者，土燥水竭，胃浊邪热干结也，宜用硝黄咸苦下之。遍舌黑色而润，虽见发热胸闷，并无险恶情状，胸膈素有伏痰也，用薤白、栝蒌、半夏、桂枝一剂，黑苔即退；或不用桂枝，即枳壳、桔梗亦效。总之，虚寒证黑苔，其本多淡红或红嫩，热证则其本多深赤。更有脾家见症，舌亦多见黑苔。如舌苔黑滑者，多属湿饮伤脾，宜宣中和脾逐饮。白苔而带灰黑，更兼黏腻浮滑者，此太阴在经之湿邪，是从雨雾中得之，宜解肌渗湿。白苔带黑点，或苔见黑纹而黏腻者，是属太阴气分之湿，宜行湿和脾。黄中带黑，而浮滑黏腻者，是太阴湿热内结，宜理湿清热。凡口黏，淡而苔黑者，皆当从太阴脾湿治，不可误认为肾气凌心，水来克火。舌上生芒刺，有因上焦热极者，法用青布拭冷薄荷水揩之，即去者为轻，旋生者为险，凉膈散主之。有因表邪夹食者，则有渴不消水、脉滑不数之兼症，用保和加竹沥、莱菔汁，或栀豉加枳实并效；若以寒凉抑郁，则必谵语发狂，甚至口噤不语。有因胃蕴大热者，则苔必焦黄或黑，无苔者则舌必深绛，倘舌尖或两边有小赤瘰，是营热郁结，法当开泄气分，以通营清热。

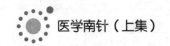

伤寒黑苔

伤寒舌见黑苔，最为危候，盖已是里证而非表证也。如两感一二日间见之，必死。若白苔上渐渐中心黑者，是伤寒邪热传里之候；红舌上渐渐黑者，是瘟疫传变，坏证将至也。黑苔有纯黑、有黑晕、有刺、有隔瓣、有瓣底红、有瓣底黑，大抵尖黑犹轻，根黑最重，全黑者纵神丹亦难救疗。遍舌黑苔，是火极似水，脏气已绝，脉必代结，一二日中必死。黄苔久而变黑，实热亢极之候，必掘开舌苔，视舌本红者，可与大承气汤；舌本黑者，虽无恶候恶脉，必死不治。满舌黑苔，干燥而生大刺，揉之触手而响，掘开刺底，红色者，心神尚在，法当下之；若刮去芒刺，底下肉色俱黑者，不必辨其何经何脉，必死勿治；舌黑烂，而频欲自啮者，必烂至根而死，不治。两感一二日，舌中黑，边白厚者，难治。舌干黑而短，厥阴热极已深，或食填中脘，肿胀所致，大剂大承气汤，可救十中一二，服后粪黄热退者生，粪黑热不止者死。舌灰黑色而无苔，直中三阴而夹冷食也，脉必沉细而迟，不烦不渴，附子理中、四逆汤救之；次日，舌变灰，中有微黄色者生，渐渐灰缩，干黑者死。舌色灰晕重叠者，温邪热毒传遍三阴也；晕一二重者，宜凉膈、双解、解毒、承气下之；晕三重者，必死；亦有横纹二三层者，与重晕同为危症。舌灰色而根黄，乃热传厥阴，而胃中复有停滞也。伤寒六七日不利，便发热而利，汗出不止者，死，正气脱也。舌边灰色，而中淡紫，时时自啮舌尖者，少阴厥气逆上也，死，不治；舌见灰黑纹裂者，土邪胜水也，凉膈、调胃，十救一二。三下后渴不止，热不退者，不治。舌见纯蓝色者，中土阳气衰微也，百不一生；微蓝或稍见蓝纹者，木[1]气乘土也，小柴胡去黄芩加炮姜；若因寒物结滞者，急宜附子理中汤。

五、紫苔

温热紫苔

热传营邪，其人素有瘀伤宿血，在胸膈中夹热而薄，其舌色必紫而暗，扪之湿，当以散血之品，如琥珀、丹参、桃仁、丹皮等。不然，瘀血与热为伍，阻遏正气，遂变如狂、发狂之症。紫而肿大者，酒毒冲心也；紫而干晦者，肾肝色泛也，难治；深紫而赤，或干涸者，为酒毒内蕴；淡紫而带青滑者，为寒证。

伤寒紫苔

纯紫苔，因以葱酒发汗，酒毒入心也，或系酒后伤寒，宜升麻葛根汤加石膏、滑石。心烦懊恼[2]者，栀子豉汤，防其发斑也。紫舌中有红斑者，身必发赤斑也，化斑解毒汤加葛根、黄连、青黛；有下证者，凉膈散。舌淡紫带青而润，中绊青黑筋者，伤寒直中阴经也，必有四肢厥冷，脉沉面黑，四逆汤主之。舌紫短而团圞[3]者，食滞中宫，而热传厥阴也，与大承气汤，下后热退脉静舌和者生，否则死。舌紫如煮熟者，邪入厥阴，至笃之兆，当归四逆汤。舌现酱色者，为寒伤太阴，食停胃腑之证也；轻者苔薄，虽腹痛，不下利，桂枝汤加橘、半、枳、朴，痛甚加大黄，冷食不

---

① 木：原作"本"，形近而误，据文义改。

② 恼：原作"懰"，为"恼"之俗字，兹正之。下不复注。

③ 团圞（luán）：团聚。

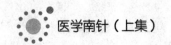

消加干姜、厚朴；苔厚而腹痛甚不止者，必危。盖此种舌乃黄兼黑色，为土邪传水之症。唇干大渴，虽用下夺，鲜有得愈。

六、妊娠舌苔

妊娠患症，邪入经络，轻则母病，重则子伤。枝伤果必坠，理所必然也。舌黑者，子母俱死。面赤舌微黑者，当先保胎。舌灰黑者，邪入子宫也，其胎必不能固。若面赤者，根本未伤，当急下以救其母。面舌俱赤者，子母无虞，随证治之可也。面白舌赤者，母气素虚也。面黑舌赤者，子得生而母殒。面赤舌青者，母无妨而子殒。面黑而舌干卷短，或黄黑刺裂，乃里证至急，不下则热邪伤胎，下之则危在顷刻。如无直视、循衣、撮空等症，十中可救一二。总之，色泽则安，色败则毙。有面舌俱白，母子皆死者，盖色不泽也。

《望舌苔法》，乃汇集叶香岩、薛一瓢、张诞先、何报之、章虚谷、王潜斋、余师愚、陈平伯、秦皇士、叶子雨等各名家之精髓而成者。铁网珊瑚，搜罗非易，文非一手，贯串极难，间有增损，要不敢背乎本旨。陆士谔识。

望精明之法

精明者，目也。五脏六腑之精气，皆上注于目而为之精，故曰精明。精聚则神全，所以能视万物，别黑白，审短长。故命之寿夭，病之衰盛，其眸子俱莫能掩。故目眶陷，真脏见，目不见人者，可以断之为立死，以目不见人，神气已脱也。若精衰神衰，则惟颠倒错乱，以长为短，以白为黑而已。

目赤色者，病在心；白色者，病在肺；青色者，病在肝；黄色者，病在脾；黑色者，病在肾。黄色不可名者，病在胸中。胸中者，肺胃之部也。

凡诊目痛，见赤脉从上而下者，是太阳病，以足太阳经为目之上纲也；赤脉从下而上者，是阳明病，以足阳明经为目之下纲也；赤目从外而走内者，是少阳病，以少阳经外行于锐眦之后也。

诊寒热，则当反其目以视之。见中有赤脉，形如红线，从上而下，贯于瞳子，见有一脉，即知其越一岁而死；见一脉有半，即知其越一岁半而死。见有二脉，即知其越二岁而死；见有二脉半，即知其越二岁半而死；见有三脉，即知其越三岁而死。

若夫目转而运者，五阴之气俱绝矣，是为志先死。志先死者，不问何病，可决其一日半而死。盖目者，五脏六腑之精也，营卫魂魄之所常营，神气之所生也。故神劳则魂魄散、志意乱。是故瞳子黑眼法于阴，白眼赤脉法于阳，阴阳合传而精明也。故精之窠为眼，骨之精为瞳子，筋之精为黑眼，血之精为络，其窠气之精为白眼，肌肉之精为约束，裹撷筋骨血气之精而与脉并为系，上属于脑，后出于项中。凡邪中于项，其入既深，即随眼系以入于脑。脑感邪气即转动，转动则引目系急，目系急则目眩精斜，而左右之脉，互有缓急矣，故其视物也必歧。歧者，视一为两之谓也。明乎此，则精神魂魄散不相得，猝然有非常之见者，不难推悟而及之。

目为心之使，心为神之舍①，故心有所喜，神有所恶，猝然相感，则精气亦乱者，视误故惑，神移乃复也。

---

① 舍：原作"合"，形近而误，据《灵枢·大惑论》改。

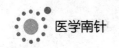

望齿之法

齿为肾之余，龈为胃之络。热邪不燥胃津，必耗胃液。盖胃脉络于上龈，大肠脉络于下龈，血循经络而行，病深动血，必结瓣于上。阳血者，色必紫。紫如干漆，是为阳明之血，可清可泻。阴血者，色必黄。黄如酱瓣，是谓少阴之血。阳血若见，安胃为主。阴血若见，救肾为要。然黄如豆瓣色多险，以阴下竭、阳上厥也。齿光燥如石，胃热甚也。若有无汗恶寒之兼症，卫气偏胜，辛凉泄卫，透汗为要。色如枯骨，肾液已竭之征，为难治。如上半截润者，水不上承，心火上炎也，急急清心救水，俟枯处转润为妥。咬牙啮齿，是湿热化风痉病。但咬牙而不啮齿，是胃热，气走其络也。咬牙而脉证皆衰者，虚则喜实，是胃虚无谷以内荣也。舌本不缩而硬，牙关咬定难开者，若非风痰阻络，即是欲作痉证，用酸物擦之即开。齿垢如灰糕样者，胃气无权，津亡，湿浊用事也，多死。初病，齿缝流清血，痛者出于龈，是胃火冲击也；不痛者出于牙根，是龙火内燔也。齿焦无垢者死，肾水枯故齿焦，胃液竭故无垢也。齿焦有垢者，肾热胃劫，火虽盛而气液尚未竭也，当以调胃承气微下之；肾水亏者，以玉女煎清胃滋肾。

验齿秘诀，乃叶香岩先生所发明者。吾人于此，即可推悟一切。知齿为骨之余，验齿能辨肾气之盛衰，即可悟爪为筋之余，验爪能测肝家之情状，推之于发为血之余，须为气之余，皆可以此法测之也。

望全身形状法

鼻为肺之官，所以司呼吸也。目为肝之官，所以辨颜色也。

口唇为脾之官，所以纳水谷也。舌为心之官，所以辨滋味也。耳为肾之官，所以听声音也。故肺病则喘息鼻张，肝病则眦青，脾病则唇黄，心病则舌卷短以赤，肾病则颧与颜黑。故察五窍之外状，即能知五脏之内病。

五脏六腑之精气，皆上升于头，以成七窍之用，故头为精明之府。如头低垂而不能举，目深陷而无光者，是精神将夺之兆也。背乃脏俞所系，为胸中之府。如背屈肩随，是府将坏之兆也。肾系于腰，故腰为肾之府。如转摇不能，是肾将惫之兆也。膝为筋之府。屈伸不能，行则偻俯，是筋将惫之兆也。髓充于骨，故骨为髓之府。不能久立，行则振掉，是骨将惫之兆也。

手太阴气绝则皮毛焦，太阴本行气温于皮毛者也，故气不荣则皮毛焦，皮毛焦则津液去皮节，津液去皮节则爪枯毛折，毛折者毛先死，丙笃丁死，火胜金也。手少阴气绝则脉不通，脉不通则血不流，血不流则发色不泽，故其面黑如漆柴者，血先死，壬笃癸死，水胜火也。足太阴气绝者则脉不荣肌肉，唇舌为肌肉之本，脉不荣则肌肉软，肌肉软则舌痿、人中满，人中满则唇反，唇反者肉先死，甲笃乙死，木胜土也。足少阴气绝则骨枯，少阴者冬脉也，伏行而濡骨髓者也，故骨不濡则肉不能着也，骨肉不相亲则肉软却，肉软却故齿长而垢、发无泽，发无泽者骨先死，戊笃己死，土胜水也。足厥阴气绝则筋绝，厥阴者肝脉也，肝为筋之合，筋聚于阴器而脉络于舌本者也，故脉弗荣则筋急，筋急则引舌与卵，故唇青舌卷卵缩，则筋先死，庚笃辛死，金胜木也。五阴之气俱绝则目系转，转则目运，目运则志先死，志先死，则远一日半死矣。六阳气绝则阴与阳相离，离则腠理发泄，绝汗乃出，故旦占夕危，夕占旦死。

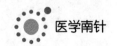

太阳之脉，其终也，目上视，背反张，手足瘛[①]疭，其色白，绝汗出，乃死矣。少阳终者，耳聋，百节皆纵，目𥆧绝系，色见青白，乃死矣。阳明终者，口目动作，善惊妄言，色黄，胃气绝而无柔和之象，肌肤不仁，则死矣。少阴终者，面黑齿长而垢，腹胀闭，不通而死矣。太阴终者，腹胀闭，不得息，善噫善呕，呕则逆，逆则面赤，不逆则上下不通，面黑，皮毛焦而终矣。厥阴终者，中热嗌干，善溺心烦，甚则舌卷卵上缩而终矣。

大骨枯槁，如肩脊腰膝等，而见肩垂项倾、腰重膝败之症，即是枯槁见象。大肉陷下，如尺肤臀肉等，而见尺肤之削、臀肉之枯，即是陷下见象。肾主骨，骨枯是肾败；脾主肉，肉陷是脾败；肺主气，气满喘息，则肺败矣。气不归原，形体振动，孤阳外浮而真阴亏矣。如是者，死期不出六月。若加以内痛引肩背，病及心经矣，死期不出一月。若加以内痛引肩项，身热脱肉，卧久而筋肉结聚之处，肘膝后肉如块者，已经破裂，是五脏已俱伤矣。真脏脉见，十日内必死。再加以目眶内陷，目能见人者，至其所不胜时而死；不能见人者，立刻死。只是大骨枯槁，大肉陷下，骨髓内消，动作益衰，而未见他症者，一岁内死。

---

① 瘛：原作"瘈"，为"瘛"之俗误字，据文义改。

第四编　闻声南针

闻字释义

"闻"字不能死作"听"字解。《说文》曰：闻，知闻也。吾人谈医，原不必远论《小学》。然因字识义，正足以广吾之用。"闻"字有二义：一是闻声之"闻"，即俗所谓听也；一是闻气之"闻"，即俗所谓嗅也。闻声以察盛衰，闻气以验寒热，耳鼻并用，是在智者神而明之[①]。

闻声要诀

诊脉之时，病者时时呻吟者，病必盛也；言迟者，风也；声出如从室中言者，中气有湿也；气不相续，言未终止而复言者，此夺气也，仲景所谓郑声，即是指此；衣被不敛，言语骂詈，不避亲疏者，神明之出也；自言见鬼者，邪入厥阴也；谵语而人事不知者，邪入心包也；出言懒怯，先轻后重者，内伤中气；出言壮厉，先重后轻也，外感邪盛也；攒眉呻吟者，舌头痛也；呻吟而不能行起者，腰足痛也；叫喊而以手按心者，中脘痛也；呻吟而不能转身者，腰痛也；摇头而呻，以手扪腮者，唇齿痛也；行迟而呻者，腰脚痛也。

诊脉之时，病者时时吁气者，郁结也；扭而呻者，腹痛也；

---

① 神而明之：此后石印本有"耳"字，文气略胜，可据补。

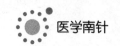

形羸声哑，痨瘵之不治者，咽中有肺花疮也；暴哑者，风痰伏火，或暴怒叫喊所致也；久病而声嘶血败者，不治之症也；坐而气促者，痰火为哮也；久病气促者，危险之候也；中年之人，声浊者，痰火也。

诊脉之时，病者独言独语，首尾不应者，思虑伤神也；伤寒坏病，声哑为狐惑，上唇有疮者，虫食其脏也，下唇有疮者，虫食其肛也；气促喘息，不足以息者，虚甚也；平人无寒热，短气不足以息者，实也；新病闻呃，非火逆即寒逆也；久病闻呃，胃气欲绝也。大抵气衰言微者为虚，气盛言厉者为实，语言首尾不相顾者为神昏，狂言怒骂者为实热，痰声辘辘者死，新病闻呃者为火逆，久病闻呃者为胃绝，声音清亮、不异于平时为吉，反者为凶。

《难经》曰：肺主声，入肝为呼，呼合乎五音之角也；入心为言，言合乎五音之徵也；入脾为歌，歌合乎五音之宫也；入肾为呻，呻合乎五音之羽也；自入为哭，哭合乎五音之商也。故五脏有病，不难于闻声求之。

陈修园闻声诗

言微言厉盛衰根，谵语安邪错语昏。虚呃痰鸣非吉兆，声音变旧难返魂。

僧自性闻声诗

肝怒声呼心喜笑，脾为思念发为歌。肺金忧虑形为哭，肾主呻吟恐亦多。

闻气要诀

　　四诊之闻，不专主于声音也。凡感证，必有秽浊之气。鼻观①精者，可以闻而知之。凡入病家之室，五官皆宜并用。问答可辨其口气，有痰须辨其臭味。榻前虎子②，触鼻可分其寒热；痈疡脓血，审气即知其重轻；余如鼾息、肠鸣、矢气之类，皆当以耳闻、以鼻察者。若但主"呼""歌""呻""哭""笑"数字，则固矣。

---

①　鼻观：鼻孔，此指嗅觉。

②　虎子：便壶。因形作伏虎状，故名。多以陶、瓷、漆或铜制作而成。

第五编　问证南针

问证要旨

病人之爱恶苦乐，即病情虚实寒热之征也。所爱所乐，必其所不足；所恶所苦，必其所有余。故身大热而反喜热饮，即知其为假热真寒，盖口气必不奔腾，大溲必不秘结，小溲必不短赤也；身寒战而反喜寒饮，即知其为假寒真热，盖口气必定奔腾，大溲必定秘结，小溲必定短赤，或且目红而为火也。

《内经》曰：临病人，问所便。故吾人望色切脉而知之，不如病人自言之为尤真切。惟病人有不能言之处，或则言而不知其所以然之故，则赖吾人推求其理耳。吾人正可因其言而知其病之所在。

陈修园曰：凡诊病，必先问是何人，或男或女，或老或小，或妾婢童仆。问而不答，必是耳聋者，须询其左右，平素何如。盖恐病久致聋，或汗下致聋者？问而懒答，或点头者，此必中虚也。答非所问，则昏愦不知人矣，是暴厥，是久病，须当细审。诊妇人，必当问月信。经期之或前或后，或多或少，月水之色，或淡或红，或紫或块，不可忽略，关系极大也。寡妇室女，气血多半凝滞，两尺多滑，不可误断为胎。此问证之要旨也。

问证次序

凡入病家，问证须有次序。先观面色，次切脉，次看舌苔，次察其周身之形状毕，然后开口询问。询问之间，须细心察其声音，察其气息，以合于所问之病情。四诊互参，比其同而究其异，病情既得，然后立方施治。性命攸关，慎毋草草。

开口第一句，首问其病起于何日：盖日少为新病，实证居多；日多为久病，虚证居多也。曾食何物：如食冰而病，药用冰煎；若伤肉食，用草果、山楂之类。曾有劳怒房欲等事：盖怒则伤肝，劳则内伤元气，房欲则伤肾也。

次问初起何症：如初起时，头痛、发热、恶寒者，属外感也；如初起时，心腹疼痛，及泻痢等症者，属内伤也。后变何病：如痢变泻变疟为轻，疟泻变痢为重，先喘后胀病在肺，先胀后喘病在脾，先渴后呕为停水之类是也。现在口渴思饮否：盖口不渴，内无热也；口渴欲饮为热；渴不引饮而胸闷者，为湿热；年老之人口干不欲饮，为津液少；若漱水不欲咽，为蓄血，为阴极发躁。喜热喜冷否：喜热为内寒，喜冷为内热也。口中何味：盖味苦为热，味咸为寒，淡腻为湿，甘为脾热，伤食为酸也。思食否：盖伤食不思食，杂症思食；思食为有胃气则生，绝食为无胃气则死也。五味中喜食何味：盖喜甘者是脾弱，喜酸者是肝虚也，余可类推。胸中宽否：如不宽者，伤食痰积气滞之症也。腹中有无痛处：无痛者，病不在内，主虚；有痛处，主食积痰血之类；有痛处而手按则减者为虚。然有痛之虚，亦须细审其部位之上下：如心口痛者，乃心包络痛也；若真心痛者，手足寒至节，不治；胸膺痛者，肺气不调也；胃脘痛者，胃气不和也；两胁痛者，肝胆病也；大腹痛为脾之病，小腹痛为肝肾病。大小便如常否：小便短而黄赤或秘为热，清白为寒，浊如米泔为湿热下陷；大便秘实，久泻久痢为虚；大便黄赤为热，清白为寒；完谷不化为寒，然亦有热迫妄行，不及化谷者，大抵热迫不及化谷者，气必酸臭，小

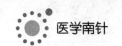

便必黄赤或短也。足冷暖否：足暖是阳证，足冷是阴证，乍冷乍温便结属阳，大便如常属虚。

次问平日劳逸，喜怒忧思，及素食何物：劳则气散，逸则气滞；喜则伤心，怒则伤肝，忧则伤肺，思虑则伤脾，恐则伤肾；素食厚味则生痰，醇酒则发热。

四诊合参而审证尚不能真确者，未之闻也。

张景岳问证诗新注

一问寒热二问汗，

问其寒热多寡，以审阴阳，细辨真假；问其汗之有无，以辨风寒，以别虚实。

王秉衡曰："问寒热"首二条，皆是伤寒。若发热、不恶寒者，温病也。纵夹新感风寒而起，先有恶寒。迨一发热，则必不恶寒矣，此伏气温病也。

外感风温，热邪首先犯肺，肺主皮毛，热则气张而失清肃之权，腠理反疏，则凛冽恶寒。然多口渴易汗，脉证与伤寒迥异。《经》云：气盛身寒，得之伤寒；气虚身热，得之伤暑。所谓身寒者，寒邪在表，虽身热而仍恶寒也。暑为阳邪，发热即恶热，亦有微恶寒者，曰"微"，仍不甚恶寒也，况但在背与周身恶寒迥别，可不细问哉？

三问头身四问便，

问其头痛为邪甚，不痛为正虚；暴眩为风火与痰，渐眩为上虚气陷。问其身之部位，以审经络，亦以一身重痛为邪甚，软弱为正虚。问其小便红白、多少，大便秘结、溏清谷清水，以别寒热虚实。

王秉衡曰"问头身"第三条。阴虚头痛，叶氏云：多属阳亢，未可竟补，须兼滋阴降火为治；内证发热，亦不可专属阴虚，或食积，或瘀血，或痰凝气滞，皆能发热，必辨证明白，庶不误治。阳虚头痛，则百无一二之症。至于眩运，不可与头重混同立论。如体肥过食厚味醇酒，胃中必有痰饮，随肝火升腾而作晕者，余初用二陈加栀、连、柴、芍、天麻、钩藤而愈者多，虚则加参、术；瘦人胸无阻滞，胃中无痰，可用地黄汤加柏、芍之类，盖此证因痰火者多。长沙治眩，亦以痰饮为先也。头重则属湿者多，火盛者用清凉以降之。《经》云：邪之所在，皆为不足。上气不足，脑为之不满，耳为之苦鸣。是言邪乘虚客之，非竟言虚也。景岳于二证，皆主上虚清阳不升，亦百中一二耳。盖头项、脊背、腰膂、臂腿诸疼，有内伤、外感之别。内伤多虚，亦属气不宣行；外感多实，总由客邪阻气也。

　　问便云：中气不足，溲便为之变。不可因溺黄而谓之火，强逼枯汁以毙人。叶氏谓妄用通利则逼枯汁，如养阴清热，何至逼枯？若《经》言变者，非云小溲黄赤也，统指二便异于常时也。小溲或不禁，或淋沥短少频数，或清而多，大便或滑泄，或燥结，皆异于平日之调和，故谓之变。况劳倦焦思、泻利酒色为虚火，若暑热下痢、小溲淋痛乃邪火，当分别而治，不可云无火而用温补以误人。《经》言：邪之所在，皆为不足。因不足而邪客之为病，后人脱却上文"邪之所在"句，竟言虚而用补，谬矣。大便亦要调和，若愈固者，乃燥结也，当濡养为主；或固结在老年，防有噎膈之患，不可云弥固弥良。故大便固结，必胸腹舒泰，饮食能安，圊不努挣者，始为可喜；溏而频解，解而腹中始快者，此《内经》所云得后与气，则快然而衰也，非痰饮内阻，则气郁

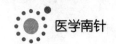

不宣，即泄泻在温热暑疫诸病，正是邪之去路，故不可一闻溏泻，辄以为虚寒而妄投温补止涩也。须问其解之热与不热，色之正与不正，必不觉其热而稀溏色正者，始可断为中气不足也。更有痈疽痘疹将发，而吐泻先作者，前辈皆未之说及也。

五问饮食六问胸，

问饮食，以察其胃气之强弱。问胸者，该胃口而言也。浊气上于膈则胸满痛，为结胸；不痛而胀连心下，为痞气。

王秉衡曰：问饮食，谓得食稍安者必是虚证，未尽然也。痰火证、虫证，皆得食稍安，而痰火证更有初服温补极相安者。其中消善食属火者，是实证矣；亦有火盛反不能食者，胃热不杀谷也；更有阴液久耗，胃阳陡越之除中证，能食善饥，俨如消证，但脉必虚大，按之细软无神，纵与大剂填阴，亦不救也。虽不多见，不可不知。至于热证喜饮，寒证恶饮，人皆知之。而热证夹湿夹痰者，亦不喜饮，或喜沸饮，皆不可误指为寒也。喜饮而不多者，古人但以为阴虚，而不知亦有夹痰饮者。

问胸：叶氏云，胸腹胀满，固不可补。不知饥饱，似胀非胀，是浊气不清，但当理滞气，不宜骤用参术，补住浊气而为胀满。《经》云：浊气不降，则生䐜胀。即宜补者，须分气血。虚而兼滞者，疏补宜兼。俗云虚不受补者，未知疏补兼行之法耳。盖胸次如天，天空则生气流行不息。然虚痞可补之证，间亦有之，气虚者宜温补，阴虚者宜滋填。若痰[1]饮凝聚，饮食停滞，及温热疫证，邪踞募原者，皆宜开泄为先，不但补药忌投，即凉润之品，亦在所禁。恐病人言之未确，医者必手按其胸腹，有无坚硬拒按，

---

[1] 痰：原作"疾"，据《重庆堂随笔》改。

始可断其邪之聚散，最为诊要。更有内痛一症，尤当留意。

七聋八渴俱当辨，

问聋者，伤寒以辨其在少阳与厥阴，杂病以聋为重，不聋为轻也。问渴者，以寒热虚实俱有渴。大抵以口中和、索水不欲饮者为寒；口中热、引饮不休者为热。大渴谵语，不大便者为实；时欲饮水，饮亦不多，二便通利者为虚证。

问聋：此证在伤寒为邪传少阳，在久病为精脱。且考古更有耳聋治肺之法，一瓢先生云：金之结穴在耳中，名曰茏葱，专主乎听。故热证耳聋，皆为金受火烁，治当清肺，不可泥定少阳一经，而再以小柴胡汤益其病也。

王潜斋曰：友人沈辛甫患温耳聋，四明医人胡士扬用柴胡药多剂，其聋日甚。胡谓进则病进，径投补剂，后服清解，病愈而聋成痼疾。是肺络之热为补药壅塞，竟无出路也。

问渴：谓喜热饮为中寒水亏。叶氏云：水亏则内热，岂有中寒之理？凡喜热饮，皆郁滞不通畅，故得热则快，得冷则遏，并非水亏也。若水涸精亏者，宜滋阴，反用热药，是杀之也。渴喜热饮，渴不多饮，温热证多有之，皆属痰饮阻遏气机也。

九问旧病十问因，

问旧病，以知其有夙疾与否。问其致病之由，以为用药之准。

再兼服药参机变。

表里寒热补泻之中，自有神机变化之妙。

妇人尤必问经期，迟速闭崩皆可见。

妇人以经为主，问其有无迟速以探病情，兼察其有孕与否。

王秉衡曰：女子病首须问带，盖带者女子生而即有，故越人

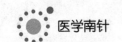

作女科，称带下医也，下多即为病矣。十二岁以外者，问其月事行否，未行而肤色淖泽者，虽逾笄不为病；设肤色憔悴，人不长成，是劳损也。已行之女与妇人，则询其汛之迟速，血之紫淡。虽患外感，亦当问明娠期远近，然后审证用药，庶无碍血伤胎之患。盖娠期有禁用之药，胎孕有难凭之脉也。产后则恶露之多少，腹块之有无，首先究诘。然胎产诸证，笔难尽罄，总宜审问详明，处方灵活，不可稍有固执，庶不误人。

王大昌曰：天地生机，皆在灵空。女子之象，离中虚也，故能孕育。若脂满胞中者，不能有妊，此理之常也。况胎元初结，月事即停，气有余为火，血有余为水，火盛搏水则成痰，呕吐肿满诸病，由此而生，补药最宜慎用。古云：胎前无滞，产后无虚是已。然有极虚之妇，受胎后即须培补，始能长养者，分娩时必须峻补，始能诞育者，既产之后，血气必虚矣。丹溪先生垂大补气血之训，而竟不尽然者，以张景岳之偏尚温补，犹知其非，可见治胎产病之难也。

王潜斋曰：娠期有禁用之药，世俗惟知禁用寒剂，而不知血分有火，或有伏暑者，不但禁用热药，即温动之品亦禁。宜寒宜凉，对证者并不禁也。第必取其有流利之性，而无凝滞之偏者，为良药耳。粗工泥于经产之禁，而不详审证因。且古书每于方后注云：妇人加当归。不知变通者，胶柱鼓瑟，遂致变证蜂起，杀人如麻，而不知所以。可慨也！

胎前最忌渗利，无湿者虽茯苓亦须避之。室女服药，禁用虎骨，恐分娩时交骨难开也。

士谔按：潜斋"宜寒宜凉，对证并不禁也"之论，真高明之见。民国戊午夏，上海书商葛某令正①，产后气喘，额汗如豆，两脉虚浮，脱在顷刻，不及处方，急令磨沉香灌之，汗收喘定。次日，手足忽均木麻，不能举动，脉弱如无。余曰：此血虚生风也，砂糖、益母草皆为禁剂，令以鲜藕、生竹茹、丝瓜络，少加红枣煮汤，调下六一散一钱，日三服，并以鲜藕、生竹茹煮汤代茶。葛求另与药方，余曰：脉弱如此，胃口最宜顾及。药多偏性，秉有异味，即以芍药、甘草之和平，余尚虑其碍胃也。服三日而病若失，惟中脘微闷，以金橘饼煮汤饮之，胸闷即舒。是年秋，松江城内名医金省三君之侄女，产后患感，金与老医韩半池诊治月余，病日以增，甚至气逆神昏。邀余往视，余曰：此寻常感证也。深秋暴感，证同春月风温，第春温当冬令固密之余，秋感值夏令发泄之后，虚实之不同一也。况产后阴分大亏，孤阳独旺，诸君恐其瘀阻，大事温运，阴液遭烁，冲阳不为任制，此气逆神昏之所由来也。犹幸舌苔腻滑，胃液尚未尽枯，犹得足以自救，否则燎原莫救矣。与以旋覆花、生牡蛎、天花粉、白芍药、生竹茹、梗通草、飞滑石等。金君虑凉药有阻恶露，余曰：腹不见疼，又无痞块，此乃无瘀铁证，不必顾虑可也。又令以粳米一升，泡汤代水煎药，取谷气生津意也。一剂而气逆平，神不昏矣。去旋覆，减牡蛎，加玉竹、沙参，再剂而胃口开，能进粥矣。为之清养而愈。

再添片语告儿科，天花麻疹全占验。

小儿欲作痘疹，与外感同，宜辨其手中指、足胫、耳后筋色为据。

① 令正：旧时以嫡妻为正室，因用为称对方嫡妻的敬词。

第六编 病机南针

六经病证

仲景论证，首重六经。盖以六经统百病，非以伤寒谈六经也。故善读《伤寒论》者，因伤寒之六经证，即可推悟百病之六经证；不善读者，以为六经见证，专为伤寒立论，画地自限，刻舟求剑矣。

一、太阳经见证

太阳病，脉浮，头项强痛而恶寒。

尺寸俱浮者，太阳受病也。其脉上连风府，故头项痛、腰脊强。

发热，汗出恶风，脉缓者，名曰中风；恶寒体痛，呕逆，脉阴阳俱紧者，名曰伤寒。

发热恶寒者，发于阳也；无热恶寒者，发于阴也。发于阳者，七日愈；发于阴者，六日愈：以阳数七，阴数六也。

太阳病，发热而渴，不恶寒者，为温病；发汗已，身灼热者，名曰风温；太阳病，关节疼痛而烦，脉沉而细者，此名湿痹。

太阳病欲解时，从巳至未上。

湿家之为病，一身尽疼，发热，身色如熏黄。

太阳中暑者，身热，疼重而恶寒，脉微弱，此以夏月伤冷水，水行皮中所致也。太阳中暑，其人汗出，恶寒，身热而渴也。

二、阳明经见证

阳明之为病，胃家实也。

阳明中风，口苦咽干，腹满微喘，发热恶寒，脉浮而紧。

阳明病，若能食，名中风；不能食，名中寒。

尺寸俱长者，阳明受病也。其脉挟鼻络于目，故身热目疼，鼻干不得卧。

阳明外证，身热，汗自出，不恶寒，反恶热也。

阳明病，脉浮而紧者，必潮热，发汗有时。但浮者，必盗汗出。

阳明脉大，脉浮而迟，面热赤而战惕者，六七日当汗而解。迟为无阳，不能作汗，其身必痒也。

阳明病，法多汗，反无汗，其身如虫行皮肤中，此久虚故也。

阳明病，反无汗而小便利，二三日呕而咳，手足厥者，必苦头痛。若不咳不呕，手足不厥者，头不痛。

阳明病，但头眩，不恶寒，故能食而咳，其人必咽痛。若不咳者，咽不痛。

阳明病，口燥，但欲漱水，不欲咽者，此必衄。脉浮发热，口干鼻燥，能食者则衄。

有太阳阳明，有正阳阳明，有少阳阳明。太阳阳明者，脾约是也；少阳阳明者，发汗，利小便已，胃中燥，烦实，大便难是也；阳明之为病，胃家实也。阳明，居中土也，万物所归，无所复传，始虽恶寒，二日自止，此为阳明病也。

阳明病，初欲食，小便反不利，大便自调，其人骨节疼，翕然如有热状，奄然发狂，濈然汗出而解者，此水不胜谷气，与汗

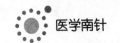

共并，脉紧则愈。

阳明病欲解时，从申至戌上。

三、少阳经见证

少阳之为病，口苦舌干目眩也。

伤寒脉弦细，头痛发热者，属少阳。

少阳不可发汗，发汗则谵语。此属胃，胃和则愈，胃不和则烦而躁。

少阳中风，两耳无所闻，目赤，胸中满而烦者，不可吐下，吐下则悸而惊。

尺寸俱弦者，少阳受病也。其脉循胁络于耳，故胸胁满而耳聋。

太阳与少阳并病，脉弦，头项强痛，或眩冒结胸，心下痞，则两阳皆有之证。两阳并病，阳气重可知，不可发汗，发汗则谵语。若谵语不止，当刺期门。

太阳少阳并病，心下硬，头项强而眩者，当刺大椎俞，慎勿下之。

太阳少阳并病，而及下之成结胸，心下硬，利不止，水浆不下，其人心烦。

伤寒三日，少阳脉小者，欲已也。

少阳病欲解时，从寅至辰上。

三阳合病，脉浮大，上关上，但欲眠睡，目合则汗。

伤寒六七日，无大热，其人烦躁者，此为阳去入阴也。

伤寒三日，三阳为尽，三阴当受邪。其人反能食，而不呕，此为三阴不受邪也。

四、太阴经见证

太阴之为病，腹满而吐，食不下，自利益甚，时腹自痛。

尺寸俱沉细者，太阴受病也。其脉布胃中，络于嗌，故腹满而嗌干。

伤寒脉浮而缓，手足自温者，系在太阴，太阴当发身黄。若小便自利者，不能发黄。至七八日，虽暴烦下利，日十余行，必自止，以脾家实，腐秽当去故也。自利不渴者，属太阴，以其脏有寒故也，当温之，宜四逆辈。

伤寒下利，日十余行，脉反实者死。

太阴病欲解时，从亥至丑上。

五、少阴经见证

少阴之为病，脉微细，但欲寐也。

少阴病，欲吐不吐，心烦，但欲寐，五六日自利而渴者，属少阴也。虚故引水自救。若小便色白者，以下焦虚有寒，不能制水故也。尺寸俱沉者，少阴受病也，以其脉贯肾络于肺，系舌本，故口燥舌干而渴。

少阴病，脉沉细数，病为在里，不可发汗。

少阴病，脉微不可发汗，亡阳故也。

阳已虚，尺中弱涩者，复不可下之。

病人脉阴阳俱紧，反汗出者，亡阳也。此属少阴，法当咽痛而复吐利。

少阴中风，脉阳微阴浮者，为欲愈。

少阴病，若利自止，恶寒身蜷而利，手足逆冷者不治。少阴病，恶寒而蜷，时自烦，欲去衣被者可治。

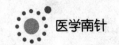

少阴病，四逆恶寒而蜷，脉不至，不烦而躁者死。

少阴病，吐利烦躁四逆者死。

少阴病，下利止而头眩，时时自冒者死。

少阴病欲解时，从子至寅上。

六、厥阴经见证

厥阴之为病，消渴，气上撞心，心中疼热，饥而不欲食，食即吐蛔。

下之利不止，尺寸俱微缓者，厥阴受病也。以其脉循阴器，络于肝，故烦满而囊缩。

厥阴中风，脉微浮为欲愈，不浮为未愈。

厥阴病欲解时，从丑至卯上。

以上均采自仲景《伤寒论》者，读者当熟记于心。三阳经皆有头痛症，当认定何者属于太阳，何者属于阳明，何者属于少阳。三阴经皆有下利症，须认定不渴而利属何经，渴而下利属何经，下之利不止者属何经。三阳经惟阳明有腹满症，三阴经惟厥阴有头痛症，此尤不可不进求诸《伤寒论》全书也。

六经病证歌

一、手足太阳经 手太阳小肠 足太阳膀胱 少气多血

嗌痛颔肿头难回，肩似拔兮臑似折。耳聋目黄肿颊间，是所生病为主液。以上手太阳经。此经少气而多血，头痛脊痛腰如折。目似脱兮项似拔，腘如结兮腨如裂。痔疟狂癫疾并生，衄衊目黄而泪出。囟项背腰尻苦高切腘腨，病若动时痛皆彻。

二、手足阳明经　手阳明大肠　足阳明胃　多气多血

阳明血盛气亦盛，是动齿痛颈亦肿。是主津液病所生，目黄口干鼽衄动。喉痹痛在肩前臑，大指次指痛不用。以上手阳明经。振寒呻欠而颜黑，病至恶见火与人。忌闻木声心惕惕，闭户塞牖欲独处。甚则登高弃衣走，贲响腹胀为骭[1]厥。狂疟温淫及汗出，鼽衄口㖞并唇胗音疹，唇疮也。颈肿喉痹腹水肿，膺乳膝膑股伏兔，骭外足跗上皆痛。气盛热在身以前，有余消谷溺黄甚。不足身以前皆寒，胃中寒而腹胀壅。

三、手足少阳经　手少阳三焦　足少阳胆　多气少血

少阳少血还多气，耳聋嗌肿及喉痹。气所生病汗出多，颊肿痛及目锐眦。耳后肩臑肘臂外，皆痛废及小次指。以上手少阳经。是动口苦善太息，心胁疼痛转侧难。足热面尘体无泽，头痛颔痛锐眦痛。缺盆肿痛亦痛胁，马刀侠瘿颈腋生。汗出振寒多疟疾，胸胁髀膝胫绝骨，外踝皆痛及诸节。

四、手足太阴经　手太阴肺　足太阴脾　多气少血

太阴多气而少血，是动则为喘满咳。膨膨肺胀缺盆痛，两手交瞀音茂为臂厥。肺所主病咳上气，喘渴烦心胸满结。臑臂之内前廉痛，为厥或为掌中热。肩背痛是气有余，小便数欠而汗出。气虚亦痛溺色变，少气不足以报息。以上手太阴经。此经血少而气旺，是动即病舌本强。食则呕出胃脘痛，心中善噫而腹胀。得后与气快然衰，脾病身重不能摇。瘕泄水闭及黄疸，烦心心痛食难

---

[1] 骭：原作"骭"，据《灵枢·经脉》改。

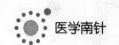

消。强立股膝内多肿，不能卧因胃不和。

五、手足少阴经 手少阴心 足少阴肾 少血多气

少阴少血而多气，是动咽干心痛应。目黄胁痛渴欲饮，臂臑内痛掌热蒸。以上手少阴经。肾经多气而少血，是动病饥不欲食。咳唾有血喝喝喘，目䀮心悬坐起辄。善恐如人将捕之，咽肿舌干兼口热。上气心痛或心烦，黄疸肠澼及痿厥。脊股后廉之内痛，嗜卧足下热痛切。

六、手足厥阴经 手厥阴心包 足厥阴肝 少气多血

厥阴少气原多血，是动则病手心热。是主脉所生病者，掌热心烦心痛掣。以上手厥阴经。肝经血多而气少，腰痛俯仰难为工。妇少腹肿男㿉疝，嗌干脱色面尘蒙。胸满呕逆及飧泄，狐疝遗尿或闭癃。

奇经病证

督病少腹冲心痛，不得前后冲疝攻。其在女子为不孕，嗌干遗溺及痔癃。任病男疝女瘕带，冲病里急气逆冲。

此汪讱庵经络病证歌诀也。有韵之文，最便记诵。学者熟此，再求诸《灵》《素》原文则得矣。

诸病所属

百病之生也，皆生于风、寒、暑、湿、燥、火，以之化之变也。

气之正者为化，气之邪者为变，故曰之化之变也。

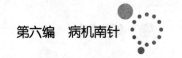

诸风掉眩，皆属于肝。

肝为风脏，凡风病皆属于肝。风类不一，故曰诸风。掉，摇也。眩，运也。肝主筋，凡筋之病，如猝倒痉痫、抽掣摇战等，皆摇之现状也。肝开窍于目，凡目之病，如昏晕妄见、头目旋转等，皆眩之现状也。风主动摇，掉、眩皆系风象。故不论是虚是实，外风内风，总名之曰病风。

诸寒收引，皆属于肾。

拘急而收曲曰收，弹缓而引长曰引。阳气不达，则股骨不为用，皆寒之见证也。盖拘收引弹与抽掣缩短不同：拘收引弹是寒证，属诸肾；抽掣缩短是风证，属诸肝也。

诸气膹郁，皆属于肺。

气之喘急者，曰膹；气之痞闷者，曰郁。肺主气而为相傅之官，故气病皆当治肺。

诸湿肿满，皆属于脾。

皮肤浮胖曰肿，腹内胀塞曰满。脾主肌肉，主四肢，腹又脾之部位，凡脾运不健，则湿气壅滞，水不下行，故有肿满之证。

诸热瞀瘛，皆属于火。

眼目昏花曰瞀，手足抽掣曰瘛。邪热伤神则瞀，亡阳伤血则瘛，故皆属于火。唐容川曰：瘛是肝筋为火所灼，无血养筋，故缩扯。瘛与弹缓不收有异，当辨之。

诸痛痒疮，皆属于心。

血分凝结阻滞其气，气与血争则痛。血虚生热，兼动风气，风火相煽则痒，气血阻滞则成疮疡。心主血，此皆病之关系血分者，故曰皆属于心。凡痞满鼓胀等，与血分无关者，皆不痛，当细辨也。

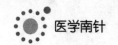

诸厥固泄，皆属于下。

厥，逆也。厥有阴阳二证。阳衰于下，则为寒厥；阴衰于下，则为热厥。固，前后不通也。阴虚则无气，无气则清浊不化，寒闭也。火盛则水亏，水亏则精液干涸，热结也。泄，二阴不固也。命门火衰则阳虚失禁，寒泄也。命门水衰则火迫注遗，热泄也。下，肾也。盖肾居五脏之下，为水火阴阳之宅，开窍于二阴，故诸厥固泄，皆属于下。

诸痿喘呕，皆属于上。

痿有筋痿、肉痿、脉痿、骨痿之辨，故曰诸痿。凡肢体痿弱，多在下部，而曰属于上者，如五脏使人痿者，因肺热叶焦，发为痿躄也。肺居上焦，故属于上。气急曰喘，病在肺也。吐而有物有声曰呕，病在胃口也。逆而不降，是皆上焦之病。

诸禁鼓栗，如丧神守，皆属于火。

禁，噤也，寒厥咬牙曰禁。鼓，鼓颔也。栗，战也。凡病寒战而精神不能主持，如丧失神守者，皆火之病也。然火有虚实之辨。若表里热甚而外生寒栗者，所谓热极生寒，重阳必阴也。心火热甚，亢极而战，反兼水化制之，故为寒栗者，皆言火之实也。若阴盛阳虚而生寒栗者，阳虚畏外寒，阴盛则为寒，寒则真气去，去则虚，虚则寒搏于皮肤之间，皆言火之虚也。有伤寒将解而为战汗者，其人本虚，是以作战。有痰疟之为寒栗者，疟之发也，始则阳升于阴，既则阳复阴仇。并于阳则阳胜，并于阴则阴胜。阴胜则寒，阳胜则热。更寒更热，更实更虚也。由此观之，可见诸禁鼓栗，虽皆属火，必有虚实之分，必加如丧神守之兼症，乃可断为实火。

诸痉项强，皆属于湿。

唐容川曰：寒湿则筋脉凝，热湿则筋脉胀，故皆能发痉与项强之证。

诸逆冲上，皆属于火。

火性炎上，故诸逆冲上者，皆属于火。凡是冲脉气逆，头目咽喉胸中受病，吐咳呛呕等，均系心肝之火，挟冲脉上行也。

诸胀腹大，皆属于热。

热气内盛者，在肺则胀于上，在脾胃则胀于中，在肝肾则胀于下。此以热邪所至，乃为烦满，故曰诸胀腹大，唐容川氏谓是单腹胀。此证是肝不疏泄，脾不运化。肝不疏泄，则小便不利，水停为胀。脾不运化，则单腹胀。属于热者，因肝木乘脾也。"热"字与"火"字有别，在天为热，热属气分。在地为火，火属血分。热则气分之水多壅，故主胀大。

诸躁狂越，皆属于火。

躁，烦躁不宁也。狂，狂乱也。越，失常度也。热盛于外，则肢体躁扰。热盛于内，则神志躁烦。盖火入于肺则烦，火入于肾则躁。烦为热之轻，躁为热之甚。邪入于阳则狂，如骂詈不避亲疏，狂之证也。升高逾垣，越之证也。

诸暴强直，皆属于风。

唐容川曰：强直，僵仆倒地。暴者，猝然发作。风性迅速，故能暴发。凡风均属肝，肝属筋脉。风中筋脉，不能引动，则强直矣。风者阳动而阴应之也，故风具阴阳两性。中风之阴，则为寒风；中风之阳，则为热风。无论寒热，均有强直之症，宜细辨之。

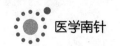

诸病有声，按之如鼓^①，皆属于热。

按之如鼓，胀而有声也，为阳气所逆，故属热。唐容川曰：此有声与肠鸣不同，肠鸣则转气切痛下泄，属水渍入肠，发为洞泻，是寒非热也。此有声乃在人皮里膜内连网油膜之中。凡人身连网油膜，均是三焦，乃相火之府，行水之道路也。水火相激，往往发声，但其声绵绵，与雷鸣切痛者有异，按之亦能作声，又拒手，如按鼓皮。以其在皮膜间，故按之如鼓，是三焦之火，与水为仇也。故曰皆属于热。盖三焦为行气之府，气多则能鼓吹膜中之管，使之有声，如橡皮人搦之则声出矣。

诸病胕肿，疼酸惊骇，皆属于火。

胕，足背。肿，浮肿。胕肿疼酸者，阳入于外，火在经也。惊骇不宁者，热乘阴分，火在脏也。盖足肿皆发于厥阴、阳明两经。阳明之脉行足背，厥阴之脉起足大趾丛毛行内踝。肝木生热，壅遏胃气之湿，则循经下注而发足肿，极酸疼也，若热邪入陷，则惊骇不宁矣。

诸转反戾，水液浑浊，皆属于热。

左右扭掉曰转，角弓反张曰反，其身屈曲曰戾。转在侧，属少阳经。反在后，属太阳经。戾在前，属阳明经。水液浑浊，小便不清也。三焦为决渎之官，水液浑浊属三焦经。

诸病水液，澄澈清冷，皆属于寒。

水液者，上下所出皆是也。水体清，其气寒。故凡或吐或利，水谷不化，而澄澈清冷者，皆得寒水之化，如秋冬寒冷，水必澄清也。

---

① 按之如鼓：《素问·至真要大论》作"鼓之如鼓"。

诸呕吐酸，暴注下迫，皆属于热。

唐容川曰：呕谓干呕，是火逆也。吐有寒证，吐酸则无寒证。暴注下迫，里急后重，逼塞不得畅，俗名痢证。皆属于热者，属于肝经之热也。肝火上逆，则呕吐酸。肝火下注，则痢下迫。因肝火疏泄，肺欲收敛，金木不和，故欲泻不得，且痢多发于秋，金克木也。

脏腑为病

五气所病：心为噫，肺为咳，肝为语，脾为吞，肾为欠为嚏，胃为气逆、为哕为恐，大肠小肠为泄，下焦溢为水，膀胱不利为癃、不约为遗溺，胆为怒，是谓五病。

五精所并：精气并于心则喜，并于肺则悲，并于肝则忧，并于脾则畏，并于肾则恐，是谓五并，虚而相并者也。

五劳所伤：久视伤血，久卧伤气，久坐伤肉，久立伤骨，久行伤筋。

怒则气上，喜则气缓，悲则气消，恐则气下，寒则气收，热则气泄，惊则气乱，劳则气耗，思则气结。

四时所病

春气者病在头，夏气者病在脏，秋气者病在肩背，冬气者病在四肢。故春善病鼽衄，仲夏善病胸胁，长夏善病洞泄寒中，秋善病风疟，冬善病痹厥。

诸病所属、脏腑为病、四时所病三篇，均采自《内经》者，读者宜玩索其有注处，推悟其无注处。如心何以为噫，肺何以为

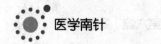

咳，春病何以在头，夏病何以在脏，及心何以不病咳而病嚏，春何以不病脏而病头。推求其理，能举隅反三，则天下无难读之书矣。不然，逐字详解，不过印定后人耳目，徒使读者死于句下，岂开悟之道乎？

第七编 论药南针

辨药要诀

古人论药，约有数端。一以品类分者，如草部、木部、金石部、昆虫部、禽兽部等，李濒湖其最著也。一以性分者，如寒性、热性、平性、温性等，诸家之药性赋是也。一以气分者，则专重阴阳升降浮沉，李东垣其最著也。一以形色气味五运六气论者，徐洄溪之《本草百种》、唐容川之《本草问答》，其最著也。一以地分者，专论地气之厚薄、土性之燥湿，孙思邈《千金方》，其最著也。然"药"字从草，则草木是其主体，金石多属镇定，昆虫多属攻破，禽兽多属补益，无非佐草木之所不及。是以品类分者，未必尽当矣。论性气，论道地，固已稍高一等。然为学在乎致用，则与其挂一而漏万，孰若举隅以反三。士谔平日于论药一道，每喜以现有之形色气味，溯气化之五运六气，盖是法实辨药之秘诀。不论谁人，试取一花一草以相询问，虽此花此草平日绝未见过，而观其形，察其色，嗅其气，嗜其味，而此花此草之能治何疾，吾已了然于胸中。盖诸根皆升，诸子皆降，诸花与叶皆散，乃其常也。有不然者，乃其变也。心以治心，筋以治筋，络以治络，皮以治皮，乃其常也。有不然者，乃其变也。色白入肺，色赤入心，色青入肝，色黄入脾，色黑入肾，乃其常也。有不然者，乃其变也。中空者皆能疏气，芒刺者皆能息风，有芽者

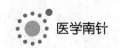

皆能透发，多汁者皆能增液。辛甘之味无降，苦咸之味无升，酸涩之味无散，甘淡之味无攻。知此而药之大要得矣。

诸根皆升

今请先论诸根。升麻、葛根、黄芪均是升药，而所升各有不同。升麻根大于苗，其得气之独厚可知。根中多孔窍，其能吸引地中水液，以上达于苗叶也可知。气味辛甘，又合于上升之气味。唐容川曰：合形味论性，皆主于升。故曰升麻为升发上行之专药，正谓此也。葛根其根虽深，而身系藤蔓，惟根实而少孔，故葛根力能升津，不若升麻之只能升气也。黄芪根中虚松有孔道，味较升麻为厚，故升而能补，不若升麻之升而不补也。即此以推，则羌、独活之能升太阳之气，祛太阳之湿，以根深而气味辛烈也。独活之能入少阴，以色黑而味更辛、气更烈也。葱白入土不深，功专升散者，以气胜于味也。生姜既主升散，又主降饮止呕者，以味胜于气也。白芷之能升散肺胃两经风寒，姜黄之能破结去滞，可类推矣。至牛膝、灵仙、茜草、大黄等，根既坚实，无升达之孔道，味又苦泻，无升发之能力，其主降而不主升，乃根之变格，与升麻等上升之义，不难对勘而知。若甘草、地黄之有味无气，则主静而不主动矣。白术、苍术、野术之有气有味，则静而兼动矣。味胜则静多，气烈则动甚。人参之阳生于阴，冬虫草之阳潜于阴，气不剧烈，味又平和，此乃天地之精气，结成世界之灵品，能升能降，可阴可阳，又不可以常理论矣。故知白术在气分之作用，则远志在血分之为用可悟矣。推知之于当归，推之于芎䓖，虽动静广狭之有异，理则一也。知地黄在血分之作用，则天花粉在气分之为用可悟矣。推之于山药，推之于玄参，虽有入脾入肾之各殊，理则一也。知牛膝、大黄等之作用，则丹皮之动血、芍药之破结，亦可悟也。

诸子皆降

唐容川曰：物下极则反上，物上极则反下。草木上生果实，为已极矣，故反而下行。实核之性，在于内敛，故降而兼收。然果实、仁核之主收降，亦有须合形色气味论之，方为确当。麻仁、巴豆、蓖麻子、葶苈，皆能滑利，下大便，以有油也。但麻仁无辛烈之性，故但能润降，不能速下。蓖麻子味辛气温，是有气以行其油滑之性，故其行速。巴豆大辛则烈，大热则悍，以悍烈行其滑利，故剽劫不留也。葶苈味苦辛，而性滑利，隐寓巴豆、大黄二者之性，故极速降，能大泻肺中之痰饮、脓血，诚猛药也。杏仁亦有油，但得苦味，而无辛烈之气，故降而不急。桃仁以花红入血，仁又有生气，故桃仁能破血，亦能生血。故知巴豆、麻仁之降利，即可悟杏仁、桃仁之为用。推之于松子仁、胡桃肉，凡有油者，无不皆然矣。惟偏于苦者利于降，偏于甘者利于补，偏于涩者利于涩耳。而滑利则其本性也，枳壳、陈皮、槟榔、郁金、花椒、苍耳子、蔓荆子，均是子也，而为用各异。枳壳木实，味系纯苦，故理胃气。陈皮辛香，辛则能升，香则能散，故能治脾胃，又能理肺也。槟榔沉降之性，自上而下，故能治小腹疝气，亦能兼利胸膈，以味不烈，降性缓也。郁金乃姜黄之子，气较姜黄为薄，味较姜黄为胜，故行血之功，甚于行气。大抵性重且速者，直达下焦，而不能兼利上焦。气味轻且缓者，则皆能降利上焦。以上所举，均气味之轻且缓者。若橘核、楂核、荔枝核，则均专制下焦之气矣。至苍耳有芒而体轻松，蔓荆

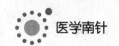

味辛而气发散，花椒气味辛温，此乃诸子中之变格，不当以诸子为主体，当以形色气味为主体矣（如辛味无降，芒刺息风之类）。

唐容川曰：同是果实，又有皮肉仁核之分。皮肉在外，容有升散之理。仁核在内，则专主收降，断无升散。是以牵牛子、车前子，皆兼降利。荔枝核、山楂核，皆主降散。白蔻仁、西砂仁，味虽辛，而究在温中以降气。柏子仁、酸枣仁，功虽补，而要在润心以降火。故诸子之降，约分三端。味苦质实者，其降必沉；味辛气香者，降必兼散；味淡气薄者，降必渗利。知此而诸子之能事毕矣。即非诸子而具降性之药，不论是根、是身、是金石，其能事亦毕矣。

诸花与叶皆散

徐洄溪曰：凡物之生于天地间，气性何如，则入于人身，其奏效亦如之。盖人者，得天地之和气以生。其气血之性，肖乎天地。故以物性之偏者投之，而亦无不应也。诸花居茎梢之上，翩翩欲舞，其气之轻扬也可知。居至高之位，禀轻扬之气，故多能散头目之邪。以头目居上，合乎上者上之义也。甘菊花气香味平，能散头目之风邪。金银花味苦，则散阳明头目之风热矣。凡芳香之品，皆能治头目肌表之疾。但香则无不辛燥者，惟菊花、银花，味清而质轻，气芳而不烈，此温热家所以奉此二花为主药，有桑菊饮、银翘散之剂软！辛夷花味辛气散，专散脑鼻内之风寒，密蒙花则散眼内之风邪。梅花先春而开，为百花之魁，色白气清，能解先天之痘毒，以从天一之阳，引毒外解也。玫瑰花色赤而香烈，即能疏肝理气矣。至如厚朴花之宽中，为气味浓厚也。芙蓉花之收敛，为质液胶腻也。旋覆花之润利去痰，为花既滴露而生，味又微咸也。月季花之通经，为月月花开月月红也。此实花药中之变格。

唐容川曰：草木之叶，多得风气，故多主散，风以散之也。盖叶在四旁，自然专主四散，故竹叶能清肌肉中之热，荷叶能散皮肤中之热，桑叶之息风，菊叶之解毒，橘叶之疏肝，枇杷叶之理肺，桃叶能散血分之寒热，苏叶能散气分之寒热，无非一散字也。豨莶叶大而有毛，则主去周身之风矣。寻骨风、苍耳叶、八角风，皆叶大而有芒角，其得风气也甚于豨莶，则散风之力，亦远过于豨莶矣。至艾叶之温胞室，柏叶之清血，此又叶之变格。当舍叶而论形色气味矣。温热家治病，喜用花与叶，以温邪初感，多在上焦。花与叶体轻而主散，所谓上焦如羽，非轻不举。即徐之才轻可去实义也。

知诸花与叶之皆散，则诸枝之主散可知。惟枝之体，较叶为沉，则其散之力亦较叶为进。且草枝、木枝，又有轻重之分。故苏枝仅能散肌肉之风寒，桂枝则力能走筋骨，能通心矣。桑枝、桃枝、槐枝，能达四肢，亦此义也。知诸根之皆升，则诸干之为用可知矣。故麻黄、柴胡、青蒿、藿香之属，皆主升散。所以升而兼散者，以根在土中，禀浊阴之气。干在土外，禀清阳之气也。麻黄入太阳，柴胡、青蒿入少阳，藿梗祛上焦之湿，又在形色气味之别也。

本篇大半采辑徐洄溪、唐容川之说，非癖有嗜痂，以钩玄摘要，极有灵机。学者苟能善悟，则举隅反三，自无难用之药。若欲务博，自当求之诸家本草。

李东垣药性赋

便于记诵，莫如有韵之文，而诸家药性赋，惟李东垣氏简

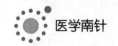

而能该，约而有当，兹特录其寒热温平四赋，标以记号，加以注释。学者苟熟习之，得心应手，应用自无穷矣。

寒性赋

诸药赋性，此类最寒。犀角解乎心热（牛属土而犀则居水，其得水土之精可知。凡物之毒者，投水土则毒自化。犀得水土之精，故化毒之功为多。其角中虚，有通灵之象，故能养心除邪。凡邪入心包者，非犀角不能引邪外出），羚羊清乎肺肝（羚羊挂角树梢，身悬而睡，其筋最直，角尤为精气所在。故性微寒，功专舒筋，不仅内靖肝热，且能引邪外出），泽泻利水通淋，而补阴不足（泽泻生于根下，能化气上行，引肾阴以达于上，故曰补阴不足）。海藻散瘿破气，而治疝何难（海藻生于水中，味微咸而具草之质，是秉水木二气，故能清火润肝木，其能散瘿治疝，咸能软坚也）。闻之菊花能明目而清头风（菊得天地秋金清肃之气，而不甚燥烈，故于头目风火之疾尤宜），射干疗咽闭而消痈毒（射干味苦能降利也）。薏苡理脚气而除风湿（薏苡生于茎上，能化气下行，引肺阳以降于下），藕节消瘀血而止吐衄（藕生水中，有孔能通气，其节至坚，而生气全由此递达。其汁越时变赤，故入血。其消瘀，通之力也，通则不滞矣。味甘而润，故能止衄）。瓜蒌子下气，润肺喘兮又且宽中（瓜蒌多汁，故能润肺。下气宽中，降之力也）。车前子止泻，利小便兮尤能明目（车前性至难死，虽日遭车轮之蹂躏，而犹能生发，其气之盛也可知。其能止泻，化气分利之力也）。是以黄柏疮用（苦能清火），兜铃嗽医（苦能降气）。地骨皮有退热除蒸之效（除骨蒸之热），薄荷叶宜消风清肿之施（辛凉透泄）。宽中下气，枳壳缓而枳实速也（苦寒降气）。疗肌解表，干葛先而柴胡次之（葛根入太阳、阳明二经，能升下陷之清阳。王潜斋曰：误用能伤胃液。柴胡入少阳经，能升泄少阳之邪。所谓表者，少阳之表也。王潜斋曰：误用最劫肝阴）。百部治肺热，咳嗽可止（百部性能杀虫，其苦降之力可知）。栀子凉心肾，鼻衄最宜（栀子体轻多汁，形状象心，故入心。心肾同属少阴，故兼入肾。体系木实，本在诸子皆降之例，性又苦降，柯韵伯所谓屈曲下行者也）。玄参治结热毒痈，清利咽膈（味苦咸，色黑，入肾。肾阴得滋，而咽膈自然清利，热退而痈毒自消）。升麻消风热肿毒，发散疮痍（升麻性升，此必风热为阴邪遏蔽，气郁成疮肿者）。尝闻腻粉抑肺而敛肛门，金箔镇心而安魂魄（重镇之效），茵陈主黄疸而利水（茵陈秉北方之色，经冬不凋，傲霜凌雪，历遍冬寒之气，故能除热破结），瞿麦治热淋之有血。朴硝通大肠，破血而止痰癖（朴硝味咸，咸能润燥，咸以软坚）。石膏治头疼，解肌而消烦渴（石膏大寒，寒能胜热，味甘而辛，性沉而主降，已备秋金之体。色白通肺，实重而含津，已具生水之用）。前胡除内外之痰实（降气之效），滑石利六脏之涩结（渗湿之效）。天门冬止嗽，补血冷而润肝心。麦门冬清心，解烦渴而除肺热（天冬、麦冬均系有汁滋润之品。天冬汁浓于麦冬，故其力亦较麦冬为厚）。又闻治虚烦，除哕呕，须用竹茹（竹纹细致，内坚而中空，凌冬不凋，且又多汁，其气之盛也可知。性喜南行，又能从阴引阳。竹茹象人身之筋络，舒络之功最胜，其治烦除呕，舒络之效也，络舒气自顺矣）。通秘结，导瘀血，必资大黄（性苦大寒，得地火之阴味，色黄为火之退气所发见，故能退火。专下血分之结，味厚有烈气，味既降

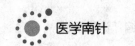

而气又助之，故能速下）。宣黄连[1]治冷热之痢，又厚肠胃而止泻（味苦而气不烈，且又无油滑之汁，故只能清火燥湿，而不能下达也）。淫羊藿疗风寒之痹，且补阴虚而助阳（行气之效）。茅根止血与吐衄（色白味甘，根能四达。交春而发，含有生意。其能止血、舒气之效也），石韦通淋于小肠。熟地黄补血且疗虚损。生地黄宣血，更医眼疮（生地黄得中央湿土之气而生。内含润泽，土之湿也。外现黄色，土之色也。及经蒸晒，变成黑色，名熟地矣。味甘又属土之味，故地黄得土中之水气，润脾而兼滋肾，其能补血也何疑？至宣血，必佐以宣血之品。若地黄本性，则断不能宣血也）。赤芍药破血而疗腹疼，烦热亦解。白芍药补虚而生新血，退热尤良（厥阴为阴之尽。芍药居三春之末，为百花之殿，气适合乎厥阴，故治血之功多。邹润安氏称其能破阴结，则疗腹疼，生新血，破结之力也）。若乃消肿满逐水于牵牛（降水之效），除毒热杀虫于贯众（贯众能解水毒。其杀虫，苦之力也）。金铃子治疝气而补精血，萱草根治五淋而消乳肿。侧柏叶治血山崩漏之疾（柏叶性燥气香，阴虚者慎之），香附子理血气妇人之用。地肤子利膀胱，可洗皮肤之风。山豆根解热毒，能止咽喉之痛。白鲜皮去风，治筋弱，而疗足顽痹。旋覆花明目，治头风，而消痰嗽壅。又况荆芥穗清头目便血，疏风散疮之用（荆芥性似薄荷，故能散皮毛。而质比薄荷略沉，故能入血分以散肌肉）。瓜蒌根疗黄疸毒痛，消渴解痰之忧（蒌根寒能清热。所谓解痰，必热痰也）。地榆疗崩漏，止血止痢。昆布破疝气，散瘿散瘤（昆布味咸，咸能软坚也）。疗伤寒，治虚烦，淡竹叶之功倍。除结气，

---

① 宣黄连：四川宣汉县生产的黄连。因形如鸡爪，又名鸡爪黄连。

破瘀血，牡丹皮之用同（丹皮气香，味兼苦辛，为血中气药，专于行血破瘀，故能堕胎消癖。若无瘀而血热妄行，及血虚而无外感者，皆不可用。惟入于养阴剂中，则阴药借以宣行而不滞，并可收其凉血之功，故阴虚人热入血分而患赤痢者，最为妙品。然气香而浊，极易作呕，胃弱者服之即吐，用者审之）。知母止嗽而骨蒸退（知母寒能清热，其所止之嗽，必热嗽也），牡蛎涩精而虚汗收（重能镇逆，咸能软坚，不仅涩精止汗也）。贝母清痰，止咳嗽而利心肺。桔梗开肺，利胸膈而治咽喉（桔梗开肺气之结，宣心气之郁，上焦药也。肺气开则腑气通，故亦治腹痛下利。若下焦阴虚而浮火易动者；即当慎之。病虽见于上焦，而来源于下焦者，尤为禁剂）。若夫黄芩治诸热兼主五淋，槐花治肠风亦医痔痢，常山理痰结而治温疟，葶苈泻肺喘而通水气。此六十六种药性之寒，又当考《图经》以博其所治，观夫方书以参其所用，其庶几矣。

热性赋

药有温热，又当审详。欲温中以荜拨，用发散以生姜（荜拨是子，故温中。生姜是根，故发散）。五味子止嗽痰，且滋肾水（五味止嗽，必同干姜，大抵借干姜辛温之力为多。酸能生津，故滋肾水）。腽肭脐疗痨瘵，更壮元阳。原夫川芎祛风湿，补血清头（川芎味既苦辛，质不柔润，性专走窜，主行心肝之血。苦辛则能生血，走窜则能祛风湿）。续断治崩漏，益筋强脚（续断筋纹，如骨节相连，故主接筋骨，去骨节间之风寒）。麻黄表汗以疗咳逆，韭子助阳而医白浊。川乌破积，有消痰治风痹之功。

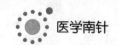

天雄散寒，为去湿助精阳之药。观夫川椒达下，干姜暖中。胡芦巴治虚冷之疝气，生卷柏破癥瘕而血通。白术消痰壅温胃，兼止吐泻。菖蒲开心气散冷，更治耳聋（菖蒲能于水石中横行四达，辛烈芳香，其气之盛也可知。故清解药用之，赖以祛痰秽之浊而卫宫城。滋养药用之，借以宣心思之结而通神明。周文王嗜此，多男而寿，良有以也）。丁香快脾胃而止吐逆，良姜止心气痛之攻冲。肉苁蓉填精益肾，石硫黄暖胃驱虫。胡椒主去痰而除冷，秦椒主攻痛而治风。吴茱萸疗心腹之冷气，灵砂定心脏之怔忡。盖夫散肾冷，助脾胃，须荜澄茄；疗心疼，破积聚，用蓬莪茂。缩砂止吐泻安胎，化酒食之剂；附子疗虚寒翻胃，壮元阳之力。白豆蔻治冷泻，疗痛止痛于乳香；红豆蔻止吐酸，消血杀虫于干漆。岂不知鹿茸生精血，腰脊崩漏之均补；虎骨壮筋骨，寒湿毒风之并祛。檀香定霍乱，而心气之痛愈；鹿角秘精髓，而腰脊之疼除。消肿益血于米醋，下气散寒于紫苏。扁豆助脾，则酒有行药破血之用；麝香开窍，则葱为通中发汗之需。尝观五灵脂治崩漏，理血气之刺疼；麒麟竭止血出，疗金疮之伤折。麋茸壮阳以助肾，当归补虚而养血。乌贼骨止带下，且除崩漏目翳（五灵脂治崩漏，是通法；乌贼骨治崩漏，是塞法）。鹿角胶止血崩，能补虚羸劳绝。白花蛇治瘫痪，除风痒之癣疹；乌梢蛇疗不仁，去疮疡之风热。《图经》云：乌药有治冷气之效，禹余粮乃疗崩漏之因。巴豆利痰水，能破寒积；独活疗诸风，不论久新。山茱萸治头晕遗精之药，白石英医咳嗽吐脓之人。厚朴温胃而去呕胀，消痰亦验；肉桂行血而疗心痛，止汗如神。是则鲫鱼有温胃之功，代赭乃镇肝之剂。沉香下气补肾，定霍乱之心疼；橘皮开胃去痰，导壅滞之逆气。此六十六种药性之热，又当博本草而取治焉。

温性赋

温药总括，医家素谙。木香理乎气滞（木香以气胜，故其功皆在乎气。且其形茎五、枝五、叶五、节五，皆合脾土之数。香而不散，则气能下达，故理脾之功居多），半夏主于风痰（半夏色白而味辛，为肺经燥湿之药。盖肺属金，喜敛而不喜散。敛则肺叶垂而气顺，散则肺叶张而气逆。半夏之辛，与姜桂之辛迥别。入喉则闭不能言，涂金疮则血不复出。辛中带涩，故能疏而又能敛也。且辛之敛与酸之敛不同，酸则一主于敛，辛则敛之中有发散之意，尤与肺投合也）。苍术治目盲，燥脾去湿宜用；萝卜去膨胀，下气制面尤堪（萝卜能制面毒，故一名莱菔，言来麰之所服也。种类甚多，生用能解风火温燥湿热之邪。故烟毒、煤毒、酒毒、火毒、失音、痰闭、中风、咽喉诸病，无不立奏神效。熟用补脾肺，和肠胃，耐风寒。肥健人可以代粮救荒，诚蔬圃中圣品也）。况夫钟乳粉补肺气，兼疗肺虚；青盐治腹疼，兼滋肾水。山药腰湿能医，阿胶痢嗽皆止。赤石脂治精浊而止泻，兼补崩中（塞治之效）；阳起石暖子宫以壮阳，更疗阴痿（阳起石生于泰山山谷，为云母石之根。其山冬不积雪，夏则生云，积阳上升，故或乘火气而上飞，或随日气而升腾。凡人病阳气下陷，阳物不举者，用以升举阳气，亦以阳助阳之意而已。惟稍一不慎，即令人发狂而死，亦足见金石之性酷矣）。诚以紫菀治嗽（肺气得宣则嗽自已），防风祛风，苍耳子透脑止涕，威灵仙宣风通气。细辛去头风，止嗽而除齿痛（此必少阴伏风内发者）；艾叶治崩漏，安胎而医痢红（艾叶能温血室，此必是火不足者）。羌活明目祛风，除湿毒肿痛；白芷止崩治肿，疗痔漏疮痈。若乃红蓝花通经，治产后恶血之余（红花色赤多汁，生血行血之品

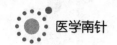

也。盖妇人有余于气，不足于血。所不足者，乃冲任之血，散于
皮肤肌腠之间，充肤温肉，生毫毛，男子上唇口而生髭须，女人
月事以时下，故多不足也。花性上行，花开散蔓，主生皮肤间散
血，能资妇人之不足，故主治妇人之风，缘血虚则皮毛之腠理不
密，而易于受风也。此血主冲任，故专治胎产恶血。仲景红蓝花
酒，单治妇人六十二种风病，此即治风先治血，血行风自灭之意
也）。刘寄奴散血，疗汤火金疮之苦。灭风湿之痛，则茵芋叶；疗
折伤之症，则骨碎补。藿香叶辟恶气而定霍乱，草果仁温脾胃而
止呕吐。巴戟天治阴疝白浊，补肾尤滋；玄胡索理气痛血凝，调
经有助（瘀破则经自调）。尝闻款冬花润肺，去痰嗽以定喘（款
冬花生于冬月冰雪之中，而花又在根下，乃坎中含阳之象，故能
引肺中阳气下行，而为利痰止嗽之药）；肉豆蔻温中，止霍乱而
助脾。抚芎走经络之痛，何首乌治疮疥之资。姜黄能下气，破恶
血之积；防己宜消肿，去风湿之施（防己生汉中，纹如车辐，主
通气行水）。藁本除风，主妇人阴痛之用；仙茅益肾，扶元气虚弱
之衰。乃曰：破故纸温肾，补精髓与劳伤；宣木瓜入肝，疗脚气
并水肿。杏仁润肺燥，止嗽之剂；茴香治疝气，肾疼之用。诃子
生精止渴，兼疗滑泄之疴（固涩之效）；秦艽攻风逐水，又除肢
节之痛（秦艽肌纹，左右交缠，故治左右偏风，筋脉疼痛之症）。
槟榔豁痰而逐水，杀寸白虫；杜仲益肾而添精，去腰膝重（杜仲
乃木之皮，中有韧丝，足见秉气之厚。丝能通气，其去腰膝重，
通气之效也）。当知紫石英疗惊悸崩中之疾（石性重镇，紫能入
血故也），橘核仁治腰痛疝气之膜。金樱子兮涩遗精，紫苏子兮
下气涩。淡豆豉发伤寒之表，大小蓟除诸血之鲜。益智安神，治
小便之频数；麻仁润肺，利六腑之燥坚。抑又闻补虚弱，排疮脓，

莫若黄芪（黄芪根长数尺，深入土中，体极虚松，能吸引土下黄泉之水，以上生其苗叶。气即水也，引水即是引气。根中虚松窍大者，所引水气极多，故气盛而补气）；强腰脚，壮筋骨，无如狗脊。菟丝子补肾以明目（子中最有脂膏者，莫如菟丝。且炒熟则芳香，又润而不滑，故能补益肝肾也），马兰花治疝而有益。此五十四种药性之温，更宜参《图经》而默识也。

平性赋

详论药性，平和惟在。以硼砂而去积，用龙齿以安魂。青皮快膈，除膨胀且利脾胃；芡实益精，治白浊兼补真元。原夫木贼草去目翳，崩漏亦医；花蕊石治金疮，血行则却（花蕊石得一气之偏，神于化血。他药行血，皆能伤气，此独能使血自化，而气不伤，真去瘀妙品！惟其力能化血为水，故体弱者慎之）。决明和肝气，治眼之剂；天麻主脾湿，祛风之药。甘草和诸药而解百毒，盖以性平；石斛平胃气而补肾虚，更医脚弱。观夫商陆治肿，覆盆益精；琥珀安神而破血（琥珀乃松脂入地所化，松为阳木，其脂乃阳汁也，性能粘合，久则化为凝吸之性，故能拾芥。盖其汁外凝，其阳内敛，擦之使热，则阳气外发，而其体黏，停擦使冷，则阳气内返，而其性收吸，故遇芥则能粘吸也。人身之魂阳也，而藏于肝血阴分之中，与琥珀之阳气敛藏于阴魄之中，更无以异。是以琥珀有安魂定魄之功），朱砂镇心而有灵（朱砂正赤，为纯阳之色，火之色也。烧之有水银出。水银为纯阴，阴藏于阳，恰合离火之德。是知朱砂乃天地阴阳之气，自然锻炼而成者也。故能补坎水以填离宫，为养血安神妙品。彼以色赤入心、体重能镇为释者也，犹皮相之论也）。牛膝强足补精，兼疗腰痛；

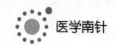

龙骨止汗住湿，更治血崩（龙系纯阳之物，虽入土化石，既属龙形，阳之气未脱也，故昔人以龙骨、牡蛎适合阴阳之德。其止汗住湿治血崩，固不仅涩之力也）。甘松理风气而痛止（甘松味甘而香烈，故主理脾之气）。蒺藜疗风疮而目明。人参润肺宁心，开脾助胃（人参生于辽东树林阴湿之地。夫生于阴湿，秉水阴润泽之气也。故味苦甘而有汁液，发之为三桠五叶，阳数也。此苗从阴湿中发出，是由阴生阳。故于甘苦阴味之中，饶有一番生阳之气。此气可尝而得之也。人身之元气，由肾水之中，以上达于肺。生于阴而出于阳，与人参由阴生阳，同一理也。所以人参大能化气，气化而上出于口鼻，即是津液。人参生津之理如是，非徒以气味而已）。蒲黄止崩治衄，消瘀调经（蒲生水中，花香行水，水即气也。水行则气行，气止则血止，故蒲黄能止刀伤之血）。岂不以南星醒脾，去惊风痰吐之忧；三棱破积，除血块气滞之症。没石主泄泻而神效，皂角治风痰而响应。桑螵蛸疗遗精之泄，鸭头血医水肿之盛。蛤蚧治劳嗽（蛤蚧交尾而死，能通阴阳之气，故能治劳嗽），牛蒡子疏风壅之痰；全蝎主风瘫，酸枣仁去怔忡之病。尝闻桑寄生益血安胎，且止腰痛；大腹子去膨下气，亦令胃和。小草远志，俱有宁心之妙；木通猪苓，尤为利水所罗。莲肉有清心醒脾之妙，没药任治疮散血之科。郁李仁润肠宣水，去浮肿之疾；茯神宁心益智，除惊悸之科。白茯苓补虚劳，多在心脾之有眚[1]；赤茯苓破结血，独利水道以无毒（茯苓乃松之精汁，流注于根而生。是得天之阳，以下反其宅者也。下有茯苓，其松颠上有茯苓苗，名威喜芝。茯苓在土中，气自能上应于苗，得松

---

[1] 眚（shěng）：疾苦。

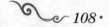

之精，则有木性，能疏土也。凝土之质，味淡色白，功主渗利，能行水也。其气不相连接，自上应于苗，故能化气上行而益气。人身之气，乃水中一阳所化。茯苓以质之渗行其水，而气之阳助其化，所以为化气行水之要药。白者入气，赤者入气而兼能入血矣）。因知麦蘖①有助脾化食之功，小麦有止汗养心之力。白附子去面风之游走，大腹皮治水肿之泛溢。椿根白皮主泻血，桑根白皮主喘息。桃仁破瘀血兼治腰疼，神曲健脾胃而进饮食。五加皮坚筋骨以立行，柏子仁养心神而有益。抑又闻安息香辟恶，且止心腹之痛；冬瓜仁醒脾，实为饮食之资（冬瓜子生气最盛，它种瓜瓤烂，子即发芽。惟冬瓜，虽瓜腐瓤烂，子仍不变，能续生气于已死之后。故不仅甘凉清热，能行水通肠，并能续生机于危微之顷，诚宝物也）。僵蚕治诸风之喉闭（蚕为食桑之虫，桑叶本能息风，得风而僵，故为治风要药），百合敛肺劳之嗽萎（百合色白而多瓣，其形似肺，始秋而花，又得金气之全者，故为清补肺金之药）。赤小豆解热毒，疮肿宜用。枇杷叶下逆气，哕呕可医（枇杷叶毛多质劲，味苦气凉。隆冬不凋，盛夏不萎。禀激浊扬清之性，抱忘炎耐冷之姿，静而能宣。凡风温、温热、暑、燥诸邪在肺者，皆可用以保柔金而肃治节。香而不燥，凡湿温、疫疠、秽毒之邪在胃者，皆可用以澄浊气而廓中州。岂只下气治哕呕已哉）。连翘排疮脓与肿毒，石楠叶利筋骨与毛皮。谷芽养脾（谷本不能行滞，发为芽则能疏土而消米谷），阿魏除邪气而破积；紫河车补血，大枣和药性以开脾。然而鳖甲治痨疟，兼破癥瘕；龟甲坚筋骨，更疗崩疾。乌梅主便血疟疾之用，竹沥治中风声音

---

① 蘖（niè）：麦蘖，即麦芽。

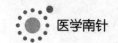

之失（竹类甚多，其名不一。但验其节起双线者，皆可入药，以壮嫩者为良。若节间单线者，名毛竹。所谓"刮肠莼"者，即毛竹之笋也。其箨有毛，故名毛竹，勿入药用。凡种竹向西北，其根无不向东南行者，卢氏谓其禀木火之气信矣。然既傲雪凌霜，亦能忘炎敌暑，四时不改其操，性极平和，号为君子。且植物之本，无不由小而渐大。惟竹出土之后，虽十青云而直上，能不改其本体之恒，故"节"字从竹，表其无毫发之放溢也。其皮最韧而紧，名之曰筠，塞舟不漏。以鲜者入药曰茹，清五志之火，祛秽浊之邪，调气养营，可塞血窦，胎前产后，无所不宜。叶则内息肝胆之风，外清温暑之热，故有安神止痉之功。沥则其液也，故能补血养经络，达四肢而起废疾。凡病人久不理发，结而难梳者，用竹沥加麻油和匀润之，即可梳通。故一切忧思郁结之病，无不治之。世人但用以开痰结，陋矣）。此六十八种平和之药，更宜参《本草》而求其详悉也。

《李东垣药性赋》乃向友人吴献忱处借来，系旧抄本，与坊间所行本字句颇有出入。如"桔梗开肺"句，坊本作"桔梗下气"，则与桔梗本性大反背矣。"巴豆利痰水，能破寒积"句，坊本作"能破积热"，亦与巴豆性大不相符。此种出入，关系极大。注释亦非士谔一人之私言，乃采集徐洄溪、王秉衡、王潜斋、唐容川各名家之精英，而参以己意者。学者倘能举隅反三，于有注之药推悟到无注之品，识药辨性，思过半矣。

十八反歌

本草明言十八反，

反者，各怀酷毒，两仇不共，共则必害事也。然有大毒之疾，又须用大毒之药以劫之。如古方感应丸，用巴豆、牵牛同剂，以为攻坚、破积之用。四物汤加人参、五灵脂，以治血块；二陈汤加藜芦、细辛以吐风痰。丹溪治尸瘵，莲心散以甘草、芫花同剂，盖其妙处，正在利其相反。虽然，学识不到者，慎毋轻效古人也。

半蒌贝及蔹攻乌，

乌头反半夏、括蒌、贝母、白及、白蔹。

藻戟遂芫俱战草，

甘草反大戟、芫花、甘遂、海藻。

诸参辛芍反藜芦。

藜芦反细辛、芍药、人参、沙参、苦参、丹参。

十九畏歌

硫黄原是火中精，朴硝一见便相争。水银莫与砒霜见，狼毒最怕密陀僧。巴豆性烈最为上，偏与牵牛不顺情。丁香莫与郁金见，牙硝难合京三棱。川乌草乌不顺犀，人参最怕五灵脂。官桂善能调冷气，若逢石脂便相欺。大凡修合看顺逆，炮爁炙煿莫相依。

唐容川曰：性之反者，如水火、冰炭之不容，故不可同用。然仲景有甘遂、甘草同用者又取以相战以成功。后人识力不及，总以不用为是。至于相畏、相使，可不必论，相忌亦难尽拘，然服麻黄、细辛忌油腻，服蜜与地黄忌葱白，服黄蜡忌鸡肉，此皆大不同者，在所当忌，不可不知。

第八编　释方南针

制方大要

君一臣二，奇之制也；君二臣四，偶之制也；君二臣三，奇之制也；君二臣六，偶之制也。君一臣二，制之小也；君一臣三佐五，制之中也；君一臣三佐九，制之大也。

近者奇之，远者偶之。汗者不以偶，下者不以奇。补上治上制以缓，补下治下制以急。急则气味厚，缓则气味薄。近而奇偶制，小其服也；远而奇偶制，大其服也。奇之不去则偶之，是谓重方。偶之不去，则反佐以取之。

坚者削之，客者除之，劳者温之，结者散之，留者攻之，燥者濡之，急者缓之，散者收之，损者益①之，逸者行之，惊者平之。

逆者正治，从者反治。热因寒用，寒因热用，塞因塞用，通因通用。其始则同，其终则异，可使破积，可使溃坚，可使气和，可使必已。

因其轻而扬之，因其重而减之，因其衰而彰之。形不足者，温之以气；精不足者，补之以味。其高者因而越之，下者引而竭之，中满者泻之于内。其有邪者，渍②形以为汗，在皮者汗而发

---

① 益：顾从德本《素问·至真要大论》作"温"，古林书堂本、读书堂本等同此作"益"，疑顾本非是。

② 渍：原作"积"（繁体作"積"），形声俱近而误，据《素问·阴阳应象大论》改。

之，剽悍者按而收之。实者散而泻之，血实宜决之，气虚宜掣引之。病在下，取之上；病在上，取之下；病在中，旁取之。大毒治病，十去其六；常毒治病，十去其七；小毒治病，十去其八；无毒治病，十去其九。

积阳为天，积阴为地。阳为气，阴为味。天食人以五气，地食人以五味。五气入鼻，藏于心肺；五味入口，藏于肠胃。阴味出下窍，阳气出上窍。清阳发腠理，浊阴走五脏。清阳实四肢，浊阴归六腑。味厚者为阴，薄者为阴中之阳；气厚者为阳，薄者为阳中之阴。味厚则泄，薄则通；气薄则发泄，厚则发热。辛甘发散为阳，酸苦涌泄为阴。咸味涌泄为阴，淡味渗泄为阳。六者或收或散，或缓或急，或润或燥，或软或坚，所以利而行之，调其气使平也。

少阳之上，火气治之，中见厥阴；阳明之上，燥气治之，中见太阴；太阳之上，寒气治之，中见少阴；厥阴之上，风气治之，中见少阳；少阴之上，热气治之，中见太阳；太阴之上，湿气治之，中见阳明。所谓本也。本之下，中之见也。中见之下，气之标也。标本不同，气象应异。少阳、太阴从本，少阴、太阳从本从标，阳明、厥阴，不从标本，从乎中也。故从本者，化生于本；从标本者，有标本之化；从中者，以中气为化也。病发而有余，本而标之，先治其本，后治其标；病发而不足，标而本之，先治其标，后治其本。

此篇乃节取《内经》之文，辑录而成者。伊尹之《汤液经》，仲景之《伤寒》《金匮》，以及唐孙思邈之《千金方》等，无不宗此意而立方，所以方皆有法，效如桴鼓。冠之篇首，所以示学者以绳墨也。

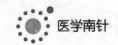

古方歌诀释义

汤方只是药名分量，有义无文，最难记忆。而古方立法精严，为百代之绳墨，学医者又万不能不熟记者也。汪讱庵、陈修园编为歌诀，最便学者，兹特采录于下。间有士谔自撰者，意取明达，不事雕饰，并从北周徐之才之十剂法，分类编次。学者触类旁通，可即于读方之顷，悟其用法焉。

补可扶弱（共五十二方）

君子四汤①《局方》 六君子汤 香砂六君子汤 五味异功散钱氏

四君子汤中和义，^{参术茯苓甘草比}人参、白术、茯苓各二钱，炙甘草一钱。气味中和，故名曰君子。出于《局方》，加入夏陈^{半夏、陈皮}名六君，祛痰补气阳虚饵^{前方加陈皮一钱顺气，半夏二钱除痰，名六君子汤}。除却半夏名异功钱氏五味异功散，或加木香砂仁胃寒使^{六君子汤加木香、砂仁各八分，以行气消胀，名为香砂六君子汤}。

柯韵伯曰：四君子，气分之总方也。人参致冲和之气，白术培中宫，茯苓清治节，甘草调五脏。诸气既治，病从何来？然拨乱反正，又不能无为而治，必举夫行气之品以辅之，则补品不至泥而不行。故加陈皮以利肺金之逆气，半夏以疏脾土之湿气，而痰饮可除也；加木香以行三焦之滞气，砂仁以通脾肾之元气，而膜②郁可开也。四君得四辅而补力倍宣，四辅有四君而元气大振，相须而相得益彰者乎？

温经汤

治妇人年五十所，病下利，数十日不止，暮即发热，少腹里

---

① 君子四汤：即四君子汤。

② 膜：原作"愤"（繁体作"憤"），形声俱近而误，据《时方歌括》改。

急腹满，手掌烦热，唇口干燥，此属带下。何以故？曾经半产，瘀血在少腹不去。何以知之？其证唇口干燥，当以此汤主之。亦主妇人少腹寒，久不受胎，兼治崩中去血，或月水来多，及至期不来。吴茱萸三两，当归、芎䓖、芍药、人参、桂枝、阿胶、丹皮、甘草各二两，生姜三两，半夏半升，麦冬一升。水一斗，煮取三升，分温三服。

温经芎芍草归人，胶桂丹皮二两均，半夏半升麦倍用，姜萸三两对君陈。

陈灵石曰：方中当归、芎䓖、芍药、阿胶，肝药也。丹皮、桂枝，心药也。吴茱萸，肝药亦胃药也。半夏，胃药亦冲药也。麦门冬、甘草，胃药也。人参补五脏，生姜利诸气也。病在经血，以血生于心，藏于肝也。冲为血海也。胃属阳明，厥阴冲脉丽之也。然细绎方意，以阳明为主。用吴茱萸驱阳明中土之寒，即以麦门冬滋阳明中土之燥，一寒一热，不使偶偏，所以谓之温也。用半夏、生姜者，以姜能去秽而胃气安，夏能降逆而胃气顺也。其余皆相辅而成温之之用，绝无逐瘀之品，故过期不来者能通之，月来过多者能止之，少腹寒而不受胎者并能治之。统治带下三十六病，其神妙不可言也。

士谔按：唐容川言，温经汤辛温降利，与川芎同功，可为巧解。

补中益气汤　调中益气汤　俱东垣方

补中益气东垣方。黄芪蜜炙钱半。白术土炒五分。陈皮五分，升麻柴胡各三分。人参甘草炙。各一钱当归身五分。虚劳内伤功独擅，亦治阳虚外感因。加木香苍术易除当归白术，调中益气畅脾神名调中益气汤。

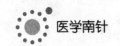

柯韵伯曰：仲景有建中、理中二法。风木内干于中气，用建中汤；寒水内凌于中气，用理中汤。至若劳倦，形气衰少，阴虚而生内热，表证颇同外感，惟东垣知其为劳倦伤脾，谷气不盛，阳气下陷于阴而发热。故制补中之剂，得发表之品，而中自安。益气之剂，赖清气之品，而气益倍。此用药相须之妙也。是方也，用以补脾，使地道卑而上行，亦可以补心肺。损其肺者，益其气，损其心者，调其营卫也。亦可以补肝，木郁则达之也。惟不宜于肾，阴虚于下者，不宜升，阳虚于下者，更不宜升也。

升阳益胃汤 东垣方

升阳益胃参术芪，黄连半夏草陈皮。苓泻防风羌独活，柴胡白芍枣姜随。西黄芪二两，人参、半夏、炙甘草各一钱，羌活、独活、防风、白芍（炒）各五钱，陈皮四钱，白术、茯苓、泽泻、柴胡各三钱，黄连二钱。每服三钱，加姜枣煎。

汪讱庵曰：六君子助阳补脾除痰，重用黄芪补气固胃，柴胡、羌、独除湿升阳，泽泻、茯苓泻热降浊，加芍药和血敛阴，少佐黄连以退阴火。此方补中有散，发中有收，脾胃诸方，多从此昉也。

四物汤《局方》 八珍汤 十全大补汤 人参养荣汤

四物归地芍川芎，血证诸方括此中当归（酒洗）、熟地各三钱，白芍二钱，川芎一钱半。若与四君诸品合参、术、苓、草，双疗气血八珍崇。桂芪加入八珍煎，大补功宏号十全八珍加黄芪、肉桂，名十全大补汤。再益志陈五味子，去芎辛窜养荣专。十全大补汤去川芎，加陈皮、五味子、远志，名人参养荣汤。方用白芍一钱五分，人参、白术、陈皮、炙芪、茯苓、当归、桂心、炙草各一钱，熟地七分半，远志五分，五味子十四粒，姜枣水煎。

陈修园曰：十全大补汤为气血双补之剂。柯韵伯病其补气而不用行气之品，则气虚之甚者，无气以受其补。补血而仍用行血之药于其间，则血虚之甚者，更无血以流行，正非过贬语。而人参养荣汤之妙，从仲景小建中汤、黄芪建中汤套出，何以知之？以其用生芍药为君知之也。芍药苦平破滞，本泻药，非补药也。若与甘草同用，则为滋阴之品。若与生姜、大枣、肉桂同用，则为和营卫之品。若与附子、干姜同用，则能急收阳气归根于阴，又为补肾之品。虽非补药，昔贤往往取为补药之主，其旨微矣。此方以芍药为君，建中汤诸品俱在，恶饴糖之过甜动呕，故以熟地、当归、白术、人参诸种甘润之品代饴糖以补至阴。然饴糖制造，主以麦蘖。麦为心谷，心者化血而奉生者也，故又代以远志之入心。麦造为蘖，能疏达而畅气也，故又代以陈皮之行气。建中汤中，原有胸满去枣加茯苓之例，故用茯苓。细思其用意，无非从建中套出。故气血两虚变见诸证者，皆可服也。其以养荣名汤，奈何？心主荣而苦缓，必得五味之酸以收之，使荣行脉中而流于四脏，非若十全、八珍之泛泛无归也。

小建中汤仲景　黄芪建中汤　黄芪五物汤　十四味建中汤八味大建中汤

小建中汤芍药多，桂姜甘草大枣和。更加饴糖补中脏，虚劳腹冷服之瘥芍药六两，桂枝、生姜各三两，甘草一两，枣十二枚，饴糖一升。增入黄芪名亦尔再加黄芪两半，名黄芪建中汤。若除饴糖，即名黄芪五物汤，表虚身痛效无过。又有建中十四味，阴斑劳损起沉疴。十全大补加附子，麦夏苁蓉仔细哦即十全大补汤加附子、麦冬、半夏、肉

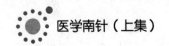

苁蓉，名十四味建中。除茯苓、白术、麦冬、川芎、熟地、肉苁蓉，名八味
大建中汤，治同。

当归生姜羊肉汤《金匮》《千金》羊肉汤

当归生姜羊肉汤，产中腹痛蓐劳匡_{当归三两，生姜五两，羊肉一}
斤。亦有加人参芪者，千金四物甘桂姜芎_{、归、芍、地、甘草、干姜、}
_{肉桂，加羊肉煎。}

《金匮》胶艾汤　妇宝丹　《妇人良方》胶艾汤

胶艾汤中四物先，阿胶艾叶甘草全_{阿胶、川芎、甘草各二两，}
_{艾叶、当归各三两，芍药、地黄各四两，酒水煎，纳阿胶，烊化服下。}妇
人良方单胶艾_{亦名胶艾汤}，胎动血漏腹痛痊。胶艾四物加香附_香
_{附用童便、盐水、酒、醋各浸三日，炒，方名妇宝调经专。}

当归补血汤

血虚身热有良方，古有当归补血汤。五倍黄芪归一分_{黄芪一}
_{两，当归二钱五分}①，水煎服，真阴濡布主之阳。

保元汤

补养诸汤首保元，参芪桂草四般存_{黄芪三钱，人参两钱，甘草一}
_{钱，肉桂春夏三分、秋冬六七分，水煎服。}大人虚损儿科痘，三气持纲
语不烦。

柯韵伯曰：保元者，保守其元气之谓也。气一而已，主肾为
先天真元之气，主胃为后天水谷之气者，此指发生而言也。又，
水谷之精气，行于精髓，为营气；水谷之悍气，行于脉外，为卫
气；大气之积于胸中而司呼吸者，为宗气。是分后天运用之元气

---

① 当归二钱五分：据《内外伤辨惑论》，本方黄芪一两，当归二钱，正合"五
倍黄芪归一分"之数，疑此处用量为陆氏习惯用量。

而为之也。又，外应皮毛，协营卫，而主一身之表者，为太阳膀胱之气；内通五脏，司治节，而主一身之里者，为太阴肺金之气；通行内外腠理，而主一身之半表半里者，为少阳三焦之气。是以先天运行之元气而为三也。此方用黄芪和表，人参固里，甘草和中，三气治而元气足矣。昔李东垣以此三味能泻火补金培土，为除烦热之圣药，镇小儿惊，效如桴鼓。魏桂岩得之，以治痘家阳虚顶陷，血虚浆清，皮薄发痒，难灌难敛者，始终用之。以为血脱须补气，阳生则阴长，有起死回生之功，故名之为保元也。又少佐肉桂，分四时之气而增损之，谓桂能治血，以推动其毒，扶阳益气，以充达周身。血在内，引之出表，则气从内托；血外散，引之归根，则气从外护。参芪非桂引导，不能独树其功；桂不得甘草和平气血，亦不能绪其条理。要非浅见寡闻者，能窥其万一也。四君子中，不用白术，避其燥；不用茯苓，恐其渗也。用桂而不用四物者，恶芎之辛散、归之湿润、芍药之苦寒、地黄之泥滞故耳。如宜燥，则加苓、术；宜润，则加归；除烦，加芍；散表，加芎。斯又当理会矣。

独参汤

功建三才得令名，脉微血脱可回生。人参煎取稠黏汁，专任方知气力宏。

天王补心丹

天王遗下补心丹，为悯山僧讲课难邓天王锡[1] 此方于志公和尚。归地二冬酸柏远，三参苓桔味为丸酸枣仁、当归各一两，生地四两，柏子仁、麦冬、天冬各一两，远志五钱，五味子一两，白茯苓、人参、丹

---

[1] 锡：通"赐"。

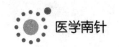

参、元参、桔梗各五钱。炼蜜丸,金箔为衣,灯心、枣汤下。

六味地黄丸 ①《金匮》 桂附地黄丸《千金》

六味滋阴益肾肝,茱薯丹泽地苓丸山茱肉、薯蓣各四两,丹皮、泽泻、白茯苓各三两,熟地八两,炼蜜丸。再加桂附扶真火前方加肉桂一两,附子一枚(炮),名桂附地黄丸,原名肾气丸,八味功同九转丹。

还少丹

杨氏传来还少丹,茱蓣苓地杜牛餐。苁蓉楮实茴巴枸,远志菖蒲味枣丸。山茱肉、山药、茯苓、熟地、杜仲、牛膝、肉苁蓉、楮实子、小茴香、巴戟天(去骨)、枸杞、远志(去骨)、石菖蒲、五味子各二两,红枣百枚(姜煮,去皮核),炼蜜丸。

龟鹿二仙胶

人有三奇精气神,求之任督守吾真。二仙胶取龟和鹿,枸杞人参共四珍。鹿角(血者)十斤,龟板十斤,枸杞二十两,人参十五两,用铅坛如法熬膏。

归脾汤《济生》 薛氏加味归脾汤

归脾汤用术参芪,归草茯神远志随。酸枣木香龙眼肉,煎加姜枣益心脾。白术、炙黄芪、茯神各二钱,人参、酸枣仁各二钱,远志、木香各五分,炙甘草一钱,龙眼肉五枚,当归二钱。益以丹皮山栀子,脾虚发热用之奇。薛氏加山栀、丹皮各一钱,名加味归脾汤,治脾虚发热,颇效。

---

① 六味地黄丸:出于宋代钱乙《小儿药证直诀》,为《金匮》之"肾气丸"化裁而成。

丹溪大补阴丸　虎潜丸　加味虎潜丸

大补阴丸绝妙方，向盲问道诋他凉①。地黄知柏滋兼降，龟板沉潜制亢阳黄柏、知母各四两，酒炒熟地、炙龟板各六两，猪脊髓蒸熟，和炼蜜为丸。再加归芍干姜橘，牛膝虎胫与锁阳。丸以酒煮羭羊肉，虎潜治痿是神方黄柏、知母、熟地各三两，龟板四两，白芍、当归、牛膝各二两，虎胫骨、锁阳、陈皮各一两五钱，干姜五钱，酒煮羭羊肉为丸，名虎潜丸②。再益参芪菟杜，蒨杞故纸去姜羊。脊筋为丸名加味，照虎潜丸方，再加人参、黄芪、杜仲、菟丝子、茯苓、破故纸、山药、枸杞，去羊肉、干姜，以猪脊髓蒸熟，炼蜜丸，名加味虎潜丸。滋肾补气壮元阳。

黄芪鳖甲散

黄芪鳖甲地骨皮，芜菀参苓柴半知。地黄芍药天冬桂，甘桔桑皮劳热宜。黄芪、鳖甲、天冬各五钱，地骨皮、秦艽、茯苓、柴胡各三钱，紫菀、半夏、知母、生地、白芍、桑皮、炙草各二钱半，人参、肉桂、桔梗各钱半。每服一两，加姜煎。

百合固金汤

百合固金二地黄，玄参贝母桔甘藏。麦冬芍药当归配，喘咳痰血肺家伤。生地二钱，熟地三钱，麦冬钱半，贝母、百合、当归、白芍、甘草各一钱，玄参、桔梗各八分。

东垣益气聪明汤

益气聪明汤蔓荆，升葛参芪黄柏并。再加芍药炙甘草，耳聋目障服之清。参、芪各五钱，蔓荆子、葛根各三钱，黄柏、白芍各二钱，升麻钱半，炙草一钱。每服四钱。

---

① 向盲问道诋他凉：不知者谓其过于寒凉而不敢用。

② 名虎潜丸：原脱，据石印本补。

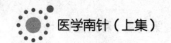

海藏紫菀汤

紫菀汤中知贝母，参苓五味阿胶偶。再加甘桔治肺伤紫菀、知母、贝母、阿胶各二钱，人参、茯苓、甘草、桔梗各五分，五味十二粒，咳血吐痰劳热久。

《金匮》薯蓣丸

三十薯蓣二十草甘草，三姜干姜，二豉白豉百枚枣。桔茯柴胡五分匀，人参阿胶七分讨。更有六分不参差，芎芍杏防麦麦冬术白术好。豆卷地归曲桂枝，均宜十分和药捣。蜜丸弹大酒服之，尽一百丸功可造。风气百疾并诸虚，调济阴阳为至宝。三十，三十分。二十，二十分也。余可类推。

魏念庭曰：人之元气在肺，人之元阳在肾，既剥削则难于遽复矣，全赖后天之谷气资益其生。是营卫非脾胃不能宣通，而气血非饮食无由平复也。仲景故为虚劳诸不足而兼风气百疾，立此薯蓣丸之法。方中以薯蓣为主，专理脾胃，上损下损，至此可以撑持。以人参、白术、茯苓、干姜、豆卷、大枣、神曲、甘草助之，除湿益气，而中土之令得行矣。以当归、芎䓖、芍药、地黄、麦冬、阿胶养血滋阴，以柴胡、桂枝、防风去邪散热，以杏仁、桔梗、白敛下气开郁。惟恐虚而有热之人，滋补之药上拒不受，故为散其邪热，开其逆郁，而气血平顺，补益得纳，为至当不易之道也。

《金匮》酸枣仁汤

酸仁二升先煮汤，茯知茯苓、知母。二两佐之良，芎甘各一一两相调剂，服后安然足睡乡盖治虚劳虚烦不得眠也。

《金匮》当归散

万物原来自土生，土中涵湿遂生生。一斤芎芍归滋血，八两

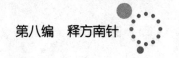

术一斤苓大化成。

《金匮》白术散

胎由土载术之功，养血相资妙有莠。阴气上凌椒摄下，蛎潜龙性得真诠。苦痛芍药加最美，心中毒痛倚芎是 倍加芎莠也。吐痛不食心又烦，加夏半夏甘枣一两细 细辛使。酸浆水须服后吞，若还不呕药可止。不解小麦煮汁尝，已后渴者大麦喜。既愈常服勿轻抛，壶中阴阳大燮理。

仲景附子汤

生附二枚附子汤，白术四两主斯方，芍苓芍药、茯苓三两人参二两，背冷脉沉身痛详。

仲景理中丸

吐利腹痛用理中，丸汤分两各三同 言均系三两也。术姜参草甘草刚柔济，服后还余啜粥功。

圣愈汤

四物加入参黄芪，汤名圣愈治血虚。醇厚和平合圣度，静中有动气能舒。

十味地黄丸

桂附地黄倍桂附，芍药元参四两加各加四两。方名十味出《千金》，上热下寒治无差。

正元丹

人参制以附子汁人参三两，用川附子一两五钱，煮粥收入，去附子，黄芪制以川芎汁黄芪一两五钱，用川芎一两，酒煮收入，去川芎，山药制以干姜汁山药一两，用干姜三钱，煎汁收入，去干姜，白术制以陈皮汁白术二两，用陈皮五钱，煮汁收入，去陈皮，茯苓制以肉桂汁茯苓二两，用肉桂六钱，酒煮汁收入，去肉桂，甘草制以乌药汁甘草一两

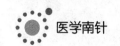

五钱，用乌药一两煮汁收入，去乌药。六味除苓缓火焙，焙干同捣丸以蜜。丹名正元辅少火，温而不燥斯为美。

《金匮》大建中汤

痛呕食难属大寒，腹冲头足触之难。干姜四两椒二合，参二两。饴一升食粥安。

葛可久戊字保真汤

参芪归地术三钱，赤白茯苓朴草兼。赤芍陈皮钱半等自赤苓至陈皮，均各钱半也，味柴白术三冬编。骨皮熟地和知柏，各一钱加姜枣煎。以下乃因证加减法。骨蒸又见悸和惊，枣远酸枣仁、远志茯神柏子仁。淋浊草薢乌药猪苓泽泻入，遗精龙牡莲须莲心。小便涩要加石韦，萹蓄木通共赤苓。燥加青蒿石膏滑石鳖甲，麻根盗汗蛎浮麦芪。此《十药神书》治虚弱骨蒸体虚方也。

壬字白凤膏

参苓平胃散姜制炒厚朴，陈皮去白，各五两。米泔浸苍术炒八两，炙甘草三两，人参、茯苓各二两一升，京枣二升酒一瓶。黑嘴白毛肥鸭一，照方如法制来斟。

此治一切久怯极虚愈咳嗽吐痰咯血发热方也。制法：将黑嘴白鸭缚定脚。量患人饮酒多少，随量以酒汤温。将鸭项割开，滴血入酒搅匀，饮之。直入肺经，润补其肺。却将鸭干净去毛，于胁边开一孔，取去肠杂，拭干。次将枣子去核，每个中实纳参苓平胃丸末，填满鸭肚中，用麻扎定。以沙瓶一个，置鸭在内，四围用火慢煨。将陈酒作三次添入，煮干为度。然后将枣子阴干，随意用参汤化下。后服补髓丹，则补髓生精，和血顺气。

癸字补髓丹

猪羊脊膂乌鸡团鱼猪脊膂、羊脊膂各一条，团鱼一枚，乌鸡一只，煮擂宜当去骨需四味制净，去骨存肉，用酒一大碗，于沙瓶内煮熟、擂细再用后药。霜柿十枚京枣百，建莲八两五条薯大山药五条，莲肉半斤，京枣一百枚，霜柿十枚，四味修制净，用井花水一大瓶子，沙瓷内煮熟，细擂与前熟肉一处，用慢火熬之。熟和前味熬文火，黄蜡明胶渐入诸。知柏四君平胃厚朴、陈皮、苍术、炙草末，各加一两制丸茹明胶四两，黄蜡三两，逐渐下与前八味和一处，研成膏子。和平胃散末、四君子汤末，并知母、黄柏末各一两，共搜和成剂，十分坚硬，入白蜜同熬。取起放青石上，用水捶打如泥，丸如梧桐子大。每服一百丸，枣汤下。

士谔按：鸡与黄蜡相反，此方宜慎用，或去蜡方妥。

重可镇怯（共十五方）

磁砂丸

磁砂丸最媾阴阳磁石二两，朱砂一两，神曲能俾谷气昌神曲三两，以水一两和作饼，煮浮，入前药，炼蜜为丸。内障黑花聋并治，若医癫痫有奇长。

柯韵伯曰：此丸治癫痫之圣剂，盖狂疑是心肾脾三脏之病。心藏神，脾藏意与智，肾藏精与志。心者神明之主也，《经》云：主不明则十二官危，使道闭塞而不通，形乃大伤，即此谓也。然主何以不明也？心法离而属火，真水藏其中。若天一之真水不足（指心阴言），地二之虚火妄行，所谓天气者蔽塞，地气者冒昧，日月不明，邪害空窍，故目多妄见而作此奇疾也。非金石之重剂以镇之，狂必不止。朱砂禀南方之赤色，入通于心，能降无根之火而安神；磁石禀北方之黑色，入通于肾，吸肺金之气以生精，堕炎上之火以定志。二石体重而主降，性寒而滋阴，志同道合，奏功可立俟矣。神曲推陈致新，上交心神，下达肾志，以生

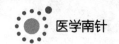

意志，且食入于阴，长气于阳，夺其食则已，此《内经》治狂法也。食消则意智明而精神治，是用神曲之旨乎？炼蜜和丸，又甘以缓之矣。

旋覆代赭汤

五两生姜夏半升，草旋三两噫堪凭。人参二两赭石一两，枣十二枚力始胜。

罗东逸曰：此仲景治正虚气不归元，而承领上下之圣方也。盖发汗吐下后，邪虽去而胃气之亏损益多。胃气既亏，三焦亦因之而失职。阳无所归，阴无所纳而不降，是以浊邪留滞，伏饮为逆，故心下痞硬，噫气不除。方中以人参、甘草养正补虚，姜、枣和脾养胃，所以定安中州者至矣。更以土石得土气之甘而沉者，使之敛浮镇逆，领人参以归气于下。旋覆之辛而润者，用之开肺涤饮，佐半夏以蠲痰饮于上。苟非二物承领上下，则何能除噫气而消心下之痞硬乎？观仲景治下焦水气上凌，振振欲擗地者，用真武汤镇之。利在下焦大肠滑脱者，用赤石脂禹余粮汤固之。此胃虚于中，气不及下，复用此法领之，而胸中转否为泰。其为归元固下之法，各极其妙如此。

苏子降气汤

降气汤中苏半归，橘前沉朴草姜依苏子、橘皮、半夏、当归、前胡、厚朴各一钱，沉香、炙甘草各五分，加姜煎。一方无沉香，加肉桂。风寒咳嗽痰涎喘，暴病无妨任指挥。

陈修园曰：苏子、前胡、橘皮、半夏降气，气行则痰行也。风寒郁于皮毛，则肺气逆而为喘，此数药香能解表。气以血为家，喘则流荡而忘返，故用当归以补血。喘则气急，故用甘草以缓其急。然出气者肺也，纳气者肾也，故用沉香之纳气入肾，或肉桂之引火归元为引导也。故诸药行而痰嗽气喘自平。盖师仲景"喘家作桂枝^①汤加厚朴、杏子"意也。

朱砂安神丸

安神丸剂亦寻常，归草朱连生地黄朱砂另研、黄连各半两，生地黄三钱，当归、甘草各二钱，为末，酒泡蒸饼，丸如麻子。朱砂为衣，每服三十九，临卧时津液下。昏乱怔忡时不寐，操存须令守其乡。

陈修园曰：东垣之方，多杂乱无纪。惟此方用朱砂之重以镇怯，黄连之苦以清热，当归之辛以嘘血，更取甘草之甘，以制黄连之太过，地黄之润，以助当归所不及，方意颇纯，亦堪节取。

四磨汤

四磨汤治七情侵，参领槟乌及黑沉人参、台乌、槟榔、沉香，四味等分，各磨浓汁，煎三五沸，空心服。磨汁微煎调逆气，虚中实证此方寻。

王又原曰：七情所感，皆能为病。然愈于壮者之行，而成于弱者之著。愚者不察，一遇上气喘急，满闷不食，谓是实者宜泻，辄投破耗等药，得药非不暂快，初投之而应，投之久而不应矣。夫呼出为阳，吸入为阴，肺阳气旺，则清肃下行，归于肾阴，是气有所收摄，不复散而上逆。若正气既衰，邪气必盛，纵欲削坚破滞，邪气必不伏降。方用人参泻壮火以扶正气，沉香纳之于肾，而后以槟榔、乌药从而导之，所谓实必顾虚，泻必先辅也。四味气味俱厚，磨则取其味之全，煎则取其气之达，气味齐到，效如桴鼓矣。

---

① 枝：原作"子"，据文以改。

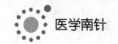

黑锡丹

镇纳浮阳黑锡丹，硫黄入锡结成团黑锡、硫黄各三两，同炒结砂，研至无声为度。胡芦故纸茴沉木，桂附金玲肉蔻丸胡芦巴、沉香、熟附子、肉桂各半两，茴香、破故纸、肉豆蔻、金铃子去核、木香各一两，研末，酒煮麦糊为丸，梧子大，阴干以布袋擦令光泽。每服四十九，姜汤下。

陈修园曰：此方一派辛温之中，杂以金铃子之苦寒为导，妙不可言。故脾元久冷，上实下虚，胸中痰饮，或上攻头目，及奔豚上气，两胁膨胀，并阴阳气不升降，五种水气、脚气上攻，或卒暴中风，痰潮上膈等证，无不投之立效也。

全真一气汤

生脉散加熟地黄五七钱，白术三钱牛膝附子各二钱襄。此乃冯氏《锦囊》得意作，滋阴降火号神方。

二加龙骨牡蛎汤

生姜白芍与红枣，龙骨等分各三钱。炙草白薇均钱半，牡蛎四钱附一钱。方探造化阴阳妙，脱去劳症顿成仙。

葛可久庚字沉香消化丸

南星皂半茯苓陈，礞石明矾二两均。枳实壳皆需两半，薄苓一两五钱沉青礞石、明矾、猪牙皂角、生南星、生半夏、白茯苓、陈皮、枳壳、枳实各一两五钱，黄芩、薄荷各一两，沉香五钱。

上为细末和匀，姜汁浸神曲为丸梧桐子大。每服百丸，夜临卧，饴糖拌吞，嚼太平丸。二药相攻，痰嗽除根。

陈修园曰：此方即滚痰丸去大黄加明矾、皂角、南星、半夏、茯苓、陈皮、枳壳、枳实、薄荷是也。方面略同，而功用则有南辕北辙之判。彼以大黄领各种化痰之药，从大肠一滚而下，而不知不得痰之所在，徒下其粪则反伤胃气也。盖痰者水也，水者气也，水性下行，得火则上沸而为痰。方中所以取用黄芩以清火，水非气不行，气滞则水亦滞，遂停瘀不行而为痰。方中所以取用沉香、陈皮、枳壳、枳实等药，重重叠叠，以顺气、化气、行气。且水泛滥则患大，由于地中行则天下安。方中取半夏、南星之辛温，茯苓之淡渗，以燥治湿，即以土制水之义。语云：见痰休治痰是也。方中惟礞石化痰为水，质重而力大。薄荷利气化痰，体轻而行速。二味为治标之药，亦轻重各得其宜。最妙若明矾、皂角二味，凡水浑浊，入明矾搅之，则浊者立刻转清矣。衣服污秽，以皂角洗之，则污者随涤而净矣。古人制方之周到如此。

《济生》橘核丸

橘核丸中川楝桂，朴实延胡藻带昆。桃仁二术酒糊合橘核、川楝子、海藻、海带、昆布、桃仁各二两，桂心、厚朴、枳实、延胡索、木通、木香各五钱。酒糊为丸，盐汤或酒下。癞疝痛顽盐酒吞。

丁香柿蒂汤 《济生》丁香柿蒂汤 丁香柿蒂竹茹汤

丁香柿蒂人参姜，呃逆因寒中气戕丁香、柿蒂各二钱，人参一钱，生姜五片。《济生》香蒂仅二味，或加竹橘用皆良加竹茹、橘红，名丁香柿蒂竹茹汤。

《三因》四七汤 《局方》四七汤

四七汤理七情气，半夏厚朴均姜汁炒。半夏五钱、厚朴三钱茯苓四钱苏紫苏二钱。姜枣煎之舒郁结，痰涎呕痛尽能纾。又有《局方》名四七，参桂夏草人参、官桂、半夏各一钱，甘草五分，加姜煎妙更殊。

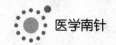

轻可去实（共三十方）

桂枝汤

项强头痛汗憎风，桂芍生姜三两同。枣十二枚草二两，解肌还借粥之功。

柯韵伯曰：此为仲景群方之魁，乃滋阴和阳、调和营卫、解肌发汗之总方也，惟以脉弱自汗为主耳。是方用桂枝发汗，即用芍药止汗。生姜之辛，佐桂以解肌；大枣之甘，佐芍以和里。桂芍之相须，姜枣之相得，阴阳表里，并行而不悖，是刚柔相济以为和也。甘草甘平，有安内攘外之功，用以调和气血者，即以调和表里，且以调和诸药矣。而精义尤在啜稀热粥以助药力，盖谷气内充，外邪勿复入，热粥以继药之后，则余邪勿复留，复方之妙用又如此。

麻黄汤

七十杏仁三两麻，一甘二桂麻黄三两，桂枝二两，杏仁七十枚，甘草一两效堪夸，喘而无汗头身痛，温覆①休教粥到牙。

柯韵伯曰：此为开表逐邪发汗之峻剂也。麻黄中空外直，宛如毛窍骨节，故能去骨节之风寒，从毛窍而出，为卫分发散风寒之品。桂枝之条纵横，宛如经脉系络，能入心化液，通经络而出汗，为营分散解风寒之品。杏仁为心果，温能助心散寒，苦能清肺下气，为上焦逐邪定喘之品。甘草甘平，外据风寒，内和气血，为中宫安内攘外之品。此汤入胃，行气于玄府，输精于皮毛，斯毛脉合精而溱溱汗出，在表之邪，其尽去而不留，痛止喘平，寒热顿解，不烦啜粥而借汗于谷也。其不用姜、枣者，以生

---

① 覆：原作"服"，据《长沙方歌括》改。

姜之性，横散解肌，碍麻黄之上升；大枣之性，滞泥于膈，碍杏仁之速降。此欲急于直达，稍缓则不迅，横散则不峻矣。盖此乃纯阳之剂，过于发散，如单刀直入之将，投之恰当，一战成功，不当则不战而召祸，故用之发表，可一而不可再也。

葛根汤

四两葛根三两麻，枣十二枚效堪嘉。桂甘芍二姜三两，无汗憎风下利夸。

柯韵伯曰：治头项强痛，背亦强，牵引几几然，脉浮无汗，恶寒。兼治风寒在表而自利者。此开表逐邪之轻剂也，比麻黄青龙之剂较轻，然几几更甚于项强，而无汗不失为表实。葛根味甘气凉，能起阴气而生津液，滋筋脉而舒其牵引，故以为君。麻黄、生姜能开玄府腠理之闭塞，祛风而出汗，故以为臣。寒热俱轻，故少佐桂芍，同甘枣以和里。此于麻、桂二方之间，衡其轻重，而为调和表里之剂也。要知葛根秉性轻清，赋体厚重，轻可去实，重可镇动，厚可固里，一物而三美备，然惟表实里虚者宜之，胃家实者，非所宜也。

大青龙汤

二两桂甘桂枝、甘草三两姜，生姜，膏石膏如鸡子六两麻黄。枣大枣十二枚杏杏仁五十枚，无汗烦躁仲景方。

柯韵伯曰：太阳中风，脉浮紧，头痛发热，恶寒，身疼，不汗出而烦躁，此麻黄证之剧者，故加味以治之也。诸证全是麻黄，有喘与烦躁之别。喘者是寒郁其气，升降不得自如，故多用杏仁之苦以降气。烦躁是热伤其气，无津不能作汗，故特加石膏之甘以生津。然其性沉而大寒，恐内热顿除，而表寒不解，变为寒中，而夹热下利，是引贼破家矣。故必倍麻黄以发表，倍甘草

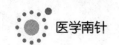

以和中，更用姜枣以调营卫。一汗而表里双解，风热两除。此大青龙清内攘外之功，所以佐麻、桂二方之不及也。

小青龙汤

桂麻姜芍草辛三两，夏味半升记要谙。表不解兮心下水，咳而发热句中探。麻黄、芍药、细辛、干姜、甘草、桂枝、半夏、五味子。若渴去夏取蒌根，三两加来功亦壮。微利去麻加芫花，熬赤取如鸡子样。若噎去麻炮附加，只用一枚功莫上。麻去再加四两苓，能除[①]尿短小腹胀。若喘除麻加杏仁，须去皮尖半升量。

柯韵伯曰：伤寒表不解，心下有水气，干呕，或渴，或利，或噎，或小便不利，小腹满，或喘者，用此发汗而利水。夫阳之汗以天地之雨名之，水气入心则为汗，一汗而外邪顿解矣。此因心气不足，汗出不彻，故寒热不解。而心下有水气，其咳是水气射肺之征。干呕知水气未入胃也。心下乃包络相火所居之地，水火相射，其病不可拟摹，如水气下而不上，则或渴或利。上而不下，则或噎或喘。留于肠胃，则小便不利，而少腹应满耳。惟发热干呕而渴，是本方之常证。此于桂枝汤去大枣之泥，加麻黄以开玄府，细辛逐水气，半夏除呕，五味、干姜以除咳也。以干姜易生姜者，生姜之味气不如干姜之猛烈，其大温足以逐心下之水，苦辛可以解五味之酸。且发表既有麻黄、细辛之直锐，更有[②]借生姜之横散矣。若渴者，是心液不足，故去半夏之燥热，加瓜蒌根之生津；若微利与噎，小便不利与喘者，病机偏于向里，故去麻黄之发表，加附子以除噎，芫花、茯苓以利水，杏仁以定

---

① 除：原作"如"，据《长沙方歌括》改。

② 有：原作"不"，据石印本改。

喘耳。两青龙俱两解表里法，大青龙治里热，小青龙治里寒，故发表之药同，而治里之药殊也。

桂枝加葛根汤 治太阳病，项背强几几，反汗出恶风者。

葛根四两走经输，项背几几入汗濡。只取桂枝汤一料，加来此味妙相须。

桂枝麻黄各半汤 治太阳病得之八九日，脉微而恶寒。此阴阳俱虚，不可更发汗、更吐、更下。面色反有热色者，未欲解也，以其不得小汗出，身必痒，与此汤。

桂枝一两十六铢，甘芍姜麻一两符。杏廿四枚枣四粒，面呈热色痒均驱①。

小柴胡汤 治少阳经发热，口苦耳聋，其脉弦者。又治太阳、阳明二经，发热不退，寒热往来。

柴胡八两少阳凭，枣十二枚夏半升。三两姜参苓与草，去滓重煮有奇能。胸烦不呕除夏参，蒌实一枚②应加煮。若渴除夏加人参，合前四两五钱与。蒌根清热且生津，再加四两功更巨。腹中痛者除黄芩，芍加三两对君语。胁下痞硬大枣除，牡蛎四两应生杵。心下若悸尿不长，除芩加茯苓四两侣。外有微热除人参，加桂三两汗休阻。咳除参枣并生姜，加入干姜二两许。五味半升法宜加，温肺散寒力莫御。

张令韶曰：柴胡二月生苗，感一阳初生之气，香气直连云霄。又禀太阳之气，故能从少阳之枢，以达太阳之气。半夏生当夏半，感一阴之气而生，启阴气之上升者也。黄芩气味苦寒，外

---

① 驱：原作"躯"，据《长沙方歌括》改。

① 枚：原作"枝"，据《长沙方歌括》改。

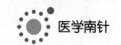

实而内空腐，能解形身之外热。甘草、人参、大枣，助中焦之脾土，由中而达外。生姜所以发散宣通者也，此从内达外之方也。胸中烦者，邪气内侵君主，故去半夏之燥。不呕者，中胃和而不虚，故去人参之补，加栝蒌实之苦寒，导大热以下降也。渴者，阳明燥金气盛，故去半夏之辛，倍人参以生津，加栝蒌根引阴液以上升也。腹中痛者，邪干中土，故去黄芩之苦寒，加芍药以通脾络也。胁下痞硬者，厥阴肝气不舒，故加牡蛎之纯牡，能破肝之牝脏，其味咸能软坚，兼除胁下之痞，去大枣之甘缓，欲其行之捷也。心下悸，小便不利者，肾气上乘，而积水故下，故去黄芩，恐苦寒以伤君火，加茯苓保心气以制水邪也。不渴，外有微热者，其病仍在太阳，故不必生液之人参，宜加解外之桂枝，覆取微汗也。咳者形寒伤肺，肺气上逆，故加干姜之热以温肺，五味之敛以降逆。凡咳皆去人参，长沙之秘旨。既有干姜之温，不用生姜之散。既有五味之敛，不用大枣之缓也。

大柴胡汤　治太阳病未解，便传入阳明，大便不通，热实心烦，或寒热往来，其脉沉实者。

八两柴胡四枚枳五两生姜，芩芍三两二两大黄。半夏半升十二枣，少阳实证下之良。

九味羌活汤一名冲和汤。

冲和汤内用防风，羌芷辛苍草与芎。汗本于阴芩地妙羌活、防风、苍术各钱半，白芷、川芎、黄芩、生地、甘草各二钱，细辛九分，加生姜、葱白煎之，三阳解表一方通。

陈修园曰：羌活散太阳之寒，为拨乱反正之药。能除头痛项强，及一身之疼痛，无汗者，以此为主。防风驱太阳之风，能除头痛项强，恶风自汗者，以此为主。又恐风寒不解，传入他经，以白芷断阳明之路，黄芩断少阳之路，苍术断太阴之路，川芎断厥阴之路，细辛断少阴之路。又以甘草协和诸药，使和衷共济也。佐以生地者，汗化于液，补阴即托邪之法也。

人参败毒散

人参败毒草苓芎，羌独柴前枳桔同人参、茯苓、枳壳、桔梗、前胡、柴胡、羌活、独活、川芎各一钱，甘草五分，加生姜煎，烦热口渴加黄芩。瘟疫伤寒噤口痢，托邪扶正有奇功加陈仓米三钱，治噤口痢。

香苏饮　加味香苏饮

香苏饮纳草陈皮紫苏叶二钱，炒香附、炒陈皮各钱半，炙甘草一钱，加姜葱水煎，汗顾阴阳用颇奇。芜芥芎防蔓子人再加秦艽、荆芥、川芎、蔓荆子各一钱，名加味香苏饮，解肌活套亦须知加味香苏饮出《医学心悟》。

升麻葛根汤

钱氏升麻葛根汤，芍药甘草合成方。升麻三钱，葛根、芍药各二钱，炙草一钱。阳明发热兼头痛，下痢生斑疹痘良治阳明表热下利，兼治痘疹初发。

《千金》小续命汤

小续命汤桂附芎，麻黄参芍杏防风。黄芩防己兼甘草防风一钱一分，桂枝、麻黄、人参、酒芍、杏仁、川芎、黄芩、防己、甘草各八分，附子四分，姜枣煎服，六经中风此方通。

此通治六经中风，㖞邪不遂，言语涩蹇，及刚柔二痉，亦治厥阴风湿。徐洄溪极善用之。

地黄饮子

地黄饮子少阴方，桂附蓉苓并地黄。麦味远蒲萸戟斛，薄荷加入煮须详肉桂、附子、肉苁蓉、茯苓、熟地、麦冬、五味子、远志、菖

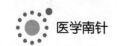

蒲、山萸、巴戟、石斛各五分，薄荷叶七片，水一杯，二分煎，八分温服。

此治舌喑不能言，足废不能行，乃少阴气厥不至的症。浊药轻投，真良法也。方撰自河间。

资寿解语汤

资寿特名解语汤，专需竹沥佐些姜。羌防桂附羚羊角，酸枣麻甘十味详。羌活五分，防风、附子、羚羊角、酸枣仁、天麻各一钱，肉桂八分，炙甘草五分，水二杯，煎八分，入竹沥五钱，生姜汁二钱，调服。喻氏加味治肾气不荣于舌本，杞乌天菊元参菖枸杞、首乌、天冬、菊花、石菖蒲、元参。

藿香正气散

藿香正气芷陈苏，甘桔陈苓术朴俱。夏曲腹皮加姜枣，感伤岚瘴并能驱。藿香、白芷、大腹皮、紫苏、茯苓各三两，陈皮、白术、厚朴、半夏曲、桔梗各二两，甘草一两，每服五钱，加姜枣煎。

三物香薷饮 黄连香薷饮 五物香薷饮 六味香薷饮 十味香薷饮 二香散 藿薷汤 香葛汤

三物香薷豆朴先香薷、扁豆、厚朴，若云热盛加黄连黄连香薷饮。或加苓茯苓草甘草名五物，利湿祛暑木瓜宣加木瓜，名六味香薷饮。再加参者与陈术，兼治内伤十味全。二香合入香苏饮五味香薷饮合香苏饮，名二香散，仍有藿薷汤香葛汤传三物香薷饮合藿香正气散，名藿薷汤；三物香薷饮加葛根，名香葛汤。

五积散

《局方》五积散神奇，归芍参芎用更奇。橘芷夏苓姜桂草，麻苍枳朴与陈皮当归、麻黄、苍术、陈皮各一钱，厚朴、干姜、芍药、枳壳各八分，半夏、白芷各七分，桔梗、炙草、茯苓、肉桂、人参各五分，川芎四分，加姜三片，葱白三茎。

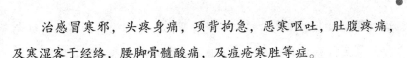

治感冒寒邪，头疼身痛，项背拘急，恶寒呕吐，肚腹疼痛，及寒湿客于经络，腰脚骨髓酸痛，及痘疮寒胜等症。

小柴胡加常山汤　小柴胡去参加青皮汤

常山三钱，生用，不炒加入小柴胡，疟症三发服之瘥凡疟症三发之后，皆可服，天明时一服，疟未发前，一时一服，神效。服后欲吐者，即以手指探，痰吐尽则愈。去参加青青皮小柴胡，疟病初起功效多。

麻黄附子细辛汤

麻黄二两细辛同，附子一枚力最雄。始得少阴反发热，脉沉的证奏奇功。

宣可决壅（共十六方）

栀子豉汤　栀子甘草豉汤　栀子生姜豉汤　栀子厚朴汤　栀子干姜汤　栀子柏皮汤

山栀香豉治何为，烦恼难眠胸室宜。十四枚栀四合豉，先豉后栀煎法奇。此栀子豉汤也。栀豉原方效堪夸，气羸二两炙甘加。此栀子甘草豉汤也。加入五两生姜煮，专取生姜之呕家。此栀子生姜豉汤也。朴须四两枳四枚，十四山栀亦妙哉。下后心烦还腹满，止烦泄满效兼该。此栀子厚朴汤也。十四山栀二两姜，以丸误下救偏方。微烦身热君须记，辛苦相须尽所长。此栀子干姜汤也。里郁业经向外驱，身黄发热四言规。草须一两柏二两，十五枚栀不去皮。此栀子柏皮汤也。

柯韵伯曰：此阳明半表里涌泄之和剂也。栀子苦能泄热，寒能胜热，其形象心，又赤色通心，故主治心中上下一切症。豆形象肾，又黑色入肾，制而为豉，轻浮上行，能使心腹之浊邪上出于口。一吐而心腹得舒，表里之烦热悉除矣。所以然者，二阳之

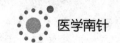

病心脾。以上诸症是心热，不是胃家热，即本论所云有热属脏者
攻之，不令发汗之谓也。若夫热伤气者少气，加甘草以益气。虚
热相搏者多呕，加生姜以散邪。此可为夹虚者立法也。若素有宿
食者，加枳实以降之。地道不通者，加大黄以润之。此可为实热
者立法也。如妄下后而心烦腹满，坐卧不安者，是热已入胃，便
不当吐，故去香豉。心热未解，不宜更下，故只用栀子以除烦，
佐枳、朴以泄满。此两解心腹之妙，是小承气之变局也。或以丸
药下之，心中微烦，外热不去，是知寒气留中，而上焦留热，故
任栀子以除烦，用干姜逐内寒以散表热，此甘草泻心之化方也。
若因于伤寒而肌肉发黄者，是寒邪已解而热不得越，当两解表里
之热。故用栀子以除内烦，柏皮以散外热，佐甘草以和之，是又
茵陈汤之轻剂矣。此皆栀豉汤加减以御阳明表证之变幻者。夫栀
子之性，能屈曲下行，不是上涌之剂。唯豉之腐气，上熏心肺，
能令人吐耳。观瓜蒂散必用豉汁和服，是吐在豉而不在栀矣。

瓜蒂散

病在胸中气分乖，咽喉息碍痞难排。平行瓜豆熬黄瓜蒂，赤小
豆还调豉香豉一合，同煮作稀粥，寸脉微服涌吐佳。

柯韵伯曰：此阳明涌泄之峻剂，治邪结于胸中者也。瓜蒂色
青，象东方甲木之化，得春升生发之机，能提胃中阳气，以除胸
中之寒热，为吐剂中第一品。然其性走而不守，与栀子之守而不
走者异。故必得谷气以和之。赤小豆形色象心，甘酸可以保心
气，黑豆形色象肾，性本沉重，霉熟而使轻浮，能令肾家之精气
交于心，胸中之浊气出于口。作为稀糜，调服二味，虽快吐而不
伤神。奏功之捷，胜于汗下矣。

三圣散

瓜蒂散去赤小豆，加入藜芦郁金凑张子和去赤豆，加藜芦、防风。一方去赤豆，加入郁金、韭汁，俱名三圣散。专吐实热与风痰，三圣散定子和手。

参芦散 烧盐方 乌附尖

虚人参芦或竹沥，实痰乌附尖方透丹溪以浆水和乌附尖治剧痰。《千金》尚有烧盐方，一切积滞功能奏烧盐热汤，以指探吐。

稀涎汤 通关散

稀涎皂半草矾班皂角一个，大半夏十四枚，炙草一钱，白矾二钱，共为末。每服一钱，用生姜少许，冲温水灌之，得吐，痰涎即醒，直中痰潮此斩关。更有通关辛皂末细辛、皂角为末，吹鼻中，名通关散，吹来得嚏保生还。

越鞠丸

六郁宜施越鞠丸，芎苍曲附并栀餐。食停气血湿痰火，得此调和顷刻安。

吴鹤皋曰：香附开气郁，抚芎调血郁（抚芎味辛入肝胆），苍术燥湿郁，栀子清火郁，神曲消食郁，各等分，麦芽煎汤泛丸。又湿郁加茯苓、白芷，火郁加青黛，痰郁加星、夏、瓜蒌、海石，血郁加桃仁、红花，气郁加木香、槟榔，食郁加麦芽、山楂，夹寒加吴茱萸。故脏腑一切痰食气血诸郁，为痛为呕为胀为利，服之无不其效如神也。

逍遥散 八味逍遥散

逍遥散用芍当归，术草柴苓慎勿违柴胡、当归、白术、白芍、茯苓各一钱，炙甘草五分，加煨姜、薄荷煎。散郁除蒸功最捷，丹栀加入有元机加丹皮、栀子，名八味逍遥散，治肝伤血少。

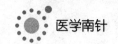

赵羽皇曰：此治肝郁之病。而肝之所以郁者，一为土虚不能升木，一为血少不能养肝也。盖肝为木气，全赖土以滋培，水以灌溉。若中土虚，则木不升而郁。阴血少，则肝不滋而枯。方用白术、茯苓者，助土德以升木也。当归、芍药者，益荣血以养肝也。薄荷解热，甘草和平。独柴胡一味，一以为厥阴之报使，一以升发诸阳。《经》云：木郁则达之。遂其曲直之性，故名之曰逍遥。

通可行滞（共十一方）

五苓散

猪术茯苓十八铢，泽宜一两六铢符。桂枝半两磨调服，暖水频吞汗出苏。

沈果之曰：中风发热，六七日不解而烦，有表里证，渴欲饮水，水入则吐者，名曰水逆，五苓散主之。盖表证为太阳不足，故用桂以宣阳气，通津液于周身，即《内经》"水精四布，五经并行"之旨，非用之以通水道下出也。里证为三焦之气化不宣，故用泻、术、二苓以通三焦之闭塞，非开膀胱之溺窍也。夫下焦之气化不宣，则腹胀而小便不利。水蓄膀胱，是为胞痹。此乃水蓄于膀胱之外，不能化入膀胱，故用五苓以化之。至小便不利，汗出而渴者，亦主以是方。而不渴者，茯苓甘草汤主之。盖渴为阳气不足，水不上升也。不升则不得降，故用桂以升之，二苓、泽泻以降之，而用术以为中枢，盖为蒸腾津液设也。

十枣汤

大戟芫花甘遂平，妙将十枣煮汤行。中风表证全除尽，里气未和此法程。

此汤三味皆辛苦寒毒之品，直决水邪，大伤元气，故选十枣以君之。一以顾其脾胃，一以缓其峻毒也。

导赤散

导赤原来地与通，草梢竹叶四般同生地、木通、甘草梢、竹叶。口糜茎痛兼淋沥，泻火功归补水中。

五淋散

五淋散用草栀仁，归芍茯苓亦共珍赤茯苓三钱，芍药、山栀仁各二钱，当归、细甘草各一钱四分，加灯心煎服。气化原由阴以育，调行水道妙通神。

猪苓汤

泽泽泻胶阿胶猪茯滑滑石相连各一两，咳呕心烦渴不眠。煮好去滓胶后入，育阴利水法兼全。

此汤与五苓之用，有天渊之别。五苓散治太阳，是暖肾以行水，故加桂枝。此汤治阳明、少阴结热，是滋养以行水。故去桂枝、白术，加滑石、阿胶。

通关丸

溺癃不渴下焦疏言宜疏通下焦也，知柏黄柏、知母俱酒炒，各二两同行肉桂扶肉桂二钱，炼蜜丸如梧子大，空心服。五十丸，白汤下。丸号通关能利水治下焦湿热，小便点滴不通，以致腹闭欲绝，又名滋肾补阴虚。

六一散　益元散　红玉散　碧玉散　鸡苏散

六一散中滑石甘滑石六两，甘草一两，末之，热邪表里可兼探。益元散再入朱砂研加朱砂三钱，名益元散，泻北玄机在补南。

加黄丹少许，名红玉散。加青黛少许，名碧玉散。加薄荷叶末少许，名鸡苏散。完素以此方治七十余症，称为凡间仙药。惟小溲清长者，慎勿服之。

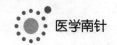

泄可去闭（共十九方）

大承气汤

大黄四两朴半斤，枳五枚硝三芒硝三合急下云。朴枳先熬水一斗，先煮枳实、厚朴，取五升，去滓。纳大黄煮取二升，去滓。纳芒硝，微火，一两，沸。分温再服黄后入，去滓硝入火微熏。

此方治阳明病，大实大满，大便不通，腹痛大热，其脉沉实者。

小承气汤

朴二两枳三枚四两黄大黄，小承微结好商量。长沙张仲景也下法分轻重，妙在同煎切勿忘。

此方治阳明病，潮热，大便难，脉沉而滑，及内实腹痛者。

调胃承气汤

调和胃气炙甘功，硝用半升地道通。草二两大黄四两足，法中之法妙无穷。

此方治汗后恶热，谵语心烦，中满脉浮者。

桃仁承气汤

五十桃仁四两黄，桂硝桂枝、芒硝各二两二两草甘草同行。膀胱热结如狂证，外解方攻用此汤。

抵当汤

大黄三两抵当汤，里指任冲不指胱。虻蛭桃仁各三十，攻其血下定其狂。

此方治太阳病，热在下焦，小腹硬满，下血乃愈。所以然者，以太阳经瘀热在里故也。

抵当丸

卅五桃仁三两黄，虻虫水蛭甘枚详。捣丸四个煎宜一四味捣，分为四丸。以水一升，煮一丸。取七合取，有热尿长腹满尝。

水蛭至难死，故丸仍煎服也。士谔曾以蛭卷入纸吹，烧之成炉，沃以温水，则化成小蛭，蠕然复活。此物入腹为患极大，用者慎之。

大陷胸丸

大陷胸丸法最超，半升葶苈杏硝调葶、杏、硝，各半升也。项强如痉君须记，八两大黄取急消研末丸如弹，别捣甘遂末一钱七，白蜜二合，水二升，煮取一升，温顿服。

此方治结胸证，项亦强，如柔痉状，下之则和，主以此方。

大陷胸汤

一钱甘遂一升硝，六两大黄力颇饶。日晡热潮腹痛满，胸前结聚此方消。

此方治大结胸证，脉沉而紧，心下痛，按之石硬者。一钱甘遂，非钱两之钱，乃以一枚铜钱作匕，取甘遂末满一铜钱也。

白散

巴豆熬来研似脂，只须一分守成规。更加桔贝桔梗、贝母均三分，寒实结胸细辨医。

一分三分之分字，非分两之分，乃分剂之分。此散用白饮和服，强人半个钱匕，弱者减之。病在膈上必吐，在膈下必利。不利，进热粥一杯。利不止，进冷粥一杯。

三一承气汤

大承气汤加甘草二钱，方名三一作河间。矩矱虽已逾仲景，外科杂症颇相宜。

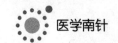

备急丸

姜豆大黄备急丸干姜、大黄各二两，巴豆一两。去皮研如脂，和蜜丸如豆大。密藏勿泄气，每服三四丸，专攻闭痛及停寒。兼疗下恶人昏倒，阴结垂危得此安。

温脾汤

温脾桂附与干姜，朴草同行佐大黄。泄泻流连知痼冷附子、干姜、甘草、桂心、厚朴各二钱，大黄四分，温通并用效非常。

大黄一味，用得非常巧妙，读者能知其意乎？

凉膈散

凉膈硝黄栀子翘，黄芩甘草薄荷饶。再加竹叶调蜂蜜连翘一钱半，大黄酒浸、芒硝、甘草各一钱，栀子、黄芩、薄荷各五分，加竹叶七片，生蜜一匙，膈上如焚一服消。

防风通圣散 双解散

防风通圣大黄硝，荆芥麻黄栀芍翘。甘桔芎归膏滑石，薄荷芩术力偏饶。大黄、芒硝、防风、荆芥、麻黄、栀子、白芍、连翘、川芎、当归、薄荷、白术各五分，桔梗、黄芩、石膏各一钱，甘草二钱，滑石三钱，加姜葱煎。

吴鹤皋曰：防风、麻黄，解表药也。风热之在皮肤者，得之由汗而泄。荆芥、薄荷，清上药也。风热之在巅顶者，得之由鼻而泄。大黄、芒硝，通利药也。风热之在肠胃者，得之由后而泄。滑石、栀子，水道药也。风热之在决渎者，得之由溺而泄。风淫于胸膈，肺胃受邪，石膏、桔梗，清肺胃也，而连翘、黄芩，又所以祛诸经之游火。风之为患，肝木主之，川芎、归、芍，和肝血也，而甘草、白术，所以和胃气而健脾。刘守真氏长治火，此方之旨，详且悉哉。亦治失下发斑，三焦火实。全方除硝黄，名曰双解散。解表，有防风、麻黄、薄荷、荆芥、川芎。解里，有石膏、滑石、黄芩、栀子、连翘。复有当归、芍药以和血，桔梗、白术、甘草以调气。营卫皆和，表里俱畅，故曰双解。本方名曰通圣，极言其用功之妙耳。

失笑散　独圣散

失笑散蒲黄及五灵蒲黄、五灵脂等分，生研。每服三钱，酒煎服。名失笑散，晕平痛止积无停。山楂二两糖便入，独圣散功同更守经山楂二两，水煎，用童便、砂糖调服，名独圣散。

乙字花蕊石散

花蕊石须火煅研，炖分酒醋和童便。功能化瘀为黄水，轻用三钱重五钱。

甲字十灰散

十灰大小蓟大黄，栀子茅根茜草香。侧柏叶同荷叶等，棕榈皮并牡丹尝。

滑可去着（共十一方）

东垣润肠丸

润肠丸用归尾羌，桃仁麻仁及大黄归尾、羌活、大黄各五钱。桃仁、大麻仁各一两，蜜丸。或加芄防皂角子加秦艽、防风、皂角子，烧存性，细研，风秘血秘善通肠。

东垣通幽汤　当归润肠汤

通幽汤中二地俱，桃仁红花归草濡。升麻升清以降浊生地、熟地各五分，桃仁（研）、红花、归身、甘草（炙）、升麻各一钱，噎塞便闭此方需。有加麻仁大黄者，当归润肠汤名殊。

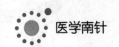

芍药汤

初痢多宗芍药汤，芩连槟草桂归香芍药三钱，黄芩、黄连、当归各八分，肉桂三分，甘草、槟榔、木香各五分。服后痢不减，加大黄。须知调气兼行血，后重便脓自尔康。

搜风顺气丸

搜风顺气大黄蒸，郁李麻仁山药增。防独车前及槟枳，菟丝牛膝山茱仍。中风风秘及气秘，肠风下血总堪凭。大黄（九蒸九晒）五两，大麻仁、郁李仁（去皮）、车前子、山茱肉（酒蒸）、山药（酒蒸）、牛膝各三两，菟丝子（酒浸）、防风、独活、槟榔、枳壳（麸炒）各一两，蜜丸。

脾约丸

燥热便难脾约丸，芍麻枳朴杏黄餐白芍、大麻仁、杏仁（去皮尖）、枳实、厚朴，姜炒各五两半，蒸大黄十两，炼蜜丸，梧子大，白汤下廿丸，大便利即止。润而甘缓存津液，溺数肠干得此安。

更衣丸

更衣丸用荟砂研，滴酒为丸服二钱朱砂五钱，研如飞面。芦荟七钱，研细。滴酒和丸。每服二钱，好酒送下。阴病津枯肠秘结，交通水火效如仙。

礞石滚痰丸

隐君遗下滚痰方，礞石黄芩及大黄。少佐沉香为引导，顽痰怪症力能匡。青礞石三两，用焰硝一两，同入瓦罐，盐泥封固。煅至石色如金为度。大黄酒蒸，黄芩酒洗，各八两。沉香一两，为末。水丸，姜汤下。

此丸量虚实服。服过咽即便仰卧，令药徐徐而下，半日不可饮食行动。待药气渐下二肠，然后动作饮食。服后喉间稠黏壅塞，乃药病相拒故也。少顷药力到，自然愈。

指迷茯苓丸

指迷最切茯苓丸，风化芒硝分外看。枳半合成四味药，停痰伏饮胜灵丹。制半夏、茯苓各二两，风化硝二钱半，枳壳五钱，研末，姜汁丸，桐子大。

蜜煎导法　猪胆汁导法

蜜煎导法通大便熬蜜如饴，捻作梃子，掺皂角末，或盐，其上乘热纳谷道中，或将胆汁灌肛中用猪胆汁和醋，以竹管插肛门中，将汁灌入。不欲苦寒伤胃腑，阳明无热勿轻攻。

涩可固脱（共十五方）

当归六黄汤

火炎汗出自汗、盗汗六黄汤，二地芩连柏与当生地、熟地、黄柏、黄芩、黄连、当归各等分，黄芪加倍，倍用黄芪偏走表，苦坚妙用敛浮阳。

芪附汤

卫阳不固汗汪汪，须用黄芪一两附子五钱汤，附暖丹田元气至，得芪固脱守其乡。

玉屏风散

玉屏风散主诸风，止汗先求漐漐通。发在芪防黄芪、防风收在术白术，热除湿去主中宫。

威喜丸

和剂传来威喜丸，梦遗带浊服之安。茯苓煮晒和黄蜡，专治阳虚血海寒。

此方用白茯苓（去皮）四两，切块，用猪苓二钱半，入于瓷器

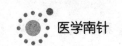
内，煮二十余沸。去猪苓，取出，晒干为末。黄蜡四两，熔化，搅和茯苓末为丸，如弹子大。每空心细嚼，满口生津，徐徐咽服。以小便清利为效。忌米醋，尤忌气怒动情。凡元阳虚惫、遗精白浊及妇人血海久冷、淫带梦泄等证，无不效也。士谔按：服此丸者忌鸡。

赤石脂禹余粮汤

赤石余粮各一斤，下焦下利此汤欣。理中不应宜斯法，炉底填来得所闻。

东垣诃子散　河间诃子散

诃子散用治寒泻，炮姜粟壳橘红也诃子（煨）七分，炮姜六分，罂粟壳（蜜炙）、橘红各五分，研末服之。河间木香诃草连，乃用术芍煎汤下诃子一两，半生半煨。木香五钱，黄连三钱，甘草二钱，为末，煎白术、白芍汤，调服。不止，加厚朴二钱。二方药异治略同，亦主脱肛便血者。

《济生》乌梅丸

下血淋漓治颇难，《济生》遗下乌梅丸。僵蚕炒研乌梅捣，醋下几回病即安。

此方用僵蚕一两（炒），乌梅肉一两半，共为末，醋糊为丸，桐子大，每服四五十丸，空心醋汤送下。

《斗门》秘传方

《斗门》治痢有良方，黑豆干姜芍药良，甘草地榆罂粟壳干姜四钱、黑豆一两半，炒去皮，罂粟壳八钱，蜜炙。地榆、甘草各六钱，白芍三钱。分三四帖。水一盏半，煎八分服，血脓噤口并堪尝。

《圣济》附子丸

附子丸中连与姜，乌梅炒研佐之良附子（炮）、乌梅（肉炒）各一两，黄连（炒）二两，干姜（炒）一两，为末。炼蜜丸桐子大。米饮下，三十九。寒中泻痢皆神验，互用温凉请细详。

四神丸

四神故纸四两，酒浸炒与吴萸一两，盐水炒，肉蔻二两，面裹煨除油五味三两，煨须，大枣四十九枚须同姜生姜煮烂去姜，捣枣肉，合前药为丸，五更肾泻火衰扶临睡盐汤下。

金锁固精丸

金锁固精芡实研，莲须龙牡蒺藜连，又将莲粉为糊合，梦泄多遗久服蠲。

此方用芡实（蒸）、莲蕊须、沙苑蒺藜（炒）各二两，龙骨（酥炙）、牡蛎（盐水煮一日夜）、煅粉各三两。莲子粉为糊丸。盐汤或酒下。

封髓丹

妄梦遗精封髓丹，砂仁黄柏草和丸砂仁一两，黄柏二两，炙甘草七钱，蜜丸。用肉苁蓉五钱，酒浸一宿，煎三四沸，食前送下，或淡盐汤下，大封大固春常在，巧夺先天造化机。

此方较之金锁固精，不啻天渊之别。盖深合"肾者主蛰，封藏之本"经意也。

真人养脏汤

真人养脏木香诃，粟壳当归肉蔻科。术芍桂参甘草共诃子（面裹煨）一两二钱，罂粟壳（去蒂，蜜炙）三两六钱，肉豆蔻（面裹煨）五钱，当归、白术（炒）、白芍（酒炒）、人参各六钱，木香二两四钱，桂枝八钱，生甘草一两八钱。每服四钱。脏寒甚，加附子。一方无当归，有干姜，脱肛久痢即安和。

此方用木香独重，读者能知其故乎？

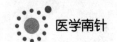

桃花汤

一升粳米一斤脂赤石脂，脂半磨研法亦奇，一两干姜同煮服，少阴脓血是方规赤石脂一半全用，一半筛末，三味同煮，俟米熟，去滓，纳石脂末方寸匕，温服七合，日三服。一服愈，余勿服。

湿可润燥（共十方）

炙甘草汤

结代脉须四两甘，枣枚三十桂姜三两，半升麻仁麦冬，各半升一斤地生地，二两参胶人参、阿胶各二两酒水煎酒七升，水八升。

黄连阿胶汤

四两黄连二两胶，二枚鸡子取黄敲，一两芩二两芍心烦治，更治难眠睫不交。

猪肤汤

斤许猪肤斗水煎，水煎减半滓须捐，再投粉白粉五合蜜白蜜一升熬香服，烦利咽疼胸满痊。

己字太平丸

二两三冬天冬、麦冬、款冬二母知母、贝母如各二两也，归连二地杏阿珠，各需两半自当归至阿胶珠各两半也余皆两，京墨蒲黄薄桔俱白蜜四两，炼熟。下诸药末，匀之，上火，入麝香少许。二三沸，丸如弹子。

辛字润肺膏

真粉真酥并柿霜，杏仁净研两半当各一两也，蜜加二两调黏用，灌入肺羊肺一具也中水煮尝。

清燥救肺汤

救肺汤中参草麻，石膏胶杏麦枇杷，经霜收下干桑叶，解郁

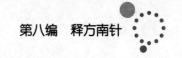

滋干效足夸。

喻嘉言制此方，霜桑叶三钱，煅石膏二钱半，甘草、黑芝麻各一钱，人参、杏仁（去皮尖）各七分，阿胶八分，枇杷叶（去毛，蜜炙）一片，麦冬一钱二分。痰多加贝母，血枯加生地，热甚加犀角、羚羊角。

琼玉膏

琼玉膏中生地黄，参苓白蜜炼膏尝，肺枯干咳虚劳症，金水相滋效倍彰。

鲜生地四斤，取汁一斤，同白蜜二升，熬沸。用绢滤过，将茯苓十二两、人参三两各研末，入前汁和匀。以瓷瓶用纸十数层加箬叶封固，入砂锅内。以长流水淹瓶颈，桑柴火煮三昼夜。取出，换纸扎口。以蜡封固，悬井中一日。取起，仍煮半日，汤调服。

生脉散

生脉冬味与参施人参五分，麦冬八分，五味子九分，暑热刑金脉不支，若认脉虚通共剂，操刀之咎属伊谁。

韭汁牛乳饮　五汁安中饮

韭汁牛乳反胃滋，养营散瘀润肠奇朱丹溪以牛乳半斤，韭汁少许，滚汤顿服。名韭汁牛乳饮，五汁安中姜梨藕张任侯以牛乳六分，韭汁、姜汁、藕汁、梨汁各一分和服，名五汁安中饮，三般加入用随宜。

燥可去湿（共七方）

神术汤

术防甘草湿家尝苍术三钱，防风二钱，甘草一钱，加葱白、生姜，神术名汤得意方，自说法超麻桂上王海藏作此方云：无汗用苍术，以

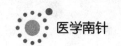

代麻黄汤。有汗用白术，以代桂枝汤，可知全未梦南阳。

此方乃太阴风湿方也，与三汤症毫无关涉，用者慎之。

平胃散

平胃散用朴陈皮，苍术合甘四味宜苍术（米泔浸）二钱，厚朴（姜汁炒）、陈皮、甘草（炙）各一钱。姜枣煎，除湿宽胸驱瘴疠，调和胃气此方施。

土运太过曰敦阜，不及曰卑监。李东垣制平胃散，平胃土之卑监也。

五皮饮

五皮饮用五般皮，陈茯姜桑大腹奇陈皮、茯苓皮、姜皮、桑白皮、大腹皮，或用五加皮。易桑白，脾虚肤胀此方宜。

二陈汤

二陈汤用夏和陈，益以茯苓甘草臣半夏二钱，陈皮一钱，茯苓三钱，炙草八分。加姜煎，利气调中兼去湿，诸凡痰饮此为珍。

萆薢分清饮

萆薢分清主石蒲，草梢乌药智仁俱乌药、益智仁、石菖蒲、萆薢各等分，甘草梢减半，煎成又入盐些少加盐少许，淋浊遗精、白浊流连数服驱。

肾着汤

腰痛如带五千钱此带脉为病也，肾着汤方岂偶然？甘草茯苓姜与术甘草二钱，白术、干姜、茯苓各四钱，长沙老法谱新编。

一味白术散

白术一两用酒煎，伤湿身痛服之瘥，不能饮者代以水，湿去身轻快似仙。

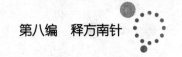

寒能胜热（共四十方）

白虎汤

阳明白虎辨非难大热，大汗，大渴，难在阳邪背恶寒，知母六两膏斤石膏一斤甘草二两，米加六合服之安。

王潜斋曰：白虎汤神于解热，妙用无穷。加人参，则补气以生津；加桂枝，则和营而化疟；加苍术，则清湿以治痿。变而为竹叶石膏汤，则为热病后之补剂。余因推广其义，凡暑热霍乱之兼表邪者，加香薷、苏叶之类；转筋之热极似寒，非反佐莫能深入者，少加细辛、威灵仙之类；痰湿阻滞者，加厚朴、半夏之类；血虚内热者，加生地、地丁之类；中虚气弱者，加白术、苡仁之类；病衰而气短精乏之者，加大枣、枸杞之类；无不奏效如神也。

黄芩汤　黄芩加半夏生姜汤

大枣十二枚守成箴，二两芍甘三两芩，利用本方呕加味，姜三两夏取半升斟。

邹润安曰：黄芩汤证之脉必数。黄芩所治之热，必自里达外，不治但在表分之热矣。然仲景用黄芩有三耦焉，气分热结者，与柴胡为耦；血分热结者，与芍药为耦；湿热阻中者，与黄连为耦。以柴胡能开气分之结，不能泄气分之热；芍药能开血分之结，不能清迫血之热；黄连能治湿生之热，不能治热生之湿。譬之解斗，但去其斗者，未平其致斗之怒，斗终未已也。故黄芩协柴胡，能清气分之热；协芍药，能泄迫血之热；协黄连，能解热生之湿也。

大黄黄连泻心汤

痞症分歧辨向趋，关浮心痞按之濡，大黄二两黄连一两，麻

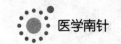

沸汤调病缓驱。

泻白散

泻白甘桑地骨皮，再加粳米四般宜桑白皮、地骨皮各一钱，甘草五分，粳米百粒，秋伤燥令成痰嗽，火气乘金此法奇。

甘露饮

甘露二冬二地天冬、麦冬、生地、熟地均，枇杷芩枳黄芩、枳壳、枇杷叶斛茵石斛、茵陈伦，合和甘草平虚热等分煎温服，口烂龈糜吐衄珍。

陈修园曰：足阳明胃为燥土，喜润而恶燥，喜降而恶升。故以二冬、二地、石斛、甘草之润以补之，枇杷、枳壳之降以顺之。若用连、柏之苦，则增其燥。若用芪、术之补，则虑其升。即有湿热，用一味黄芩以折之，一味茵陈以渗之，足矣。盖以阳明之治，最重在养津液三字。此方二地、二冬等药，即猪苓汤阿胶以育阴意也；茵陈、黄芩以折热而去湿，即猪苓汤中之用滑、泽以除垢意也。

左金丸　香连丸

茱连六一左金丸，肝郁胁疼吞吐酸黄连六两，吴茱萸一两，盐汤泡，名左金丸。治肝脏实火，左胁下疼，或吐酸水，更有痢门通用剂，香连丸子醋糊丸黄连二十两，以吴茱萸十两，水拌浸一宿，同炒。去吴茱萸，加入木香四两八钱五分，二味共研末。醋糊桐子大，名香连丸。

陈修园曰：肝实作痛，惟肺金能平之。故用黄连泻心火，不使克金；且心为肝子，实则泻其子也。吴茱萸入肝，苦辛大热，苦能引热下行，同气相求之义也；辛能开郁散结，通则不痛之义也。何以谓之左金？木从左而制从金也；至于香连丸，取黄连之苦以除湿，寒以除热，且借其苦以坚大便之滑，况又得木香之行

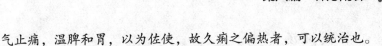

气止痛，温脾和胃，以为佐使，故久痢之偏热者，可以统治也。

温胆汤

温胆汤方本二陈，竹茹枳实合和匀竹茹、枳实、半夏各一两，橘红一两五钱，茯苓七钱，炙甘草四钱。每服四五钱，生姜一片，红枣五枚。水一盅，五分煎，七分服，不眠惊悸虚烦呕，日暖风和木气伸。

罗东逸曰：胆为中正之官，清净之腑。喜宁谧，恶烦扰。喜柔和，不喜壅郁。盖东方木德，少阳温和之气也。是以虚烦惊悸者，中正之官，以熇热而不宁也。热呕、吐苦者，清净之腑，以郁久而不谧也。痰气上逆者，土家湿热反乘，而木不得遂其条达也。如是者，首当清热，及解利三焦。方中以竹茹清胃脘之阳，而臣以甘草、橘、半，通胃以调其气。佐以枳实，除三焦之痰壅。使以茯苓平渗，致中焦之清气，且以驱邪，且以养正。三焦平而少阳平，三焦正而少阳正，胆家有不清宁而和者乎！和即温也，温之者，实凉之也。晋三亦云：胆气退热为温，非谓胆寒而温之也。王潜斋曰：此方去姜、枣，加黄连，治湿热夹痰而化疟者甚妙，古人所未知也。

生姜泻心汤

汗余痞证四两生姜，芩草人参三两行黄芩、甘草、人参各三两，一两干姜枣十二，一两连黄连半夏半升量。

陈平伯曰：君生姜之辛温善散者，宣泄水气。复以干姜、参、草之甘温守中者，培养中州。然后以芩、连之苦寒者，涤热泄痞。名曰生姜泻心，赖以泻心下之痞，而兼擅补中散水之长也。倘无水气，必不用半夏、生姜之辛散。不涉中虚，亦无取干姜、参、草之补中。要知仲景泻心汤有五，然除大黄黄连泻心汤正治之外，皆随症加减之方也。

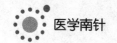

甘草泻心汤

下余痞作腹雷鸣，甘草四两姜芩干姜、黄芩三两平，一两黄连半升夏，枣十二枚效同神。

陈平伯曰：心下痞，本非可下之实热。但妄下胃虚，客热内陷，上逆心下耳。是以胃气愈虚，痞结愈甚。夫虚者宜补，故用甘温以补虚。客者宜除，必借苦寒以泄热。方中倍用甘草者，下利不止，完谷不化。此非禀九土之精者，不能和胃而缓中，方名甘草泻心。见泄热之品得补中之力，而其用始神也。

按：伊尹《汤液经》，此方中有人参三两，治狐惑蚀于上部，则声嗄者。

半夏泻心汤

三两姜参炙草芩黄芩、干姜、甘草、人参各三两，一连黄连一两痞症呕多寻，半升半夏枣十二，去滓重煎守古箴。

陈古愚曰：痞者否也，天气不降、地气不升之义也。芩、连大苦以降天气，姜、枣、人参辛甘以升地气。君以半夏者，因此症起于呕，取半夏之降逆止呕如神。亦即小柴胡汤去柴胡加黄连，以生姜易干姜是也。

附子泻心汤

一枚附子泻心汤，一两连芩二两大黄，汗出恶寒心下痞，专煎附子轻渍芩、连、黄以麻沸汤二升渍之，须臾绞去滓，纳附子汁，分温再服要参详。

附子专煮，扶阳欲其熟而性重；三黄汤渍，开痞欲其生而性轻也。

茵陈蒿汤

二两大黄十四栀，茵陈六两早煎宜，身黄尿短腹微满，解自

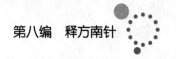

前阴法最奇。

柯韵伯曰：太阳阳明俱有发黄证，但汗出而身无汗，则热不得外越，小便不利，则热不得下利，故瘀热在里而发黄。然里有不同，肌肉是太阳之里，当汗而发之，故用麻黄连翘赤小豆汤；心胸是太阳之里，阳明之表，当寒以胜之，故用栀子柏皮汤，乃清火法；肠胃是阳明之里，当泻之于内，故立本方，是逐秽法。茵陈禀北方之色，经冬不凋，傲霜凌雪，偏受大寒之气，故能除热邪留结，率栀子以通水源，大黄以调胃实，令一身内外瘀热，悉从小便而出，腹满自减，肠胃无伤，乃合引而竭之之法。此阳明利水之圣剂也。

又按：仲景治阳明渴饮有三法，太阳篇之五苓散，微发汗以散水气者，不与焉。若大渴烦躁，小便自利者，白虎汤加人参，清火而生津。脉浮发热，小便不利者，猪苓汤滋阴以利水。若小便不利而发黄腹满者，茵陈汤以泄热，令黄从小便出。病情治法，胸有成竹矣。窃思仲景利小便必用气化之品，通大便必用承气之品，以小便由于气化也。兹小便不利，不用二苓者何？本论云：阳明病，汗出多而渴者，不可与猪苓汤。以汗多胃中燥，猪苓汤复利小便故也。须知阳明汗出而多渴者，不可用。则汗不出而渴者，津液先虚，更不可用，明矣。此主以推陈致新之茵陈，佐以屈曲下行之栀子，不可用枳、朴，以承气与芒硝之峻利，则大黄但能润肠泄热，缓缓而行，故必一宿而腹始减。黄从小便去，而不由大肠去。仲景立法之奇，匪夷所思耳。

白虎加人参汤

服桂渴烦大汗倾，液血肌腠涸阳明，膏斤一斤石膏知六六两知母参三两，二草炙甘草二两六粳米六合熟成。

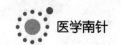

邹润安曰：伤寒脉浮，发热无汗，其表不解者，不可与白虎汤；渴饮欲水，无表证者，白虎加人参汤主之：可见白虎加人参汤之治，重在渴也。其时时恶风，则非常之恶风矣。背微恶风寒，则非遍身恶寒矣。常常恶风，遍身恶寒者，谓之表证。时时恶风，背微恶寒者，表邪已经化热，特尚未尽耳，谓之无表证可也。然邪热充斥，津液消亡，用栝蒌根生津止渴可也，何以必用人参？《灵枢·决气》篇：腠理发泄，汗出溱溱，是为津。津为水，阴属也，能外达上通则阳矣，夫是之谓阴中之阳。人参亦阴中之阳，惟其入阴，故能补阴。惟其为阴中之阳，故能入阴，使人阴中之气，化为津不化为火，是非栝蒌根可为力矣。

竹叶石膏汤

三参二草一斤膏人参三两，甘草二两，石膏一斤，病后虚羸呕逆叨，粳夏粳米、半夏半升叶竹叶二把，麦冬还配一升熬。

张隐庵曰：竹叶凌冬青翠，得冬令寒水之气，半夏生当夏半，得一阴之气，参草粳米资养胃气以生津液，麦冬通胃之络，石膏纹肌色白，能通胃中之逆气，达于肌腠，总令津液生而中气足，虚热解而吐自平矣。

麻黄杏仁甘草石膏汤

四两麻黄八两膏，二两甘草五十杏同熬杏仁五十枚，须知禁桂为阳盛，喘汗全凭热势操。

柯韵伯曰：此方为温病之主剂。凡冬不藏精之人，邪热伏于脏腑，至东风解冻，伏邪自内而出，治当乘其热而汗之，热随汗解矣。此证头项痛与伤寒尽同，惟不恶寒而渴以别之。症系有热无寒，故于麻黄汤去桂，易石膏以解表里俱热之症。岐伯所云：未满三日，可汗而已者，此法是也。此病不发于寒时，而发于风令，故又名曰风温。其脉阴阳俱浮，其症自汗身重。盖阳浮，则强于卫外而闭气，故身重。当用麻黄开表以逐邪。阴浮不能藏精而汗出，当用石膏镇阴以清火。表里俱热，则中气不运，升降不得自如，故多眠鼻鼾，语言难出，当用杏仁甘草以调气。此方备升降轻重之性，足以当之。温病初起，可用以解表清里。汗后复可用，以平内热之猖狂。下后可复用，撒伏邪之留恋，与风寒不解，用桂枝汤同法。例云：桂枝下咽，阳盛必毙，特开此凉解一法，为大青龙汤之变法，白虎汤之先著也。然此症但热无寒，用青龙则不宜姜桂，恐脉流薄疾，班黄狂乱作矣。此症但热不虚，用白虎则不宜参米，恐食入于阴，则长气于阳，谵语腹胀矣。此为解表之剂，若无喘鼾语言难出等症，则又白虎之症治矣。凡治温病，表里之实用此汤。表里之虚，用白虎加参米，相须相济者也。若葛根黄芩黄连汤，则治痢而不治喘，要知温病下后无利不止证。葛根黄连之燥，非治温药。其麻黄专于外达，与葛根之和中发表不同。石膏甘润，与黄连之苦燥悬殊。同是凉解表里，同是汗出而喘，而用药有毫厘之辨矣。

白头翁汤　白头翁加阿胶甘草汤

三两黄连柏与秦黄柏、秦皮各三两，白头二两妙通神，病缘热利时思水，下重难通此药珍。产后病此身虚甚，阿胶甘草二两存加阿胶、甘草各二两。

柯韵伯曰：三阴俱有下利症，自利不渴者，属太阴，是脏有寒也；自利而渴者，属少阴，以下焦虚寒，津液不升，故饮水自救也；惟厥阴下利属于热，以厥阴主肝而司相火，肝旺则气上撞心，火郁则热利下重，湿热秽气奔迫广肠魄门，重滞而难出，《内经》云暴注下迫者是矣。脉沉为在里，弦为肝脉，是木郁之征也。

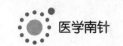

渴欲饮水，厥阴病则消渴也。白头翁临风偏静，长于驱风，用为君者，以厥阴风木，风动则木摇而火旺，欲平走窍之火，必宁摇动之风。秦皮木小而高，得清阳上升之象，以之为臣，是木郁达之，所以遂其发陈之性也。黄连泻君火，可除上焦之火，是苦以发之。黄柏泻相火，可止下焦之利，是苦以坚之也。治厥阴热利有二，初利用此方，以升阳散火，是谓下者举之，寒因热用法；久利则用乌梅丸之酸以收火，佐以苦寒，杂以温补，是谓逆之从之，随所利而行之，调其气使之平也。

《金匮》泻心汤

大热上攻心气伤心气不足也，清浊二道血洋洋吐血、衄血也，大黄二两芩连一黄芩、黄连各一两，釜下抽薪请细详。

栀子大黄汤

酒瘅懊恼郁热蒸，大黄二两豉盈升，山栀十四枚枳实枚五，上下分清要顺承。

百合知母汤

病非应汗汗伤阴，知母当遵三两箴。渍去沫涎七枚百合，别煎泉水是金针先以水洗百合渍一宿，当白沫出，去其水，别以泉水二升，煎取一升，去滓。别以泉水二升，煎知母取一升，后合煎，取一升五合，温再服。

百合鸡子黄汤

不应议吐吐伤中，必伏阴精上奉功，百合七枚洗去沫，鸡黄后入搅浑融。

百合滑石代赭石汤

不应议下下之差，既下还当竭旧邪，百合七枚赭弹大，滑须三两效堪夸。

百合地黄汤

不经汗下吐诸伤，形但如初守太阳迁延日久，始终在太阳经不变者，地汁一升百合七枚，阴柔最是化刚阳。

百合滑石散

前此寒无热亦无，变成发热热堪虞，清疏滑石宜三两，百合烘筛一两需。

邹润安曰：玩百合知母汤，可以见汗则伤气，邪搏于气分，为消渴热中也。玩百合鸡子黄汤，可以见吐则伤上，邪扰于心，为烦懊不寐也。玩百合代赭汤，可以见下则伤血，邪搏于血分，为血脉中热也。玩百合地黄汤，可以见不经吐下发汗，则系百脉一宗，悉致其病，无气血上下之偏矣。所谓百脉一宗者何？《平人气象论》曰：胃之大络，名曰虚里，出于左乳下，其动应衣，为脉宗气。是最近于心，乃着邪焉。是以见证行卧不安，如有神灵，皆心中辗转不适之状；口苦小便数，身形如和，其脉微数，皆心中热郁气愢之征。以此例之，《本经》百合主邪气腹满心痛，盖有若合符节者，而治法始终不外百合，则以心本不任受邪，心而竟为邪扰，则不责将之谋虑不审，即责相之治节不行。今邪阻于上而不下行，为肺之不主肃降，无能遁矣。故欲征其愈期，极宜验其小便。凡溺时必肺气下导，小便乃出。今气挂于头，即欲下行。上先有过，则肺行之轩举不随气之支结不降。亦又何疑？乃头中之不适，复分三等：其最甚者，至气上挂而为痛；其次则不痛，而为渐渐然；又其次，则因小便通而快然。即此验其轩举支结之浅深微甚，既了如指掌矣。况合之以百合地黄汤下云大便当如漆，百合滑石散下云微利者止服、热则除，则百合之利大小便，又与《本经》吻合矣。

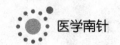

栝蒌牡蛎散

洗而仍渴属浮阳，牡蛎蒌根并等量，研末饮调方寸匕，寒兼咸苦效逾常。

邹润安曰：百合病，至一月不解，而变成渴。以百合汤洗之而仍不差，则病为伤中上之阴无疑。虽然，仅曰渴，不曰欲饮水，且不烦不热，究竟病无驻足之所。仅渴之一端，为得所依藉耳。于此见昔之百脉一宗，悉致其病者，今则上焦已化，而在下者尚未化也。上焦已化，百脉之病已蹶其半，百合遂无所用之。而下焦之未化者，不得不选用牡蛎，使之召阳归阴。而其主脑，尤在治上焦之已化者，故方中配以从阳化阴之栝蒌根。两物等分，标则升栝蒌于牡蛎之上，为一方之统摄也。

丁字保和汤

治久嗽肺痿成瘘，知母、贝母、天门冬、款冬花各三钱，天花粉、薏苡仁、杏仁、五味子各二钱，甘草、兜铃、紫菀、百合、桔梗、阿胶、当归、地黄、紫苏、薄荷、百部各钱半，水二盏，生姜三片，煎一盏，入饴糖一匙，调服，日三服。食后各进一盏，与保真汤相间服。血盛，加炒蒲黄、茜根、藕节、大蓟、小蓟、茅花、当归。痰盛，加南星、半夏、陈皮、茯苓、枳实、枳壳。喘盛，加桑白皮、陈皮、萝卜子、葶苈子、苏子。热甚，加山栀、黄连、黄芩、黄柏、连翘、大黄、款冬花。风盛，加荆芥、防风、菊花、细辛、香附、旋覆花。寒甚，加人参、桂枝、蜡片、芍药。

知贝款天冬各三，二钱杏薏味天花，五分二百阿归地，紫菀兜苏薄桔甘。以下乃加减法归茅大小蓟蒲黄，藕节茜根血盛当。痰盛南星陈半入，茯苓枳实壳须将。喘加桑白陈皮等，萝卜葶苏三子详。热盛芩连栀柏款，连翘合并大黄吞。风加香附荆防细，旋覆菊花六件良。寒甚加参兼牡桂，芍加蜡片不须言。

陈修园曰：大抵奇之弗去而偶之，一方不去而复之，如韩信将兵，多多益善。且其轻重大有法度，如生姜之辛，温以润肺，饴糖之甘，培土以生金，卓然大家，可知仙方非凡人所可窥测也。但喘甚加萝卜子，与地黄相反，临时自当去取。

普济消毒饮

黄芩（酒炒）、黄连（酒炒）各五钱，玄参、生甘草、桔梗、柴胡、陈皮各二钱，鼠黏子、板蓝根、马勃、连翘、薄荷各一钱，僵蚕、升麻各七分，末服。

普济消毒芩连鼠，玄参甘桔蓝根侣，升柴马勃连翘陈，僵蚕薄荷为末咀，或加人参及大黄，大头天行力能御。

李东垣曰：此邪热客心肺之间，上攻头面为肿，以承气泻之，是为诛伐无辜，遂处此方，全活甚众。

金铃子散

金铃子散炒如神，须辨诸疼作止频，金铃子与元胡索，酒调服下法温辛。

陈修园曰：金铃子引心包相火下行，从小肠膀胱而出，元胡索和一身上下诸痛，每服三钱，各等分，配合得法，所以神效。

丹参饮

心腹诸疼是妙方，丹参十分作提纲，檀砂檀香、砂仁一分聊为佐，入咽咸知效验彰。

百合汤

久痛原来郁气凝，若投辛热痛频增，重需百合一两轻清品，乌药三钱同煎亦准绳。

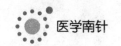

地骨皮散

治阴虚火旺，骨蒸发热，日静夜剧者。妇人热入血室，胎前发热者。

即四物汤加地骨皮、牡丹皮各三钱四物汤乃芎、归、地、芍四味。

柯韵伯曰：阴虚者，阳必凑之，故热。仲景曰：阴弱则发热，阳气下陷入阴中，必发热，然当分三阴而治之。阳邪陷入太阴脾部，当补中益气以升举之，清阳复位而火自熄也。若陷入少阴肾部，当六味地黄丸以对待之，壮水之主而火自平也；陷入厥阴肝部，当地骨皮饮以凉补之，血有所藏而火自安也。四物汤为肝家滋阴调血之剂，加地骨皮清志中之火以安肾，补其母也；加牡丹皮清神中之火以凉心，泻其子也。二皮凉而不润，但清肝火，不伤脾胃，与四物汤加知柏之湿润而苦寒者不同矣。故逍遥散治肝火之郁于本脏者也，木郁达之，顺其性也；地骨皮饮治阳邪之陷于肝脏也，客者除之，勿纵寇以遭患也，二者皆肝家得力之剂。

河间清震汤

清震汤治雷头风，升麻苍术两般攻，荷叶一枚升胃气，邪从上散不传中。

滋肾丸

治肺痿、声嘶、喉痹、咳气、烦躁。

即通关丸见通剂：黄柏、知母（俱酒炒）各二两，肉桂二钱，炼蜜丸如桐子大，每服五十丸。

罗东逸曰：此丸为肾家水竭火炎而设。夫水竭则肾涸，肾涸则下泉不钟而阳盛于上，斯喉痹痰结烦躁之证作；火炎则金伤，金伤则上源不泽，无以蒸煦布呕，斯声嘶咳血焦痿之证生。此时以六味补水，水不能遽生也；以生脉保金，金不免犹燥也。惟急用黄柏之苦以坚肾，则能伏龙家之沸火，是谓浚其源而安其流；继用知母之清以凉肺，则能全破伤之燥金，是谓沛之雨而腾之露。然恐水火之不相入而相射也，故益以肉桂之反佐为用，兼以导龙归海，于是坎盈窒而流渐长矣。此滋肾之旨也。

清暑益气汤

清暑益气草参芪，麦味青陈曲柏奇，二术葛归升泽泻，暑伤元气此为宜。

吴鹤皋曰：暑令行于夏，至长夏则兼湿令矣，此方兼而治之。炎暑则表气易泄，兼湿则中气不固，黄芪轻清散表气，又能领人参、五味之苦酸，同达于表，以实表；神曲消磨伤中气，又能佐白术、甘草之甘温，消补互用以调中。酷暑横流，肺金受病，人参、五味、麦冬，所以补肺敛肺清肺，《经》所谓扶其所不胜也。火盛则水衰，故以黄柏、泽泻滋其化源。津液亡则口渴，故以当归、葛根生其胃液。清气不升，升麻可升；浊气不降，二皮可降。苍术之用，为兼长夏湿也。

龙肝泻胆汤

治胁痛、口苦、耳聋、耳肿、筋痿、阴湿、热痒、阴肿、血浊、溲血，胆草三分，栀子、黄芩、泽泻、柴胡各一钱，车前子、木通各五分，当归三分，甘草、生地各三分。

龙胆泻肝通泽柴，车前生地草归偕，栀芩一派清凉品，湿热肝邪力可排。

龙胆、柴胡泻肝胆之火，佐以黄芩、栀子、木通、车前、泽泻，俾湿火从小便而出。然泻之过甚，恐伤肝血，故又以生地、当归补之。肝苦急，急食甘以缓之，故以甘草缓其急，且欲以大

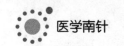

甘之味济其大苦，不令过于泄下也。

当归芦荟丸

治肝经实大，头晕目眩，耳聋耳鸣，惊悸搐搦，躁扰狂越，大便秘结，小便涩滞，或胸腹作痛，阴囊肿胀。凡属肝经实火，皆宜服之。

当归、胆草（酒洗）、栀子、黄连、黄柏、黄芩各一两，大黄、青黛（水飞）、芦荟各五钱，木香二钱五分，麝香五分。炒神曲糊丸，姜汤下，每服二十九。

当归芦荟黛栀将，木麝二香及四黄，龙胆共成十一味，诸凡肝火尽能攘。

陈修园曰：五脏各有火，而肝火最横，肝火一动，每夹诸经之火，相持为害。故以青黛、芦荟、龙胆入本经而直折之，又以黄芩泻肺火，黄连泻心火，黄柏泻肾火，栀子泻三焦火，分诸经而泻之，而最横之肝火失其党援而乃平。然火旺则血虚，故以当归之补血者为君；火旺则胃实，故以大黄之通滞者为臣；气有余便是火，故以麝香之主持正气，神曲之化导积气，木香之通行滞气者为佐，气降火亦降，自然之势也。况又得芩、连、栀、柏分泻各经，青黛、芦荟、龙胆直折本经，内外应和以为之使，立法最奇也。

犀角地黄汤

生地两半，白芍一两，丹皮、犀角各二钱半，每服五钱。

犀角地黄芍药汤，血升胃热火邪干，斑黄阳毒皆堪治，或益柴芩总伐肝。

柯韵伯曰：气为阳，血为阴，阳密乃固，阳盛则阴伤矣。阴平阳秘，阴虚者阳必凑之矣。故气有余即是火，火即血室，血不荣经，即随逆气而妄行，上升者出于口鼻，下陷者出于二便。虽有在经在腑之分，要皆心肝受热所致也。心为营血之主，心火旺则血不宁，故用犀角、生地酸咸甘寒之味以清君火。肝为藏血之室，肝火旺则血不守，故用丹皮、芍药辛苦微寒之品以平相火。此方虽曰清火，而实滋阴之剂。盖血失则阴虚，阴虚则无气，故阴不足者当补之以味，勿得反伤其气也。若用芩、连、胆草、栀、柏以泻其气，则阳之剧者苦从火化，阳已衰者气从苦发，燎原而飞越矣。

四生丸

生侧柏叶、生艾叶、生荷叶、生地黄各等分，捣为丸，如鸡子大，每服一丸，滚汤化下。治阳盛阴虚，血热妄行，或吐或衄者。

四生丸用叶三般，艾柏鲜荷生地班，共捣成团入水化，血随火降一时还。

柯韵伯曰：心肾不交，则五脏齐损，阴虚而阳无所附，则火炎上焦；阳盛则阳络伤，故血上溢于口鼻也。凡草木之性，生者凉而熟之则温，熟者补而生者泻。四味皆清寒之品，尽取其生者而捣烂为丸，所以全其水气。不经火煮，更以远于火令矣。生地多膏，清心肾而通血脉之源。柏叶西指，清肺经而调营卫之气。艾叶芳香，入脾胃而和生血之司。荷叶法震，入肝家而和藏血之室。五脏安堵则水火不相射，阴平阳秘，而血归经矣。是方也，可暂用以遏妄行之血，如多用则伤营，盖血得寒则瘀血不散，而新血不生也。设但知清火凉血，而不用归脾养营等剂以善其后，鲜有不绵连岁月而毙者。非立方之不善，妄用者之过耳。

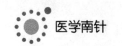

热可制寒（共二十四方）

白通汤　白通加猪胆汁汤

葱白四茎，干姜一两，生附子一枚，水三升，煮取一升，去滓，分温再服。治少阴病下利者，此方主之。

白通汤中加猪胆汁一合，人尿五合，汤成，纳猪胆汁、人尿，和令相得，温服。治少阴病下利，脉微者，与白通汤。利不止，厥逆无脉，干呕而烦者，此方主之。服汤已。脉暴出者死，脉微数者生。

葱白四茎一两姜，全仗生附白通汤，脉微下利肢兼厥，干呕心烦尿胆囊。

陈元犀曰：脉始于足少阴肾，主于手少阴心，生于足阳明胃。少阴下利脉微者，肾脏之生阳不升也，与白通汤以启下陷之阳。若利不止，厥逆无脉，干呕者，心无所主，胃无所生，肾无所始也。白通汤三面俱到，加胆汁、人尿调和后入，生气俱在，为效倍速。苦咸合为一家，入咽之项，苦先入心，即随咸味而直交于肾，肾得心君之助，则升阳之气升。又有附子在下以启之，干姜从中以接之，葱白自上以通之，利止厥回，不烦不呕，脉可微继，危证必仗此大方也。若服此汤后脉不微，继而暴出，灯火之回焰，吾亦无如之何矣。

通脉四逆汤

治少阴病，下利清谷，里寒外热，手足厥冷，脉微欲绝，身反不恶寒。其人面色赤，或腹痛，或干呕，或咽痛，或利止脉不出者，此方主之。

甘草三两，干姜三两，生附子一枚，水三升，煮一升二合，去滓，分温再服。其脉出者愈。面色赤者，加葱九茎。腹中痛者，去葱加芍药二两。呕者，加生姜二两。咽痛者，去芍药，加桔梗一两。利止脉不出者，去桔梗，加人参三两。

一枚生附草姜三，招纳亡阳此指南，外热里寒面赤厥，脉微通法法中探。面赤加葱茎用九，腹痛去葱真好手。葱去换芍二两加，呕者生姜二两偶。咽痛去芍桔须加，桔梗一两循经走。脉若不出二两参，桔梗丢开莫掣肘。

桂枝附子汤　桂枝附子去桂加白术汤

治伤寒八九日，风湿相搏，身体疼痛，不能自转侧，不呕不渴，脉浮虚而涩者，此方主之。若其人大便硬，小便自利者，去桂加白术主之。

桂枝四两，附子三枚（炮），大枣十二枚，生姜三两，甘草二两。

三姜二草附枚三，四桂同投是指南，大枣方中十二粒，痛难转侧此方探。大便若硬小便通，脉涩虚浮湿胜风。即用前方须去桂，术加四两有奇功。

真武汤

太阳病发汗，汗出不解，其人仍发热，心下悸，头眩，身𥆧动，振振欲擗地者，此方主之。

少阴病，三四日不已，至四五日，腹痛，小便不利，四肢沉重疼痛，自下利者，此为有水气。其人或咳，或小便自利，或呕者，此方主之。

茯苓三两，芍药三两，生姜三两，白术二两，附子一枚（炮），水八升，煮取三升，去滓，温服七合，日三服。

生姜芍药数皆三，二两白术一附探。便短咳频兼腹痛，驱寒镇水与君谈。咳加五味要半升，干姜细辛一两具。小便若

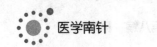

利恐耗津，须去茯苓肾始固。下利去芍加干姜，二两温中能守住。若呕去附加生姜，足前须到半斤数。

吴茱萸汤

治厥阴病，干呕吐涎沫者主之。少阴病，吐利，手足厥冷，烦躁欲死者主之。又，食谷欲呕者，属阳明也，吴茱萸汤主之。得阳反剧者，属上焦也。

吴茱萸一升（洗），人参三两，生姜六两，大枣十二枚。以水七升，煮取二升，去滓。温服七合，日三服。

升许吴萸三两参，生姜六两救寒侵，枣投十二中宫主，吐利头疼烦躁寻。

陈古愚曰：少阴之脏，皆本阳明之水谷以资生，而复交会于中土。若上吐下利，则中土大虚；中土虚，则气不行于四末，故手足逆冷；中土虚，不能导手少阴之气而下交，则为烦；不能引足少阴之气而上交，则为躁，甚则烦躁欲死。方用吴茱萸之大辛大温，以救将绝之阳。佐人参之冲和，以安中气。姜枣和胃，以行四末。师于不治之证，不忍坐视，专求阳明，是得绝处逢生之妙。所以与通脉四逆汤、白通加猪胆汁汤，三方鼎峙也。《论》云：食谷欲呕者，属阳明也，吴茱萸汤主之。又云：干呕吐涎沫头痛者，吴茱萸汤主之。此阳明之正方也。或谓吴茱萸降浊阴之气，为厥阴专药，然温中散寒，又为三阴并生之药，而佐以人参、姜、枣，又为胃阳衰败之神方，昔贤所以有"论方不论药"之训也。

乌头汤

治历节病不可屈伸，疼痛者。又主脚气疼痛，不可屈伸。

麻黄、芍药、黄芪、炙甘草各三两，乌头五枚。将乌头㕮咀，以蜜二升，煎取一升，即出乌头。另四味，以水三升，煮取一升，去滓，内蜜煎中，更煎之。服七合，不知，尽服之。

历节疼来不屈伸，或加脚气痛维均，芍耆麻草皆三两，五粒乌头煮蜜匀。

尤在泾曰：此治寒湿历节之正法也。寒湿之邪，非麻黄、乌头不能去。而病在筋节，又非皮毛之邪，可一汗而散者，故以黄芪之补、白芍之平、甘草之缓，牵制二物，俾得深入而去留邪，如卫瓘监钟邓入蜀，使其成功，而不及于乱，乃制方之要妙也。

薏苡附子散

治胸痹缓急者。

薏苡仁十五两，大附子十枚（炮）。二味杵为散，服方寸匕，日三服。

痹来缓急属阳微，附子十枚切莫违，更有薏仁十五两，筋资阴养得阳归。

乌头赤石脂丸

治心痛彻背，背痛彻心者。

乌头一分（炮），蜀椒、干姜各一两，附子半两，赤石脂一两，共末之。蜜丸如桐子大，食前服一丸，日三服，不知，稍加服。

彻背彻胸痛不休，阳光欲熄实堪忧，乌头一分五钱附，赤石椒姜一两求。

喻嘉言曰：前后牵连痛楚，气血疆界俱乱，若用气分诸药，转益其痛，势必危殆。仲景用蜀椒、乌头一派辛辣，以温散其阴邪。然恐胸背既乱之气难安，而即于温药队中，取用干姜之守、赤石脂之涩，以填塞厥气所横冲之新队，俾胸之气自行于胸，背之气自行于背，各不相犯，其患乃除，此炼石补天之精义也。

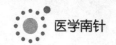

九痛丸

九痛者，九种心痛也，一虫，二注，三风，四悸，五食，六饮，七冷，八热，九去来痛。而以一方治之者，岂痛虽有九，其因于积冷结气者多耶？

附子三两（炮），生狼牙、巴豆（去皮，熬研如膏）、干姜、吴茱萸、人参各一两。六味末之，炼蜜丸如梧桐子大，酒下，强人服三丸，弱者二丸，日三服。

兼治卒中恶腹胀，口不能言。又治连年积冷，流注心胸痛，并冷气冲上，落马坠车血疾等症，皆主之。忌口如常法。

九种心疼治不难，狼萸姜豆附参安，附须三两余皆一，攻补同行仔细看。

赤丸方

治寒气厥逆者。

乌头二两（炮），茯苓四两，细辛一两，半夏四两。四味研末，炼蜜为丸，如麻子大，朱砂为衣，食前服，用酒下，每服三丸，日再服。一服不知，稍增，以知为度。

寒而厥逆孰为珍，四两夏苓一两辛，中有乌头二两炮，蜜丸朱色妙如神。

大乌头煎

治腹满，脉弦而紧。弦则卫气不行，即恶寒。紧则不欲食。邪正相搏，即为寒疝。寒疝绕脐痛，若发则白津[①]出，手足厥冷，其脉沉紧者。

---

① 白津：邓珍本《金匮要略方论》、吴迁钞本《金匮要略方论》皆作"白汗"，可从。白汗，不因暑热而大汗淋漓，此是因疼痛剧烈所致。

大乌头五枚，去皮熬，以水三升，煮取一升。去滓，纳蜜二升，煎令水气尽。取二升，强人服七合，弱人服五合。不瘥，明日更服，不可一日更服。

沉紧而弦痛绕脐，白津厥逆冷凄凄，乌头五个煮添蜜，顷刻颠危快挈提。

乌头桂枝汤

治寒疝腹中痛，逆冷，手足不仁。若身疼痛，灸刺诸药不能治者，此汤主之。

乌头五枚，以蜜二斤，煎减半，去滓，以桂枝汤五合解之。合得一升，服二合[①]。不知，即服三合。又不知，复加至五合。其知者如醉状，得吐者为中病。

腹痛身疼肢不仁，药攻刺灸治非真，桂枝汤照原方煮，蜜煮乌头合用神。

回阳急救膏陶节庵方[②]

附子、炮姜、肉桂、人参各五分，白术、茯苓各一钱半，半夏、陈皮各七分，甘草三分，五味子九粒，姜水煎。

回阳救急用六君，桂附干姜五味群，加麝三厘或胆汁，三阴寒厥见奇勋。

益元汤

益元艾附与干姜，麦味知连参草将，葱白童便为引导，内寒外热是慈航。

---

① 二合：原作"五合"，据《金匮要略方论·腹满寒疝宿食病脉证治》改。

① 陶节庵方：原在下段段首，据本书体例移至此处。

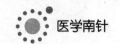

《济生》肾气丸

熟地四两，茯苓三两，山药、山茱、丹皮、泽泻、肉桂、车前子、牛膝各一两，附子五钱，蜜丸，空心米汤下。

肾气丸名别《济生》，车前牛膝合之成，肤膨腹肿痰如壅，气化氤氲水自行。

张景岳曰：地黄、山药、丹皮，以养阴中之真水。山茱、桂、附，以化阴中之阳气。茯苓、泽泻、车前、牛膝等，以利阴中之滞。能使气化于精，即所以治肺也。补火生土，即所以治脾也。壮水利窍，即所以治肾也。水肿乃肺脾肾三脏之病，此方所以治其本。

三生饮

治卒中昏不知人，口眼㖞斜，半身不遂，并痰厥阴厥。

生南星一两，生川乌、生附子各去皮、各五钱，木香二钱。每服一两，加参一两。

三生饮用附乌星，香入些微是引经，参汁对调宗薛氏，风痰卒倒效神灵。

柯韵伯曰：风为阳邪，风中无寒，不甚伤人，惟风中夹寒，害斯剧矣。寒轻而在表者，宜发汗以透邪。寒重而入里者，非温中补虚，终不可救。此取三物之大辛大热者，且不炮不制，更佐以木香，乘其至刚至锐之气而用之，非以治风，实以治寒也。然邪之所凑，其气必虚，但知勇于攻邪，若正气虚而不支，能无倒戈之患乎！必用人参两许，以驾驭其邪。此立斋先生真知确见，立于不败之地，而获万全之效者也。若在庸手，必谓补住邪气而不敢用。此谨熟阴阳，毋与众论，岐伯所以叮咛致告耳。观其每服五钱，必四服而邪气始出。今之畏事者，用乌附数分，必制熟而后敢用，更以

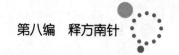

芩连监制之，焉能挽回如此危症哉？古今人不相及如此。

参附汤　术附汤　芪附汤

三方均一君一臣，君药均系一两，臣药均系五钱。

阴盛阳虚汗自流，肾阳脱汗参附求，脾阳遏郁术和附，若是卫阳芪附投。

喻嘉言曰：卫外之阳，不固而自汗，则用芪附。脾中之阳，郁遏而自汗，则用术附。肾中之阳，浮游而自汗，则用参附。凡属阳虚自汗，不能舍三方为治，三方之用大矣。然芪附可治虚风，术附可治寒湿，参附可壮元神，三者亦交相为用。若用所当用，功效若神，诚足贵也。

《近效》白术汤

即术附汤减半，加炙甘草一钱五分、生姜三片、红枣二枚，水煎服。

治风虚头重眩，苦极不知食味。暖肌补中，益精气。

喻嘉言曰：此方治肾气空虚之人。外风入肾，恰似乌洞之中，阴风惨惨，昼夜不息，夹肾中浊阴之气，厥逆上攻，其头间重眩之苦，至极难耐，兼以胃气亦虚，不知食味。故方中全不用风门药，但用附子暖其水脏，白术、甘草暖其土脏，水土一暖，则浊阴之气尽趋于下，而头苦重眩及不知食味之证除矣。观冬月井中水暖，土中气暖，其浊阴之气，不能出于地，岂更能加于天乎？制方之义，可谓精矣，此所以用之而获近效也。

士谔按：此方之妙，全在引火以致水，益肾以化气。喻解精极，惜尚有未透。

附子理中汤

即理中汤加熟附子二钱。

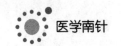

士谔按：附子，肾药也，与参、草之补脾阴，姜、术之助脾阳异矣。仲景曰：理中者，理中焦也，盖以附子治兼脾肾。凡治吐后大泻不止，用此方急回脾肾之阳，原无不可，然仍名理中，则义不切矣。宜陈修园氏斥为时方也。

鸡鸣散

治脚气第一品药，不问男女皆可服。如感风湿流注，脚痛不可忍，筋脉浮肿者，并宜服之，其效如神。

槟榔七枚，橘红、木瓜各一两，吴茱萸、苏叶各三钱，桔梗、生姜各半两。水三大碗，慢火煎至一碗半，取渣。再入水两碗，煎取一小碗。两汁相和，安置床头。次日五更，分三五次冷服之，冬月略温亦可。服药至天明，当下黑粪水，即是肾家所感寒湿之毒气也。至早饭时，必痛住肿消。只宜迟吃饭，使药力作效。此方并无所忌。

鸡鸣散是绝奇方，苏叶茱萸桔梗姜，瓜橘槟榔煎冷服，浮肿脚气效彰彰。

陈修园曰：寒湿之气，著于下焦而不去，故用生姜、吴茱萸以驱寒，橘红、槟榔以除湿。然驱寒除湿之药颇多，而数品皆以气胜，加以紫苏为血中之气药，辛香扑鼻，更助其气，气盛则行速，取着者行之之义也。又佐以木瓜之酸、桔梗之苦，《经》云酸苦涌泄为阴，俾寒湿之气，得大气之药，从微汗而解之，解之而不能尽者，更从大便以泄之，战则必胜之意也。其服于鸡鸣时奈何？一取其空腹，则药力专行；一取其阳盛，则阳药得气也。其必冷服奈何？以湿为阴邪，冷汁亦为阴属，以阴从阴，混为一家，先诱之而后攻之也。

第九编 运气南针

运气推原

《内经》论运气，详言天人相应之理，极精极微。有司天、在泉、间气之分，有主岁、主时太过不及之别，有南政、北政地位之相反，有天符、岁会三合之不齐。名目既繁，文又简奥，遂使后人聚讼纷纷，信疑参半。信之者谓某气主岁，必有某病，治当用某法。准此说也，则只消悬拟六气主方，分配于日历之下，令病家按岁时以觅方自服可也，必无是理。故信者之说，类乎刻舟求剑。疑之者则谓司天、在泉为必无之事，运气不过是圣人诊脉之一法。此则心粗气浮，类乎坐井观天，以蠡测海矣。士谔从学唐师纯斋，风雨晦明，间常讨论运气。一得之愚，颇不遭吾师呵斥，敢质之后之君子？

《经》曰：在天为气，在地成形，形气相感而化万物。又曰：地为人之下，太虚之中者也，冯乎？大气举之也。又曰：升已而降，降者谓天；降已而升，升者谓地。又曰：显明之右，君火之位也。君火之右，退行一步，相火治之。复行一步，土气治之；复行一步，金气治之；复行一步，水气治之；复行一步，木气治之；复行一步，君火治之。相火之下，水气治之。水位之下，土气承之；土位之下，风气承之；风位之下，金气承之；金位之下，

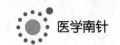

火气承之。君火之下，阴精承之。亢则害，承乃制。观此则知地在太虚之中，所以能载华岳而不重，振河海而不泄者，全赖乎大气举之也。大气何物？何以能举如许之大地？轻若鸿毛，则以大地自能旋转，健行不息也。阴静阳动，大地向右旋转，即感君火、相火之气，则太虚中必有纯阳之巨物，能吸运此大地也可知。向之者为昼，背之者为夜，将向将背之顷为朝暮。知此而信天文家大地绕日阳说之非诞妄矣。环绕有定时，而一岁二十四节气成。升降有定位，而六气主岁太过不及应。迩于日阳则为暑，远于日阳则为寒。将迩之时为春，将远之时为秋也。春夏阳升阴降，秋冬阳降阴升。一则阳出自阴，一则阳潜于阴也。故吾人知一岁二十四节气，即可悟子午卯酉，为一日之二分二至；昼夜朝暮，为一日之春夏秋冬也。吾人知一岁有主时之六气，即可悟每年有主岁之司天、在泉也。盖一岁之所以有节气，每年之所以有司天、在泉，全在此大地转旋之力。知迩于日阳之为暑，即知迩于日阳之为君火、相火司天矣；知远于日阳之为寒，即知远于日阳之为寒水、湿土司天矣。推之于风木，推之于燥金，无不皆然。且天机活泼，大地之健行，非必如天文家所逆测，有呆板轨道，丝毫不误也。故气候亦有时而不齐，则主时之二十四节气，主岁之司天、在泉，虽巡行不忒，而寒暖未必尽符矣。司天、在泉、间气，有时极验，有时或不应者，此也。此《经》所以有南政、北政反其位，天符、岁会三合不齐之说也。昧者不知推测，漫以司天运气为欺人之学，抑何陋也。

　　风寒暑湿燥火，施之者天也，受之者地也。一施一受，万物以成。此犹是所当然语也。吾人当勘进一步，求其所以然之故，则知此六气之所以能感吾大地，仍在大地自身之健行。迩于日阳，远于日阳，其迩其远，相差之程几许也。

在天为气，在地成形，形气相感而化万物。吾人当知气皆天赋，天赋之质，均无性情。雨露霜雪，是其征也。形皆地赋，地赋之质，均有性而无情。草木土石，是其征也。天地相感，气形斯具，气形具则性情备焉。鸟兽虫鱼，是其征也。且即气形具、性情备之鸟兽而分别观之，凡本乎天者亲上，故鸟之卵皆系著于脊。本乎地者亲下，故兽之胎皆系著于腹。即鸟兽本体而合观之，涎涕汗泪，得天之气也；羽毛鳞甲，得地之形也。凡此种种物类，无一非六气之所陶铸。六气之所以陶铸，无一非大地健行之功也。

大气能包举大地，日阳能吸运大地，大地又自能旋转，其所以然之故，仍不过一气之余烈耳。气之上下者曰升降，气之往复者曰出入。窍横之物，皆有出入往复之气；窍竖之物，皆有上下升降之气。何以明之？吾人居室中，试开窗当户而立，虽天静无风，觉有拂拂之气，冲击于吾人。盖窗户系横窍，此即往复出入气也。明乎此而耳目与口之为用可知矣。阳升则井寒，阴升则水暖。以物投井，及叶坠空中，均翩翩不疾者，有升气碍之也。虚管溉满，捻上悬之，水固不泄者，无升气则不能降也。小口空瓶，顿溉不入者，阻其升气，则物亦不能降也。明乎此，而鼻与二阴之为用可知矣，盖均竖窍也。故非出入则无以生长壮老，非升降则无以化收存。盖出入废则神机化灭，升降息则气立孤危也。《经》曰：天枢之上，天气主之。天枢之下，地气主之。气交之分，人气从之，万物由之。明乎此，而司天、在泉、间气，与吾人息息相关之理可知矣。谓为诊脉之一法，乌乎可？

圣人知运气之于吾人，有息息相关之理。故立甲、乙、丙、丁、戊、己、庚、辛、壬、癸十天干以纪五运，立子、丑、寅、

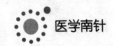

卯、辰、巳、午、未、申、酉、戌、亥十二地支以纪六气。甲子互交，又适合六气之数，故天之五运，地之五行，人之五脏，圣人因无以状之，又欲昭示后人，不得不命名以纪状也。其生克承亢之理，则明示后人以变化活动之机。奈何疑之者类乎坐井观天，信之者近于刻舟求剑。正学失传，甚可痛也！

陈修园运气图

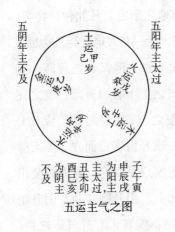

五运主气之图

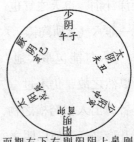

六气主岁及间气加临之图

司天在泉图图说

　　司天、在泉、四间气者，客气之六步也。凡主岁者为司天，位当三之气。司天之下，相对者为在泉，位当终之气。司天之左，为天之左间，右为天之右间。每岁客气始于司天前二位，乃地之左间，是为初气，以至二气三气，而终于在泉之六气。每气各主一步。然司天通主上半年，在泉通主下半年。故又曰：岁半以前，天气

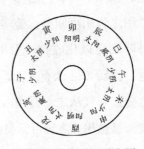

六气主岁太过不及之图

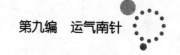

主之；岁半以后，地气主之也。

司天在泉诗

　　子午少阴为君火，丑未太阴临湿土，寅申少阳相火王，卯酉阳明燥金所。

　　辰戌太阳寒水边，巳亥厥阴风木主，初气起地之左间，司天在泉对面数。

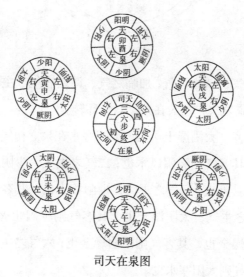

司天在泉图

六气主岁主时主气客气释

　　子午之岁，少阴君火司天，阳明燥金在泉。初气之主气，厥阴风木也，其客气则太阳寒水也；二气之主气，少阴君火也，其客气则厥阴风木也；三气之主气，少阳相火也，其客气则少阴君火也；四气之主气，太阴湿土也，其客气则太阴湿土也；五气之主气，阳明燥金也，其客气则少阳相火也；六气之主气，太阳寒水也，其客气则阳明燥金也。

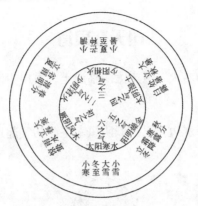

六气主时之图

主时之气，谓之主气；加临之气，谓之客气。主气不移，静而守位。加临之气，司天在泉。六气环转。

丑未之岁，太阴湿土司天，太阳寒水在泉。初气之主气，厥阴风木也，其客气则厥阴风木也；二气之主气，少阴君火也，其客气则少阴君火也；三气之主气，少阳相火也，其客气则太阴湿土也；四气之主气，太阴湿土也，其客气则少阳相火也；五气之主气，阳明燥金也，其客气则阳明燥金也；六气之主气，太阳寒水也，其客气则太阳寒水也。

寅申之岁，少阳相火司天，厥阴风木在泉。初气之主气，厥阴风木也，其客气则少阴君火也；二气之主气，少阴君火也，其客气则太阴湿土也；三气之主气，少阳相火也，其客气则少阳相火也；四气之主气，太阴湿土也，其客气则阳明燥金也；五气之主气，阳明燥金也，其客气则太阳寒水也；六气之主气，太阳寒水也，其客气则厥阴风木也。

卯酉之岁，阳明燥金司天，少阴君火在泉。初气之主气，厥阴风木也，其客气则太阴湿土也；二气之主气，少阴君火也，其客气则少阳相火也；三气之主气，少阳相火也，其客气则阳明燥金也；四气之主气，太阴湿土也，其客气则太阳寒水也；五气之主气，阳明燥金也，其客气则厥阴风木也；六气之主气，太阳寒水也，其客气则少阴君火也。

辰戌之岁，太阳寒水司天，太阴湿土在泉。初气之主气，厥阴风木也，其客气则少阳相火也；二气之主气，少阴君火也，其客气则阳明燥金也；三气之主气，少阳相火也，其客气则太阳寒水也；四气之主气，太阴湿土也，其客气则厥阴风木也；五气之主气，阳明燥金也，其客气则少阴君火也；六气之主气，太阳寒水也，其客气则太阴湿土也。

巳亥之岁，厥阴风木司天，少阳相火在泉。初气之主气，厥阴风木也，其客气则少阳相火也；二气之主气，少阴君火也，其客气则太阳寒水也；三气之主气，少阳相火也，其客气则厥阴风木也；四气之主气，太阴湿土也，其客气则少阴君火也；五气之主气，阳明燥金也，其客气则太阴湿土也；六气之主气，太阳寒水也，其客气则少阳相火也。

主时之气为主气，加临之气为客气。其加临之第三气为司天，能通主上半年；加临之第六气为在泉，能通主下半年。其加临之初气、二气、四气、五气，俱为间气。而初之气为地之左间，二之气为天之右间，四之气为天之左间，五之气为地之右间。客胜为从，主胜为逆。天气左旋，所以迎大地也。故木火土金水，自右行于左。地气右旋，所以就日阳也。故风火湿燥寒，自左行于右。

一年二十四节气，分统于六气，每气各统四节。大寒、立

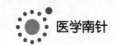

春、雨水、惊蛰，统于初之气；春分、清明、谷雨、立夏，统于二之气；小满、芒种、夏至、小暑，统于三之气；大暑、立秋、处暑、白露，统于四之气；秋分、寒露、霜降、立冬，统于五之气；小雪、大雪、冬至、小寒，统于六之气。

大地，一圆形物也，吾人于何验之？于大地所生之万物，试观草木之干、鸟兽之骨、昆虫之体，以及百果之果、百蔬之子，有一非圆形者乎？即最高贵之吾人，自顶至踵，有一非圆形者乎？大地者，万物之母也，子从母气，即可知大地本体之为圆形矣。惟圆也，故能向右旋转，健行不息。火曰炎上，日阳既属纯阳，必具火性。上者为阳，下者为阴。大地向右旋转，自初之气至三之气，则自下而上，为之从阴出阳。自四之气至终之气，则自上而下，为之从阳引阴。此主时之六气，所以年年不易，名之曰主气也。大地向右旋转，则其自下而上，自上而下，为斜行而非直行也可知。既系斜行，则有偏于阴之时，即有偏于阳之时。六气循环，周而复始。此主岁之司天、在泉、间气，所以年年更易也，名之曰客气也。张飞畴、徐洄溪辈，未曾悉心研究，一笔抹杀，张目之为非《素问》原文，徐斥之为欺人之学，毋乃固乎？

第十编　读法南针

读书法

医学，身心性命之学也。医工，生杀性命之人也。为学不精，虽日抱生人之志，而日行杀人之事，非志杀之，不学杀之也。临事草率，心粗气浮，审证不精，杂药乱投，其蔽也粗，杀人之一也。临证游移，意存规避，不求有功，但求无过，其蔽也苟，杀人之一也。亦知审证，亦知合脉，胆不副识，知而不行，惟以轻药敷衍病家，其蔽也浅，杀人之一也。镂心刻画，一意求深，识为学蔽，标本反差，其蔽也深，杀人之一也。此四等人，尧舜其心，桀纣其政，日杀不辜，吾末如何。然第一、第二系不学者，第三、第四系学者。盖第一等之不学者，必高谈阔论，日以上工自命，目无难题，轻视一切，即俗所谓暴学三年，天下去得，实乃不知死活之人也。第二等则圆滑之流。第三等亦知读书，亦知认证，惜信古不笃，用药未能丝丝入扣。第四等则死读古书，惟知深入，即俗所谓钻入牛角尖者也。此四等人，皆不读书之病也。非不读书也，不知读书法之病也。第一等不过稍事涉猎，未曾悉心研究。第二等则稍曾研究，知难而退，畏古如虎，不敢再读。第三、第四则亦悉心研究矣，惟仅知所当然，而不知所以然，故治辄颠顶，见效甚少也。

士谔不敏，从师五载，临证十年，无一日不治病，无一日不读书。于古人书，每不肯轻易忽略，于常中求其变，于变中合其常，知其所当然，必更求其所以然。潜心默索，彻夜穷研，玩索有得，恍若神悟。每与吾师讨论，往往默契，而临证犹不敢自夸无失，则甚矣医学之难也。读书难，读医书尤难。读医书而得真诠，则难之尤难。虽然，无难也。读书之法，有四字真诀。得之者智，不得者愚。四诀为何？第一字之诀曰信。凡读古书，须先存一信仰心，切不可稍怀疑虑。盖吾学方求自古书，倘怀疑虑，求学之志不诚矣，学何由进？吾须极信其说，更进求其所以然之故。独忆二十年前，士谔初读《素问》，见阴阳五行生克之说，心窃窃疑虑，缘方寸间满怀欧人科学新说，以阴阳五行生克为空谈。屡读屡废，毫无寸进。后病咳血，服西药转剧。延吾师唐纯斋先生诊治，畅聆木火刑金之论。服其方，良效。因思阴阳五行生克，乃数千年来之古学说。此数千年中，岂无聪明特达之士？倘无真理存于其间，决不传流至今也。于是发愤再读，信心稍坚，所获亦稍富。此时心中惟存一中国医学偏于理想、欧洲医学偏于实验，各有所得、两失其平之观念已耳。越半年，信心又稍坚，觉古圣论理之精、察病之细，远出欧医之上。其阴阳五行生克，不过一病变之代名词。俗子不识，致多凿说。又阅一年，学始大进，信心亦愈坚。知古圣天纵之圣，不但洞见脏腑，且亦亲行剖视。其定名论道，天之五运，地之五腑，人之五脏，息息相关之理，与世上所有金木水火土五物，同名而异品，不能混为一谈，视同一物也。夫曰运曰行，均变动不居者也。故火曰炎上，则知五运五行之火是炎上，凡含有炎上之性者，皆可名之曰火，不必专指一火也。水曰润下，凡含有润下之性者，皆可以水视之。推之于曲直之木、从革之金、稼穑之土，无不皆然。且金之所以名从革，为主肃降也。凡物之含有金德者，皆能肃降。炎上是升，从革是降，曲直是条达，稼穑是敦厚，润下是濡泽。明乎此，而五运五行之真理得，其所以生克承亢之理，亦不难进勘而知也。同此《素问》，心怀疑虑，读之毫无寸进；心存信仰，读之学顿大进。此信字诀之所以居第一也。第二字之诀曰静。心粗气浮，则不能辨是非、审美恶。读医书须反复讽诵，潜心默索，知其所当然，更当穷究其所以然。故刘河间、李东垣、朱丹溪、张子和、张洁古、张景岳之学说，主肾主脾，主寒主温，主攻主补，各走极端。人皆病其偏，吾以静心察之，知鹅湖鹿洞，不过仁智偶歧，各有所长，各成其是。甲之说为此病而立，乙之说为彼病而作。用苟得当，无不咸宜。此静字诀之不可少也。第三字之诀曰大。仲景为医中之圣，《伤寒》为医方之祖。而自来读《伤寒论》者，金谓《伤寒论》一百十三方，为伤寒一症而设，正坐此眼光不大之故也。故须放大眼光，知六经统百病，不仅伤寒属六经。太阳之头痛恶寒，阳明之胃家实，少阳之寒热往来，太阴之腹满下利，少阴之但欲寐，厥阴之消渴、气上冲心。伤寒如是，非伤寒亦何尝不如是？故读仲景书者，须放大眼光。知《伤寒论》是治凡百感症圣法，《金匮》是治凡百杂病圣法。此大字诀之为必要也。第四字之诀曰细。读医书须细心探索，不仅一句一字不肯轻易忽略，更须探索到字里行间之外。吾尝谓读书而仅知注意有字处，非善读者。必须注意到无字处，始为善读古书者。况医乃身心性命之学，坐而言，即当起而行。不如此，何能得心应手？吾见庸工治病，偶用古方不应，不咎自己粗率，转谓尽信书则不如无书，于是弃古不学矣。俗子偶读古书，不肯细心探索，转以陶渊明不求甚解自命，误己误人，莫此为甚。吾见叶

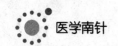

香岩、薛生白、徐洄溪、魏玉横、陈修园、王潜斋等诸名家，其一生学术，得力于读书者大半。而潜斋读书心眼之细，尤为士谔所钦佩者也。潜斋《归砚录》云：《明史》载，光宗谅暗[1]，郑贵妃进美女四人，上不豫。内医崔文昇用大黄药，一日夜三四十起，头目眩晕，不能动履。杨涟疏劾之，云：有心之误耶？无心之误耶？有心则齑粉不足偿，无心则一误岂可再误。上宣涟入，目注久之。方从哲荐李可灼进红丸。上饮汤则喘，药进乃受。上喜，称忠臣者再。顷之，传圣体用药后，暖润舒畅。复进一丸，明旦驾崩矣。从哲拟旨，赏可灼银五十两，以王舜安疏，改罚俸一年。于是言者蜂起，谓文昇情罪不减张差，而可灼次之，并劾从哲。从哲疏辨，自请削夺。可灼遣戍，文昇发遣南京。愚谓此胜国三大案之一，实千古之大疑案也。论者纷纷，迄未得其病情，以文人多不知医耳。吾友仁和徐君亚枝尝云：李可灼进红丸于光宗也，先有奄人崔文昇之用大黄，故尤悔庵拟明乐府，有"大黄一下法不治，红丸遂进补已迟"之句。其谓文昇误下，固然矣；而以红丸为补，则非是。盖光宗之病，阳明实而太阳未罢之证也。史载进红丸后，圣体暖润舒畅，则前此用大黄时，必恶寒无汗，周身拘急之证悉具。大黄之下，汤饮不受，明是误下成结胸之证。红丸者，丸而色红，莫知所用何药。余意必是开太阳兼陷胸之品，所以进后暖润舒畅。史载上不豫于进美女之下，或太阳经、腑均病，配红铅为经腑双解之剂，故其丸色红，则仍是下法，不是补法。嘉言所谓得其下之之力，非得其补之之力者也。至于明旦驾崩，或因小愈而复犯女色。宫闱邃密，外庭莫知。不

---

[1] 谅暗（liáng ān）：指帝王居丧。

然，岂有暖润舒畅之转机，未尝变症，而甫隔一夜，遂能长逝乎？观此，则潜斋读书心眼之细，可见一斑矣。士谔浅陋，寝馈于斯道十有余载。每读有方书，见其方，必先搜求其证据，偶有一二药与证未合，必苦思力索，以探求其所以然；读无方书，审其证，则必悬拟方药，以求与证相合。一息尚存，此志不容少懈。而老大无能，犹不能尽愈诸病，则甚矣医学之难也。

兹将习医必读诸书开列于下：

《灵枢经》《素问》《神农本草》《金匮》《医宗金鉴》《难经》、《伤寒论》、《千金方》、《十药神书》、《外台秘要》、《叶天士医案》、徐洄溪《古方新解》、王潜斋《温热经纬》《潜斋医学丛书》。

下集

唐序

陆君士谔，名守先。医之行，以字不以名，故名反为字掩。而君于著述自署，辄字而不名，故君之名，舍亲戚故旧外，鲜有知者。角里陆氏，系明名臣陆文定公嫡系，为青邑望族，代有闻人，而以医学名世者，则自君始。君为吾邑名儒兰垞先生哲嗣。先生学问经济，名重一邑，而屡困场屋①，以一明经②终，未得施展于世。有子三人，俱著名当世。君，其伯也，仲守经，字达权，季守坚，字保权，均驰声军政界，为世所重，而君之学尤粹。君于医学，极深研几，每发前人所未发。于五运六气、司天在泉，则悟地绕日阳，以新说释古义，语透而理确；于伤寒温热、古方今方，则以经病络病一语解前贤之纠纷。盖君喜与经生家友，每借经生之释经，以自课所学，故所见迥绝衡蹊也。角里在松郡之西，清溪环绕，九峰远拥，地灵人杰，王述庵以经学著名，陈莲舫以医术行世。惜莲舫之道之行，而未有著述；述庵之学之博，而未曾知医。君今以经生之笔，释仲景之书，明经络之分治，示后学以准绳，湖山增色矣。吾闻君之《医学南针》共有上下二集，此其下集也，以辨证、用药、读法为三大纲，较之上集，进一步矣。

是为序。

民国十三年甲子四月同学兄唐念勋纯斋氏谨序

---

① 屡困场屋：指科举不第。

② 明经：明清时期对贡生的尊称，即秀才。

自序

《医学南针》，不过私授及门，初无心于问世。自勉循师命，于庚辰岁付梓后，下里巴人属和竟遍国中，甚非始料所及也。海内读者驰书催促，索出下集，南及滇越，北自幽燕，劳邮人之仆仆，积函盈尺。而余以瘁于酬应，屡作屡辍，延至今夏，始得峻事。计总论之下，分辨证、用药、读法三门，采集成无己、李士材、张路玉、高士宗、徐灵胎、叶天士、邹润安、柯韵伯诸名家精髓者十之六七，而发明伤寒温热之在经在络，细辨谵语谵言之在胃在心，此实编者临证所心得，自命为千虑一得者也。而于各名家学说，为便于编辑计，割裂擅改之咎，知所难免。且有用原文者，有不用原文者，有标名者，有不标名者，取其精而舍其粗，师其意而略其迹，盖本书便于初学之书也。倘欲求各家原文，自有各家之专书在。

民国十三年甲子夏历四月青浦陆守先士谔序于松江医寓

编辑大意

下集程度较上集已高一等，凡切脉、问证等诀已详上集者，不再重复。

辨证为治病之要诀。不知辨证，则云中望月，雾里看花，模糊影响，无一是处。须辨明病是病，证是证，何者是兼证，何者是并病，近果远因，是虚是实，属热属寒，不必解剖而已洞见脏腑，直抉隐微。本书列辨证二十四类，细目六十五个，凡外感、杂病之证，已无不备。

辨证为治病之要诀，辨舌又为辨证之要诀。本书辨舌一篇，乃吾友三十年来治证所心得，名山秘藏，从未肯轻易示人。兹被编者采入，珍同鸿宝，读者万勿等闲视之。

阴阳五行，营卫气血，数千年来从未有透明之注解，不失之艰深，即失之肤廓。本书扫尽陈言，阐明真理，不仅便于初学，轩岐、仲景之道，或可晦而复明乎？

伤寒、温病，聚讼纷纭，已数百载，或谓古方不能治今病，或谓南人无正伤寒。食古不化固非，是今非古亦谬，编者一眼觑破，以经病用经药、络病用络药解除前贤纠纷，于后学不无小补。

《伤寒论》难解字句，编者读书有得，不敢自秘，已尽录本书读书法中。学者即以本书为阶梯，研读仲景《伤寒论》，获益当不浅也。

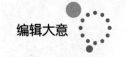

　　用药之分七方、十二剂，犹辨证之分手足六经也，最为扼要，既不顾此失彼，又免挂一漏万。节制之师，动静合度，自然进退皆宜。且本书所辑二百有八方，均有透明之方解，玩索有得，用药自鲜错误。

　　读书最忌囫囵吞枣。囫囵吞枣，读如不读，有何益处？本书各条读法均是编者二十年来读书之心得。老马识途，何敢自秘？读者幸勿畏难就易，是所深望。

第一编　治病总论

病名万计，治法千计，万缕千端。若不挈住病之纲领，窥破病之根源，则大海捞针，从何着手？

一、内伤外因是病之纲领

病名虽多，"内伤外感"，四字可以尽之，则此"内伤外感"四个字，就是病之纲领。风、寒、暑、湿、燥、火，名曰六淫。凡病六淫所侵者，谓之外感。喜、怒、悲、惊、恐、忧、虑，名曰七情。凡七情所病，如喜伤心、怒伤肝、悲伤肺、恐伤肾、思虑伤脾之类，谓之内伤。然有全乎外感、全乎内伤者，有内伤兼外感、外感兼内伤者，治法或分先后，或须兼顾，全在临证时权其缓急轻重也。

二、内因外因是病之根源

凡人之所苦谓之病，所以致此病者谓之因。因者，病之根源也。古人分内因、外因、不内不外因三种，兹简分作两种，便认证也。盖人有皮肉筋骨以成形，所谓躯壳也，而虚其中则有脏腑以实之。其连续贯通者，则纵者有经，横者有络，贯于脏腑之内，运乎躯壳之中，为之道路，以传变周流。今以躯壳经络统属于外，脏腑统属于内。如同一身热，有风有寒，有痰有食，有阴虚火升，有郁怒忧思、劳怯蛊疰之不同，此即因也。风寒痰食均由外感而来，谓之外因；阴虚火升、郁怒忧思、劳怯蛊症，均由内伤而来，谓之内因。同此身热而所以致热之因不同，如是则不得专以寒凉之药治热病矣。

不仅此也，同一感风，有风寒、风热之不同；同一病湿，有湿热、寒湿之各异；痰症，有寒痰、热痰之分；伤食，有肉食、谷食之别。一症偶异，用药迥殊。

病因不同，治法自异。而病非止一症，必有兼症，又当求兼症之因。如身热而腹痛，则腹痛又为一症，而腹痛之因又复不同；如感寒而身热，其腹亦因寒而痛，此腹痛之因与身热之因相合者也；如身热为寒，其腹痛又为伤食，此腹痛之因与身热之因不相合者也。既挈病之纲领，又识病之根源，治病自然少所错误。

三、病症之界限与辨认之方法

"病症"两字，须要分开看。"病"是病，"症"是症。凡病之总者谓之病，病之分者谓之症，故一病必有数症。如太阳中风，是病也，而头项强痛、恶风、身热、自汗、鼻鸣干呕是症也，合之而成为太阳中风病，此为太阳病之本症；若太阳病而又兼泄泻、不寐、心烦、痞闷，此为太阳病之兼症。如疟疾，是病也，而往来寒热、呕吐、恶风、口苦、胁满是症也，合之而成为疟疾，此为疟之本症；若疟而兼头痛、胀满、嗽逆、便闭，此为疟之兼症。若疟而又下利数十行，此乃是兼病，不得称为兼症矣。因疟是一病，痢又是一病，二病各有本症，各有兼症，须一一细心探索何病为急，何病为缓，或宜分治，或宜兼治，成竹在胸，自然投无不利。

凡人之病，或在皮肤肌肉，或在筋骨，或在脏腑，或在经络；有相传者，有不相传者，有久而相传者，有久而终不传者。大抵病之中于经络者易传；其初不在经络，或病甚而流于经络者，亦易传。经络之病，深入脏腑则以生克相传。惟皮肤肌肉筋骨之病不归经络者，则不传。

病之从内出者，必由于脏腑；病之从外入者，必由于经络。其病之情状均有凿凿可征。如怔忡、惊、悸为心胆之病，盖怔忡与悸是心之病，惊是胆之病。泄泻、呕逆为肠胃之病，盖泄泻是肠之病，呕逆是胃之病。又有同一寒热而六经各殊，同一疼痛而筋骨皮肉各别。又有脏腑有病而反现于肢节，肢节有病而反现于脏腑。故不辨外感内伤，则不能挈病之纲领；不求内因外因，则不能识病之根源。而不能认明病与症之分合，更何从挈其纲领，识其根源，故认症尤为紧要。

习医有三要：一曰辨证，二曰用药，三曰读法。不知辨证，何能用药？不知读法，更何能辨证用药？故《南针》所指，列辨证第一，用药第二，读法第三。

第二编 营卫论

《内经》之释营卫也，曰：营者，水谷之精气也，和调于五脏，洒陈于六腑，乃能入于脉也，故循脉上下，贯五脏，络六腑；卫者，水谷之悍气也，其气慓疾滑利，不能入于脉也，故循皮肤之中，分肉之间，熏于肓膜，散于胸腹。又曰：营卫者精气也，血者神气也，故血之与气，异名同类焉。又曰：人受气于谷，谷入于胃，以传于肺，五脏六腑，皆以受气，其清者为营，浊者为卫。营在脉中，卫在脉外。周营不休，五十而复大会。阴阳相贯，如环无端。卫气行于阴二十五度，行于阳二十五度，分为昼夜。故气至阳而起，至阴而止。又曰：卫气者，所以温分肉，充皮肤，肥腠理，司开阖者也。又曰：营气之道，内谷为宝。谷入于胃，乃传之肺，流溢于中，布散于外。又曰：阳主昼，阴主夜。故卫气之行，一日一夜五十周于身，昼日行于阳二十五周，夜行于阴二十五周。是故平旦阴尽，阳气出于目。目张则气上行于头，循项下足太阳，循背下至小指之端，其散者，别于目锐眦；下手太阳，下至手小指之间外侧，其散者，别于目锐眦；下足少阳，注小指次指之间，以上循手少阳之分侧，下至小指之间，别者以上至耳前，合于颔脉，注足阳明，以下行至跗上，入五指之间，其散者，从耳下下手阳明，入大指之间，入掌中。其至于足也，入足心，出内踝下，行阴分，复会于目，故为一周，阳尽于阴，阴受气矣。其始入于阴，常从足少阴注于肾，肾注于心，心注于肺，肺注于肝，肝注于脾，脾复注于肾为周。人气行于阴脏一周，亦如阳行之二十五周，而复合于目。又曰：营出于中焦，卫出于下焦。上焦出于胃上口，并咽以上，贯膈而布胸中，走腋，循太阴之分而行，还至阳明，上至舌，下足阳明，常与营俱行于阳二十五度，行于阴亦二十五度，一周也，故五十度而复大会于手太阴矣。中焦以并胃中，出上焦之后。此所受气者，泌糟粕，蒸津液，化其精微，上注于肺脉，乃化而为血，以奉生身，莫贵于此，故独行于经隧，命曰营气。下焦者，别回肠，注于膀胱，而渗入焉。故水谷者，常并居于胃中，成糟粕而俱下于大肠，而成下焦，渗而俱下，济泌别汁，循下焦而渗入膀胱焉。

营为水谷之精气，卫为水谷之悍气，果何气为精气、何气为悍气？此一问题也。营卫俱为精气，血独为神气，果因何而为精气、因何而为神气？此又一问题也。既受气于谷，入胃传肺，布于五脏，何以清者为营、浊者为卫？其清与浊果因何而分？又一问题也。卫气之行也，始于目终于目，行于六腑之经者二十五周，名曰行阳二十五周；行于五脏之经者二十五周，名曰行阴二十五周。其行也，果借何气以行也？又一问题也。营之出于中焦，卫之出于下焦，果何为而使然？又一问题也。

此五个问题，可以一言解决，曰：气之精气曰卫，血之精气曰营，气外而血内，入内者谓之精气，不入内者谓之悍气，此营为精气、卫为悍气之谓也。营卫俱为精气，血独为神气，以营卫为气血之精气，血主于心，心为君主之官，神明出焉，故曰精气、神气也。清者为营，浊者为卫，以气之能化血者为清，不能化血者为浊也。卫气之行始于目终于目，寤则行于六腑，寐则行于五脏，以借气之行也。营出中焦，卫出下焦，中焦者胃也，下焦者膀胱也。谷气生精，而谷之所入胃也。营是水谷之精气，故出于中焦。膀胱为州都之官，津液所藏，气化能出。气之精者化为卫，气之浊者化为溺。

营卫是气血之精气，而究竟不是气血。气与血均有形有质，营与卫则有形而无质。故皮肤腠理、肌肉筋骨、脏腑精血均可解剖而知，惟营卫则不能解剖而知，以人死则气血已停，营卫已绝故也。

营卫究系何物，士谔习业时曾与同学相互讨论，终不得明了之解释。厥后沉思渺虑，专意玩索，久之始得其解。盖营之于血，卫之于气，犹火之于热，水之于寒也。热从火出，无火则热自灭绝。然火是火，热是热，必不能指热为火。寒由水生，无水则寒自消亡。然水是水，寒是寒，必不能指寒为水。血犹火也，营犹热也，无血不能有营。然血是血，营是营，何能指血为营？气犹水也，卫犹寒也，无水不能有寒。然气是气，卫是卫，何能指气为卫？能知火与热、水与寒之关系，而营卫气血自了然矣。故解剖而求营卫之迹象，是火已熄而求热，水已竭而求寒，必不能也。

第三编　辨证南针

病症之分，已详前论。兹以辨证诸法条列于下，细辨证之异同，便知病之表里，因证立方，投无不效矣。

一、发热　潮热　寒热　烦热　身热

怫怫然发于皮肤之间，熵熵然散而成热者，名曰发热，与潮热、寒热、烦热不同。潮热者，其热如河中之潮水，来去不失其时，一日一发，热有定时。若一日三五度发，即是发热，不是潮热。寒热者，寒热来去分明，即是往来寒热，寒时则不热，热时则不寒。若寒热不分，随寒随热，随热随寒，常常发热，常常恶寒，即是发热恶寒，不是寒热。烦热者，烦而热，为热所烦，其热无时而歇者也，非若发热之怫怫然发于肌表，有时而已，时发时止也。更有身热，全身皆热，热不恶寒，与烦热略相似。所以异者，烦热有烦，身热未必有烦耳。发热，有在表者，翕翕发热是也；有在里者，蒸蒸发热是也。所谓蒸蒸发热者，言若熏蒸之蒸，明其热在肌肉也。发热与烦热是太阳经病，身热与蒸蒸发热是阳明经病，潮热是阳明腑病，寒热是少阳经病。

二、恶寒　恶风

风寒客于营卫之中，则洒淅恶寒。恶寒与寒热不同：寒热者，寒时即不热，热时即不寒；恶寒则随寒随热、随热随寒，啬啬恶寒、翕翕发热同时并发也。恶寒与恶风不同：恶风者，有风则恶，无风即不恶，苟得居密室之内、帷帐之中，即舒缓而无所畏，一或用扇，一或当风，淅淅然而恶矣；至于恶寒者，不待有风而自寒，虽身大热而不欲去衣被，甚至下帏向火而犹不能遏其寒也。此恶寒、恶风之不同也。

三、自汗 盗汗 头汗 手足汗 无汗

不因发散而自然汗出，名曰自汗。自汗之状，濈濈然润，黎黎然出也。有伤寒中风之自汗，如发热、自汗出而不愈者是。有太阳中暍之自汗，如汗出恶寒、身热而渴者是。有风湿之自汗，如多汗出而濡者是。有阳明越热、阳明热结之自汗：如阳明发热汗出此为越热，阳明病发热汗出多者急下者是。若汗出恶风及微恶寒者，为表未解；汗出不恶寒者，为表已解里未和；汗漏不止而恶风，及发汗后恶寒者，为表虚；至于汗出发润与其出之如油，或大如贯珠，着身出而不流，皆为不治之证。

睡而汗出，曰盗汗。盗汗与自汗不同：自汗者不必睡去而汗自出，盗汗则不睡汗不出，才一睡去汗即溱溱①然出矣，觉来即止，而不复出。杂病盗汗为阳虚，外感盗汗为邪在半表半里。因邪气在表，则自然汗出，此则邪气侵行于里，外连于表。睡则卫气行于里，乘表中阳气不致，津液得泄，故睡而汗出，觉则气散于表而汗止。仲景曰：微盗汗出，反恶寒者，表未解也。阳明病，脉浮者，必盗汗。三阳合病，脉浮大上关上，但欲眠睡，目合则汗。此外感盗汗，不能与杂病盗汗混同施治也。

---

① 溱溱：原作"凑凑"，据文义改。

但头部汗出，身无汗者，名曰头汗。盖头为诸阳之会，三阴之经皆上至颈胸中而还，不循于头，独阳脉上循于头，故邪传诸阳，津液上凑，则汗见于头也。头汗之证，约有数端：有热不得越而上达之头汗，如但头汗出，身无汗，齐颈而还，小便不利，渴饮水浆，此为瘀热在里，身必发黄者是也；有热郁于内而不得越之头汗，如热入血室与其虚烦，或阳明被火及水结胸，皆但头汗出者是也；有邪气半在表半在里之头汗，如伤寒五六日，已发汗而复下之，胸胁满微结，小便不利，渴而不呕，但头汗出，往来寒热，心烦，及伤寒五六日，头汗出，微恶寒，手足冷，心下满，口但饮食，大便硬，脉细者是也；有寒湿相搏之头汗，如湿家但头汗出，欲得被覆向火者是也。头汗亦有死证，如关格不通，不得尿，头无汗者生，有汗者死；湿家下之，额上汗出，小便不利者死，下利不止者亦死是也。

余处无汗，只手足汗出，名曰手足汗。手足汗为阳明证，盖四肢为诸阳之本，而胃主四肢，故手足汗为阳明证。有热聚于胃之手足汗，如手足濈然汗出者，此大便必硬也。手足漐漐汗出，大便难而谵语者，下之则愈是也。有寒聚于胃之手足汗，如阳明中寒者不能食，小便不利，手足濈然汗出，此欲作痼瘕是也。夫阳明为津液之主，故阳明病有自汗之证，有头汗之证，有手足汗之证，所以然者，热得外达为热越，故一身自汗；热不得越，则热气上腾，故头汗出；邪聚于胃，则津液旁达，故手足濈然汗出。

无汗之由，约有数端：一因腠理致密也，如太阳病，恶风，无汗而喘，及脉浮紧，无汗发热，及不汗出而烦躁；阳明病，反无汗而小便利，二三日呕而咳，手足厥，苦头痛，鼻干，不得汗，脉浮，无汗而喘，与刚痉者皆是。一因邪气内传也，如阳明病，无汗，小便不利，心中懊恼者，身必发黄，及伤寒发热无汗，渴欲饮水，无表证者，白虎加人参汤主之，与夫三阴为病，不得有汗者皆是。一因于水饮内蓄也，如服桂枝汤或下之，仍头项强痛，翕翕发热，无汗，心下满微痛，小便不利者，桂枝去桂加茯苓白术汤主之者是。一因于无阳也，如脉浮而迟，迟为无阳，不能作汗，其身必痒者是。一因于久虚也，如阳明病，反无汗，其身如虫行皮中之状，此以久虚故者是。更有死证之无汗，如热病脉躁盛而不得汗，是谓阳脉之极，必死。当汗不汗，服汤一剂，病证仍在，至于服三剂而不汗者，死病也。

四、头痛　头眩

三阳经脉皆上于头，而太阳独主一身之表，故病在三阳皆有头痛证，而太阳表病尤以头痛为标识。如太阳病，头痛发热，身疼腰痛，骨节疼痛，恶风，无汗而喘者，麻黄汤主之。太阳病，头痛发热，汗出恶风者，桂枝汤主之。故伤寒不大便六七日，头痛有热者，即未可与承气汤，以头痛属表证也。太阳头痛与阳明、少阳头痛有何分别？曰：头痛而兼项强，恶寒，恶风，脉浮，此太阳头痛也；头痛而兼身热，不恶寒，便闭，不欲食，脉长，此阳明头痛也；头痛而兼寒热往来，胸胁满，口苦，舌干，目眩，脉弦，此少阳头痛也。

三阴之脉，太阴、少阴二经皆上至颈胸中而还，不上循头，惟厥阴之脉循喉咙之后，上入颃颡，连目眦，上出额，与督脉会与顶颠，故厥阴独有头痛证，如干呕吐涎沫，头痛者，吴茱萸汤主之是也，此皆外感头痛也。有头痛痛甚，入连于脑，而手足寒者，此为内伤头痛，不能发散矣。

成无己曰：眊非毛而见其毛，眩非玄而见其玄。眊为眼花，眩为眼黑。眩也，运也，冒也，三者形俱相近。运转之谓运，即是头旋；蒙冒之谓冒，即是昏迷。至于眩有兼运者，名之曰眩运；有兼冒者，名之曰眩冒。眩是少阳症，故太阳与少阳并病，则头项强痛，眩冒时如结胸，心下痞硬，当刺大椎第一间、肺俞、肝俞，慎不可发汗；心下硬，颈项强而眩者，当刺大椎、肺俞、肝俞，慎勿下之。阳明中风亦有头眩症，如阳明病，但头眩，不恶寒，故能食而咳，其人必咽痛者是。至诸逆发汗剧者，言乱目眩者死，则死证矣。

五、项强 体痛 身疼痛 骨节疼痛

项强为太阳经证，其故因太阳之脉上连风府，故头项痛，腰脊强。同一头项强痛、恶寒脉浮，有汗者为桂枝证，无汗者为麻黄证。项强之甚者为几几，同一太阳病，项背强几几，汗出恶风者为桂枝加葛根汤证，无汗恶风者为葛根汤证。更有痉病、结胸病，项亦强急，如病者身热足寒，颈项强急，恶寒，时头热面赤，目脉赤，独头面摇，卒口噤，背反张者，痉病也。其故因太阳伤寒或中风，加之寒湿而成也。太阳病，其证项背强几几然，脉反沉迟者，为痉病，桂枝加瓜蒌汤主之。结胸病，项亦强，如柔痉状，下之则和，宜大陷胸丸。

体与身有别：头与四肢、胸胁与项背谓之体，全身谓之身。凡头项强痛，或胸胁痛，或四肢痛，或脊背痛，或一手一足，与项背痛，皆名曰体痛。全身无一处不痛，则曰身疼，曰身体疼痛。骨之有节处痛，则曰骨节疼痛。痛之甚者谓之疼。凡体痛、身体痛、骨节疼痛，皆属太阳经证。

六、胸胁满　心下满　腹满　少腹满

心之上谓之胸，胃之旁谓之胁。胸膈间气塞满闷曰胸满，与心下满异。胁肋下气胀填满曰胁满，与腹满不同。邪气自表传里，必先自胸膈已，次经心胁而入胃，故胸满多带表证，胁满则为半表半里证。如下后，脉促胸满者，桂枝去芍药汤主之；太阳与阳明合病，喘而胸满者，不可下，宜麻黄汤：皆表证也。如胸胁满而不去者，小柴胡汤主之；本太阳病不解，转入少阳者，胁下硬满，干呕不能食，往来寒热，尚未吐下，脉沉紧者，与小柴胡汤；伤寒四五日，身热，恶风，头项强，胁下满，手足温而渴者，小柴胡汤主之：皆半表半里证也。胸满更有宜吐证，盖满而不痛谓之痞，而痞又有虚实之分。如发汗，若下之而烦热，胸中窒者，栀子豉汤主之，此虚痞也；病如桂枝证，头部痛，项不强，寸脉微浮，胸中痞硬，气上冲咽喉，不得息者，此为胸中有寒也，当吐之，宜瓜蒂散，此实痞也。

正当心下高起满硬者，名曰心下满。有由误治而成之心下满，有不由误治而成之心下满。误治而成之心下满，又有结胸与痞气之分。盖病发于阳而反下之，热入，因作结胸；病发于阴而反下之，因作痞。结胸之状，硬满而痛；痞之状，满而不痛。如伤寒五六日，呕而发热者，柴胡汤证具，而以他药下之，柴胡证仍在者，复与柴胡汤，此虽已下之，不为逆，必蒸蒸而振，却发热汗出而解。若心下满而硬痛者，此为结胸，大陷胸汤主之。但满而不痛者，此为痞，宜半夏泻心汤。脉浮而紧，而复下之，紧反入里，则作痞，按之自濡，但气痞耳。心下痞，按之濡，其关上浮者，大黄黄连泻心汤主之。太阳病，重发汗而复下之，不大

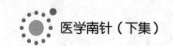

便五六日，舌上燥而渴，日晡所小有潮热，从心上至少腹硬满而痛不可近者，大陷胸汤主之。其不由误治而成之心下满，如病人手足厥冷，脉乍紧者，邪结在胸中。心中满而烦，饥不能食者，病在胸中，当须吐之，宜瓜蒂散。脉浮而大，心下反硬，有热属脏者，攻之，不令发汗，小结胸病正在心下，按之则痛，脉浮滑者，小陷胸汤主之。此不由误治而成之心下满与由误治而成之心下满，治法之不同如此。

肚胀名曰腹满，有里虚、里实之分。如阳明病脉迟，虽汗出不恶寒者，其身必重，短气，腹满而喘，有潮热者，此外欲解，可攻里也。手足濈然汗出者，此大便已硬也，大承气汤主之；若汗多，微发热恶寒者，外未解也，其热未潮，未可与承气汤；若腹大满不通者，可与小承气汤微和胃气，勿令大泄下。少阴病六七日，腹胀不大便者，急下之，宜大承气汤。大下后六七日，不大便，烦不解，腹满痛者，此有燥屎也。所以然者，本有宿食故也，宜大承气汤。发汗不解，腹满痛者，急下之，宜大承气汤。腹满不减，减不足言，当下之，宜大承气汤。此皆里实腹满之治法。伤寒吐后，腹胀满者，调胃承气汤主之，此乃里实夹虚之治法。如本太阳病，医反下之，因而腹满时痛者，属太阴也，桂枝加芍药汤主之；大实痛者，桂枝加大黄汤主之。伤寒下后，心烦腹满，卧起不安者，栀子厚朴汤主之。此皆虚中夹实之治法。如腹满时减，复如故，此虚寒从下上也，当以温药和之。发汗后，腹胀满者，厚朴生姜甘草半夏人参汤主之。此是里虚腹满之治法。

脐以下名曰少腹，所以少腹满即是脐下满。成无己曰：少腹满者，非止气也，必有物聚于此而为之满。所谓物者，尿与血尔。邪气聚于下焦，则津液不得通，血气不得行，或溺或血，留滞于下，是生胀满而硬痛也。如少腹满，应小便不利，今反利者，为有血也。少腹硬，小便不利者，为无血也；小便自利，其人如狂者，血证谛也。太阳病不解，热结膀胱，其人如狂，血自下，下者愈，其外未解者，尚未可攻，当先解外。外解已，但少腹急结者，乃可攻之，桃仁承气汤主之。是小便利之少腹满为蓄血，小便不利之少腹满为蓄水，蓄水即癃闭也，治法迥别矣。

七、虚烦　烦躁　懊恼

何谓虚烦？虚为正气虚，烦为邪气扰。心中郁郁而烦，虽能安卧，不得眠也，盖不得眠与不得卧异。不得眠者犹能安席，不得卧则并不能安席矣。不得卧是躁之状，不得眠是烦之状。仲景形容虚烦之状，曰：虚烦不得眠。闭目一思，病状如见矣。烦之一证，有经发汗、吐、下后之烦，有不经发汗、吐、下后之烦。如发汗、吐、下后，虚烦不得眠，若剧者，必反覆颠倒，心中懊恼，栀子豉汤吐之。发汗若下之而烦热，胸中窒者，栀子豉汤主之。下利后更烦，按之心下濡者，为虚烦也，宜栀子豉汤。伤寒下后，心烦腹满，卧起不安者，栀子厚朴汤主之。伤寒，医以丸药大下之，身热不去，微烦，栀子干姜汤主之。此种烦证，皆经发汗、吐、下后始见也。如小柴胡汤证之心烦喜呕，或胸中烦而不呕；黄连阿胶证之心中烦，不得卧；猪皮汤证之胸满心烦；小建中汤证之心中悸而烦；调胃承气汤证之不吐不下，心烦；瓜蒂散证之手足厥冷，脉乍紧，心中满而烦，饥不能食：皆不经发汗、吐、下而已然也。

何谓烦躁？成无己曰：烦，阳也；躁，阴也。烦，为热之轻者；躁，为热之甚者。士谔则以不简之谓烦，如烦乱、烦多之类；躁动之谓躁，如躁扰、躁闷之类。烦仅发诸言，躁则见诸行。故烦为心之证，躁为肾之证。先烦而后躁曰烦躁，既躁而复烦曰躁烦。烦躁之证，约有数端：一为邪气在表之烦躁，如当汗不汗，其人烦躁，太阳中风，脉浮而紧，不汗出而烦躁，大青龙汤主之者是也；一为邪气在里之烦躁，如病人不大便五六日，绕脐痛，烦躁，发作有时，此有燥屎是也；一因火劫而得之烦躁，如太阳病，以火熏之，不得汗，其人必躁，太阳病二日反躁，火熨其背，令人大汗出，大热入胃，躁烦者是也；一是阳虚之烦躁，如阳微发汗，躁不得眠，与下后复发汗，昼日烦躁，不得眠，夜而安静，不呕不渴，无表证，脉沉微，身无大热者，干姜附子汤主之，发汗若下之，病仍不去，烦躁者，茯苓四逆汤主之是也；一是阴盛之烦躁，如少阴病，吐利手足冷，烦躁欲死者，吴茱萸汤主之是也；一为死证之烦躁，如结胸证悉具、烦躁者死，发热下利、厥逆、躁不得卧者死，少阴病吐利、烦躁、四逆者死，少阴病四逆恶寒而身蜷、脉不至、不烦而躁者死，少阴病五六日，自利复烦躁、不得卧寐者死，是也。

　　成无己曰：懊者懊恼之谓，恼者郁闷之貌。是懊恼之为证，既异郁郁微烦，又非温温欲吐。盖温温借欲吐以求出，郁郁得微烦而稍舒，非若懊恼之懊恼郁闷，不能自道其苦也。懊恼之证有宜吐者、有宜下者：如发汗、吐、下后，虚烦不得眠，若剧者，必反覆颠倒，心中懊恼；阳明病，脉浮而紧，咽燥口苦，胸满而喘，发热汗出，不恶寒，反恶热，身重，若下之则胃中空虚，客气动膈，心中懊恼，舌上苔者；阳明病，下之，其外有热，手足温，不结胸，心中懊恼，饥不能食，但头汗出：俱主栀子豉汤，此宜吐者也。如阳明病，下之，心中懊恼而烦，胃中有燥屎者可攻；腹微满，初头硬后必溏，不可下也；若有燥屎者，宜大承气汤：此宜下者也。

八、舌苔 此篇杨君以叶天士本为本而参入己见，加入方药。

舌之本身曰舌，舌上之垢浊曰苔，舌与苔须分别看。苔有黄白灰黑，舌有紫绛深淡干润晦明。舌之有苔，犹地之有草。外感六淫之邪皆露布于舌，细辨舌质舌苔，即能审病之在表在里、在气在血、属虚属实、是寒是热、是风是湿、是燥是火、是痰是瘀。再体察脉象证据，则病无遁形矣。

舌本无华，是心脾伤也。舌苔垢腻，是胃浊生也，盖胃中有生气，邪入之，苔即长厚，如草根一得秽浊立即长发。若光滑如镜，则胃无生气，如不毛之地其土已枯。舌绛者，舌本现深红色也，舌本通心脾之气，心主营，故邪热入营，舌色必绛。黄白灰黑者，舌上苔之色也。胃为中土，阳明火化，黄则主热，凡邪之入胃化热者，苔色必黄。风为无形之气，感湿为有形之浊邪，故表为风伤者，苔必不厚；脾胃为湿热壅遏者，苔必厚腻。风寒则薄白，风热则薄黄，脾湿则白腻，胃浊则厚黄。冬季温病，苔多薄白少厚腻，倘遇苔薄如霜，罩满边尖者，是少阴心肾同病，较之诸苔尤凶。夏季湿热主令，中气实，病在阳明，苔多厚黄；中气虚，病在太阴，苔多白腻。

苔薄白滑，舌质如常，发热恶寒，脉浮，头痛，鼻鸣，咳嗽，口中和，小溲清，为外感风寒，宜辛温发表，如香附、苏叶、陈皮、甘草、生姜、葱白之类。苔薄白滑，舌质红赤，发热恶寒，咳嗽，口干，甚则夜不得眠，是内热外寒也，宜用葱白、豆豉、童便、银花、连翘表里双解，或桑叶、菊花、杏仁、桔梗、连翘、薄荷、甘草、苇茎辛凉轻解。薄白而干者，肺津伤也，若发热恶寒，津气虽伤，表邪未去，宜连翘、薄荷、黑栀皮、生甘草、绿豆衣、石斛等以解表救津；若发热不恶寒，此为肺热津伤，宜沙参、麦冬、花粉、玉竹、扁豆衣、生甘草、桑叶等以清养肺液。薄黄而滑者，风虽化热，尚未伤津，犹可清热疏表，得以化汗而解；如发热无汗，有头疼恶寒者，银花、连翘、薄荷、荆芥、桔梗、豆豉、甘草、竹叶之类；无头痛恶寒者，栀子、豆豉之类。薄黄而干者，胃中之津已伤，虽苔薄邪轻，亦必闭结难出，宜沙参、石斛、扁豆衣、绿豆衣以甘寒轻剂养津；如津回舌润，仍身热心烦，当再清余邪，泻白（桑皮、地骨皮、生甘草）、栀豉（栀子、豆豉）之类。白润为寒湿，非大温不去，附子、白术之属。口腻则湿渐化热，仅可苦辛微温，厚朴、槟榔之属。口苦而渴者，湿已化热，宜改淡渗苦降微凉，如茯苓、栀子、枳壳、竹茹之属。渴喜热饮者，邪虽化热而痰饮内盛，宜温胆汤加黄连之属；苔白腻者，脾阳湿邪所困，必腹满恶饮，肢体倦怠，形寒不甚身热，或大便溏烂，宜白术、枳壳、砂仁、茯苓以健脾胜湿；若苔白滑亮，舌本无色，微恶寒，脉浮虚，胸微满，小溲少，口中腻，面色㿠，浊沫多，此中虚正不化浊，宜六君以蠲痰补气；若苔白滑亮，舌质色红，两额响，浊沫多，心中烦，不能寐，小溲色黄，大便难，此肺失清肃，肝热内扰也，宜川贝、竹茹、百合、瓜瓣以清肃肺肝；苔白厚干燥，不大便六七日，反不甚身热，此浊结胃燥气伤，当与知母、花粉、川贝、竹茹生津液而润大便，或加甘草令其甘守津还，若津还而便闭，宜去甘草加黄连；有苔白，中心黄厚而干燥，呕恶不能进勺水，大便硬者，此胃弱浊逆火升，宜人参、黄连扶胃降浊；若小便溲少者，此肺气不降、胃气上逆也，可加旋覆梗、秋石；有苔厚，垢浊如酱色，口腻而似干，喜水，入口不欲咽，或小溲短涩，或便溏不多，此等苔证必浊热为冷饮所遏，膈有停水，宜干姜、黄连、苍术、厚朴、豆卷、茯苓消水化浊；有苔糙不厚，望之干涩，扪之则润，口干不欲饮，胸满不知饥，嗳气吐黄水，洞泄污衣日十余次，头痛恶风，小便如常，脉弦缓，此系伤食夹风，宜葛根、神曲、枳壳、陈皮等升泄导滞；有舌本色淡无华，苔薄糙晦，望之干涩，扪之潮润，身热不扬，神志不清，小溲短热，大便不行，此心脾气血素虚，痰热熏蒸心包，宜远志、连翘、川贝、栝蒌等通心气而滑润开痰；有苔微而中心焦黄，不大便六七日，但欲寐，表热撤，口干不甚欲饮，脉沉实者，此邪热传在少阴，宜小承气汤通腑气以救脏阴；苔白不渴，多夹痰湿，胸前拒按者，必先开泄，轻者如橘、蔻、菖、薤，重者如枳实、连、夏；若舌本不赤，苔色灰白，或黄白相兼，外证不渴，此是阳气不化，阴邪壅滞，慎不可乱投寒滑泄以伤阳，恐其中有外邪未解。里先结者，或邪郁未伸，或素属中冷，虽有脘中痞闷，宜从化气透表，达归于肺，如近世之橘、蔻、杏、桔，是轻苦微辛，具流动之品可也。大凡外感证之苔，或白，或灰白，或黄白相兼，渴欲热饮，大便秘，小溲长而多，此乃中虚感证，大忌利药，因前阴愈利，后阴愈竭也。当用白术作堤，令其水向后阴，大便自然得解。灰色苔，初起即灰，则灰在中心，若灰而厚腻，同系痰湿，至病六七日不解，或旬日以上，苔薄前半起灰，或色如烟煤，罩满边尖者，此系正气不支，肾气外露，未可目为痰湿。苔黄或浊，为胃有浊热，脘中按之痛，或自痛，或胀满，不大便五六日，是胃

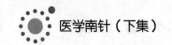

浊已结，当用苦泄，可与小陷胸汤或泻心汤随证治之，以其脘处于中，入腹近也。所谓苔黄或浊，须要有地之黄，其苔黏而砌，不甚光滑，若光滑者，此乃竭光，系无形湿热，中有虚象，大忌前法。

脐以上为大腹，或满，或胀，或痛，此必邪已入里，表证必无，或存十之一二。须要验之于舌，或黄甚，或如沉香色，或灰黄色，或中有断纹，皆当下之，如小承气法，用槟榔、青皮、枳实、元明粉、生首乌等。若未见此等舌，不宜用此等药。仲景云：舌上苔滑者，不可攻之。恐其中有湿聚太阴为满，或寒湿错杂为痛，或气壅为胀。

黑苔热之极，然而黑苔大有虚实寒热之不同。虚则神清而倦怠，因元本之神散耗；实则神昏而言壮，因元本之神凝聚。喜饮者为热，不喜饮者为寒。舌上黑燥，而中心苔厚者，乃胃浊邪热干结，急急以大承气汤咸苦下之。舌上黑燥，而苔微薄者，乃津枯火炽，急急以黄连阿胶汤泻南补北。独舌根黑燥者，乃热在下焦，仿承气例下之。独舌尖黑燥者，乃心火自焚，仿牛黄清心丸（牛黄、朱砂、黄连、黄芩、山栀、郁金）救之。有病起发热胸闷，遍舌黑色而润，外无险恶情状，此胸膈素有伏痰，用薤白、栝蒌、桂枝、半夏，或桔梗、枳壳并效。又温热病过服寒凉，胃阳被抑，往往苔变黑色，若不转手温剂，多致误事。有中心黑润，而舌本紫赤者，乃暑热夹血，当清热散瘀，银花、连翘、丹皮、郁金之属。舌本如常者，血分无瘀热也，仍作伏痰治。

有苔黑薄而滑润，舌本不赤者，此阳虚寒证，水来克火，当用桂、附、参、芪温补救阳。有苔黑如淡墨水，肢冷脉微者，无论润燥，总属虚证，水来克火。有黑苔生刺，望之虽燥，但渴不多饮，或不渴，其边或有白苔，其舌本淡而润者，亦属假热，治宜温补。有散黑而润，四边灰紫者，虚寒舌也；有凝黑而枯，上如鳞甲者，大虚大寒舌也：均宜温补，大忌寒凉。

有苔黑薄而欠润，舌本鲜赤者，此阴分不足，木火内燔，当用地、冬、杞、芍滋补脏阴。盖阴虚而黑者，本苔不甚燥，口不甚渴，其舌甚赤，或舌心虽黑，无甚苔垢，舌本枯而不甚赤，证虽烦渴便秘，腹不满痛，神不昏乱也。

舌无苔而有如烟煤隐隐者，不渴，肢寒，知夹阴病。如口渴烦热，平时胃燥舌也，不可攻之。燥者，甘寒益胃，沙参、石斛、蔗浆、麦冬之属；润者，甘温和中，人参、炙草、大枣、附片之属。此何故？外虽露而里则无也。

黑苔之外，又有蓝苔。舌本色淡而苔微蓝，或现蓝纹者，是心脾气竭，肝水之色发现于外也。客邪虽解，虚邪独胜，当归炙甘草汤以救之。若满舌纯蓝者，无可救药。缘病久先伤火土，继伤金水，肝木无生无克，木色尽行外露故也。

热邪传营，舌色必绛。初传，每多中兼黄白，气分之邪未尽，当用豆豉、杏仁、连翘、梗通泄卫透营，仍从表解，勿使内入。有汗下太过，津液耗竭，亦能令舌色鲜红，柔嫩如新生，惟望之似润，而实燥渴，治法与邪热传营有异。

苔去而舌纯绛者，气分之邪已尽，包络受病也。其绛而不泽，营为热烁，宜凉润血热，如犀角地黄汤（犀角、生地、连翘、甘草）类；绛而润泽，营为热伤，胸有痰浊，宜凉润血热中佐入开泄，如犀角地黄汤加菖蒲、郁金等味；胸有痰浊，必苦胸闷至若神昏谵语，非郁金、菖蒲所能开，必以牛黄丸、至宝丹开之感证发热，热盛昏谵，热退却解者，若误投牛黄、至宝两丸，开门引盗，祸不旋踵，不可不知。若舌上苔浊全去或半去，而舌本色不鲜赤，或淡晦无神，其人必平素血少心虚，最虑外热一陷，夹痰，里络就闭，遂变昏厥痉证，为难治凡心虚血少辈，以痰热熏蒸心包而神昏痉厥者，用鲜菖蒲汁磨羚羊角滴入参汤服佳。舌纯绛，而中心干者，其口必渴，乃心胃火燔，津液劫烁，宜清邪火而保胃津，犀角地黄汤加黄连、石膏之属；舌纯绛而干燥，乃火邪劫营，胃汁告竭，宜清营热而救胃液，犀角地黄汤加洋参、石斛之属舌纯绛而干燥，心热胃阴告竭，能凉饮者，胃阳尚生，拒凉饮者，胃阳已绝不可救药。胃阴即胃之津液，胃阳即胃之生气。舌绛而光亮者，胃阴亡也，急急酸甘凉润，用芍药、甘草、生地、麦冬、石斛、蔗浆以救之是舌不但亡胃阴，真心之气亦告竭，宜用酸甘凉润。若见肢冷脉微并亡胃阳，参附亦恐不及。舌色绛而不鲜，干枯而痿者，肾阴涸也，急急滋养脏阴，用生地、鸡子黄、天冬、枸杞、阿胶、五味以救之；舌绛而有碎点白黄者，乃营热化毒，当生疳也，银花、玄参、人中黄、芦根之属；舌绛而有大红点者，热毒乘心也，生地、黄连、犀角、金汁之属；其有舌上出血如溅，亦是热毒乘心，用蒲黄止之；舌独中心绛干者，此胃热，心营受灼，烦热渴饮者，当心胃两清，白虎汤加生地、黄连、犀角、竹叶、莲子心之属；至津枯火盛，延及于尖，当再加洋参、麦冬，并以梨汁、蔗浆频服；舌独舌尖绛干者，此心火上炎，用导赤散泻其腑，加入童便尤良独中心绛干，四周依然有苔，可知；独舌尖绛干，尖后依然有苔可知。舌绛，望之若干，扪之有津，此津亏湿热熏蒸，将成浊痰，蒙蔽心包也，宜凉泄辛开，犀角、川贝、竹茹、菖蒲之属；舌绛而上有黏腻，似苔非苔者，中夹秽浊之气，宜清泄营热中加入芳香，连翘、山栀、银花、丹皮、藿香、佩兰之属；舌绛，欲伸出口，而抵齿难骤伸者，痰阻舌根，有内风也，宜清息镯痰，川贝、覆梗、石决、竹沥之属，气虚者加入人参，舌不绛者加姜汁；舌心干，四边色红，中心或黄或白，而烦热渴饮者，此非血分，乃上焦气热烁津，散其无形之热，凉膈散连翘、薄荷、黄芩、山栀、大黄、芒硝、甘草、竹叶、白蜜主之；苔白底绛，湿遏热伏，当先泄湿透热，菖蒲、豆卷、连翘、青蒿之属。第湿开热化，往往舌变为干，勿忧之，再用苦辛甘凉，豆豉、杏仁、桑叶、沙参等味，从里透外，俾得胃气化而津液输布，自能作汗而解；若苔白如粉而滑，舌四边色紫绛者，温疫病初入膜原，未归胃腑，急急透解，莫待传陷而入，为险恶之病，达原饮槟榔、草果、厚朴、黄芩、知母、芍药、甘草、昌阳泻心汤菖蒲、黄连、厚朴、黄芩、半夏、竹茹、苏叶、枇杷叶、芦根，小溲泌涩者加生紫菀，亦须随症加减，不可执也。

温热病，舌绛而白苔满布，或舌上如十余点雪花，或中心有块白苔不褪，皆宜清肃化痰川贝、竹茹、枇杷叶、桑白皮、枳壳、芦根，用雪羹亦妙，即海蜇、地栗。若伏痰内盛，胸闷而神气昏瞀者，宜开痰为治陈皮、半夏、南星、菖蒲、黄连、竹茹。

舌本色紫，关系血滞变色，有虚有实胃中邪结为实，邪不结为虚。舌淡紫或深紫，苔微而青滑，脉微缓，自下利或不利，面黑肢厥，此寒邪中在厥阴、少阴，四逆汤主之，吴茱萸汤亦主之。有舌全紫而干，色如煮熟者，此热邪传在厥阴，垂危之候，用黄连阿胶救之。有舌紫短而团圞[①]，脘中满，此食滞中宫，夹热陷入厥阴，危候也，主黄芩汤去大枣加莱菔、海蜇。舌紫而中兼黄

---

①　圞（luán 李）：圆。

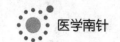

浊，脉沉细，腹满痛者，此属厥阴胃实，小承气汤主之。舌紫而中心干黄，此多酒家蕴毒，外伤于寒，表尽者大承气汤主之，表未尽者大柴胡汤主之。有紫而干晦者，乃肾肝色泛，精血枯矣，身热者桑叶、菊花、杏仁、桔梗、连翘、薄荷、甘草、苇茎、阿胶、枸杞等，身不热者集灵膏人参、枸杞、天冬、麦冬、生地、熟地、牛膝、白蜜，名集灵膏加白芍、五味。有舌紫暗，扪之则湿，身热不凉，夜甚无寐，此胸膈素有宿血，夹热入营而搏，宜清热散瘀，犀角、生地、琥珀、丹参、桃仁、丹皮之属；不尔瘀血与热为伍，阻遏正气，遂便如狂发狂之证。瘀血之外证，口燥，但欲漱水不欲咽，有舌苔如常，舌边布列紫黑块者，此瘀血积在脾经，四物汤加白术、枳实主之，灵虫或可加入地鳖虫、九香虫、穿山甲之类。舌生芒刺，苔多焦黄，喜饮食，是上焦热极，凉膈散主之，其芒刺用青布蘸薄荷水揩之，即去者轻，旋生者重，因芒刺从苔而生乃是无形之气热，故揩之可去，若舌质上之红刺乃有形之血热，揩之不能去也。如渴不消水，脉滑不数，是表邪夹食，用保和丸山楂、神曲、菔子、麦芽、陈皮、连翘、茯苓加竹沥、莱菔汁，或栀豉加枳实并效。凡表邪夹食而生芒刺，其苔必不老黄，舌上必不干燥，当解表消食，若以寒凉郁抑，则谵语发狂愈甚，甚则口噤不语矣。有满舌红刺，苔色老黄，喜热饮，寒少热多如疟状，入夜甚，大便秘，此暑湿为油腻食滞阻遏，宜疏清导滞，菖蒲、藿香、竹沥、连翘、山楂、槟榔、莱菔、海蜇等味。其有苔微，舌质色淡，满舌生淡红圆刺，系心脾虚热所生，或虚体服辛热药逼迫所生。有舌上或黄或白，两边生小赤瘰，或生尖红刺而热痛，身热夜甚者，卫邪有入营之渐，宜气营两解，杏仁、橘红、银花、连翘之属。

舌苔不燥，自觉闷极者，属脾湿胜也，宜疏化湿邪，半夏、陈皮、厚朴、槟榔之属。倘舌上有伤痕血迹，当问曾经搔挖否，不可以有血便为枯证。有神情清爽，而舌胀大不能出口者，此脾湿胃热郁极化风，而毒延于口也，用大黄磨入当用剂内。有舌上白苔黏腻，吐出浊厚涎沫，其口必甘，此为脾瘅，乃湿热气聚与谷气相搏，土有余也，宜芳香化浊，佩兰、藿香、陈皮、茯苓之属，如舌质红赤或小便红热，当加栀子、柏皮。其有苔舌如常，频吐稀黏白沫者，脾虚不能为胃摄液也，宜理中或四君子加益智之类。若舌上苔如碱者，胃中宿滞，夹浊秽郁伏，当急急开泄，否则闭结中焦，谷道不通，即成危候，枳实、槟榔、厚朴、莱菔之属。

苔白微薄，而舌淡红无色，心脾两虚也；干而色不荣者，胃津伤而气无化液也，此皆不可寒凉，仿炙甘草汤以调养之。盖病久苔白微薄，舌本淡红无华，是病伤心脾；若病日无多而舌淡红无华，是心脾之气血素虚；干而色不荣者，脾胃气液两伤。此等苔舌虚多邪少，当培养气液，若用寒凉，杀其胃中生阳，去生便远。更有痹痛脚气，每多舌质无华而舌麻木，此系心阳不足，水气上乘，其小便时或清白，时或红如浓茶而不热臭。有舌淡红无华，苔微滑亮者，痢后疹后最多，病邪虽去，正伤难复也，往往延为肝脾不和，纳食作胀作泻，宜柔肝和脾，柴胡、白芍、木瓜、茯苓、萼梅、山药之属病伤肝脾，虽调理得法，亦难速愈。小便不利者，忌用木瓜。有吐泻后，脾胃之阳受伤，湿浊之邪再聚，舌虽淡红无华，苔则腻浊，宜化浊和中，二陈汤加白术、谷芽之属。病久正虚，舌剥中，腰如脱者，肝肾伤也，集灵膏之属。舌淡苔化者，心脾伤也，六神汤参、苓、术、草、山药、扁豆之属。舌中心

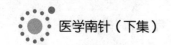

脱液，四边苔厚者，肺胃之液虽亏，膈上有痰饮也。舌上有糜布者，必非暴病。舌淡系肺胃虚热，麦冬汤麦冬、甘草、竹叶、枣肉可用。舌红系阴火上逼，二至丸女贞、旱莲可用。又有浊热熏蒸而为口糜，虽多黄浊，不可不知。至口舌咽喉满布者，此津亡湿浊用事，难治。

初病舌上津液即干者，其原因甚复杂，治法亦不一。如身热恶寒，头痛脉浮，系阳为风遏，胃津不升，宜解表升津，桂枝加葛根汤主之。如脉滑不数，脘中满闷，系痰浊阻中，胃液不潮，宜疏化痰浊，二陈汤加枳、桔主之。以上两舌均喜热饮，干而不燥。如烦热烦渴，舌红目赤者，系里有伏邪，宜凉泄里热，透邪外出，栀子豉汤随其证加味为宜治伏邪有三难：一，伏气初动，未离少阴，早用大剂苦清，阻遏邪气，不救；一，中阳素虚辈，过①用寒凉，杀其生阳，不救；一，邪离少阴，纯系阳明火邪，遽用大剂清热救津，至胃中津竭，即不可救药。如一经身热，至夜半后舌干咽燥心烦者，营分有热，精气素虚也，宜凉泄镇怯，朱砂安神丸朱砂、生地、当归、黄连、甘草主之。如一经寒热，脉虚神惫，无脘闷烦渴而舌即干者，此阳气本虚，不能化生津液，宜扶正祛邪，小建中汤主之此证忌腹满，忌小便不利。如神志昏愦，脉微肢冷，而舌即干者，此真元内匮，不可救药昏愦与昏厥有别，昏愦乃真元内散，昏厥则是风火内闭。

舌卷囊缩，病在厥阴。如苔白舌淡，足冷，脉微缓，此寒邪袭入厥阴，宜当归四逆加吴茱萸生姜汤主之。如苔焦舌红，脉数实，大便秘，或热狂者，此阳明之热陷入厥阴，宜大承气汤

① 过：原作"遏"，据石印本改。

主之。

起病即舌卷囊缩，属厥阴中寒；病延六七日而舌卷囊缩，属传经热邪。但三阴传经热邪，逮至热退，往往反作虚寒。若依然舌卷囊缩者，阳气竭矣，急用参附，或可什中救一。男子囊缩，女子乳缩，皆属厥阴。

舌本短缩，舌名团圝。其舌色无神，而形貌枯瘁者，是为脾肾气败。舌色有神，而形貌不枯瘁者，是为痰阻舌根。

脾肾气败难治。痰阻舌根，当辨其中有热无热。

凡舌本板硬失音，或全舌板硬，灵机失运矣。不拘何色，总属恶候。其有神志不清，语言蹇涩，舌燥者可治，舌润者难治。因舌燥是一时舌转不利，故可治；舌润则口虽欲言舌不得前，死证也。舌红胀大，长出口外，名曰舌胀，此痰热上壅，心脾气络失宣，内治需兼外治：内治，主小陷胸汤；外治，针镰出血，再用冰片、人中白掺之。

舌本细长，舌色干红者，舌名枯细。此心脾气阴告竭，系阴脱阳离，从无他证，亦属恶候，用生脉散人参、麦冬、五味子摄纳扶元以救之。舌色鲜红，频频外出而舔鼻尖者，名曰弄舌。此热邪陷心，至笃之兆，急与犀角地黄汤，或珠粉、竹卷心、莲子心，以凉血清心，间有生者。舌色鲜红，颤掉不安者，名曰战舌。证由劫汗亡阳，心脾气络失宁，故蠕蠕瞤动也，芍药甘草附子汤主之。舌红柔软，而不能动掉者，名曰痿舌。此乃少阴真脏受伤，危重候也，八仙长寿丸六味地黄丸加五味、麦冬主之。病愈余邪未清，房帏不慎，传染平人，名曰阴阳易。阴阳易病有吐舌数寸，少腹里急，热气上冲，头重眼花者，危候也，烧裈散男病用女、女病用男裈裆近阴处，剪一方煅灰主之。

凡中宫有痰饮水血者，舌多不燥。若见烦躁而甘冷饮，未可误认为感寒。凡舌本不赤不燥，虽有烦热口干，未可误认为伤津液也。

舌淡舌红：舌淡为虚，虚有先虚而后病，先病而后虚；舌红为热，热有从表之里、从里之表，均不能混同施治。

大抵舌本舌苔多从病邪为转移，初起之苔、表证苔多色白，色白为寒，寒邪化热则白苔渐转为黄，热愈其黄亦愈甚，热退则黄苔又渐转为白。黄苔白苔，而舌本色不绛者，病在气分也。黄白苔去，而舌色全绛者，胃无浊结，邪已离卫入营矣。胃浊不化，则舌苔厚而病进；胃浊得降，则苔去而病退。苔欲约束舌中，不欲散满边尖，盖舌中属胃，是心脾气充，正胜邪也，舌尖属心，是心脾气负，邪胜正也。

苔之褪也，欲其渐褪，不欲其骤褪。骤褪而忽见大红舌者，君火毕露也，不久即化灰紫。脉微肢冷者，不治。脉和肢不冷者，治之得法，间有生者。

伏气温病自里出表，乃先从血分而后达于气分。故起病之初，往往舌润而无苔垢，其脉或软或弦，或微数，口虽未渴，而必心烦恶热，宜投清解营阴之药，如黑膏豆豉、生地、麝香、雄黄之类，俾伏邪得透出气分，邪归胃腑，苔浊乃布，然后可清气分。伏邪深重者，初起即舌绛咽干，甚则有肢冷脉伏之假象，亟宜仿犀角地黄汤大清其阴分，则黄浊厚腻之苔渐生矣。有伏邪深沉不能一齐外出，需用药得法，而苔去舌淡之后，逾一二日舌复干，绛苔复黄燥，正如剥蕉抽茧，层出不穷，不比暴感温邪，由卫及气，由营而血也。无病之人曰平人，平人舌苔，清晨胃浊未降故较厚，逮浊降清升则苔薄明润矣。然由气秉不同，有平素厚苔者，有微苔者，有中心生黑块者，有舌本纹裂如刀花者，有中心无苔如脱液者，更有染苔，如食枇杷则黄，食橄榄则黑之类，均与病证无涉也。

枫泾杨三辰君，精外科，善针灸，好学深思，于伤寒、温热尤多心得。悬壶吾镇，与士谔交最善。士谔里居时，与君无日不叙。风雨晦明，互事砥砺。士谔之得以有寸进，由师门传授者半，由良友攻错者亦半。此篇《舌苔辨》，乃杨君三十年来经验有得之作也。因苔辨证，因证定方，读者倘能细心体认，诊病用药自少遗憾。

九、衄血 吐血 呕血 咳血 咯血

鼻中出血，名曰衄血，有外感证之衄血，有杂病之衄血。外感证之衄血，大半由于表热，有因衄而解，有不因衄而解。因衄而解者，如其人发烦目瞑，剧者必衄，衄乃解，所以然者，阳气重故也。太阳病脉浮紧，发热，身无汗，自衄者愈。不因衄而解者，如伤寒脉浮紧，不发汗，因致衄者，宜麻黄汤；伤寒不大便六七日，头痛有热者，与小承气汤；其小便清者，知不在里，仍在表也，当须发汗，若头痛者必衄，宜桂枝汤。更有不应衄，而强逼之衄者，如少阴病，但厥无汗，而强发之，必动其血，未知从何道出，或从口鼻，或从目出，是名下厥上竭，为难治是也。外感证致衄之因如何？曰：阳盛则欲衄，阴虚小便难，是衄之因由于阳盛也。欲衄之外状如何？曰：凡伤寒脉浮，鼻中燥，口燥，但欲漱水不欲咽者，是欲衄也。阳明病，口干鼻燥，能食者则衄。杂病之衄血，大半由于里热。《病源》曰：心主血，肝藏血。肺主气，开窍于鼻。血得热则散，随气上，从鼻中出，则病为衄。里热由于肺胃者，宜金匮泻心汤；由于肝肾者，宜生地、玄参辈。

从口而出之血，有吐血、呕血之分。血出无声，撞口而出者，曰吐血；血出有声，呃逆而出者，曰呕血。呕血病由于肝，吐血病由于胃。然吐血有由胸背疼痛者关系乎肺，有由腰胁疼痛者关系乎肝。法虽治胃，需兼顾肺肝。凡治吐血，共有四法：第一是止血，调味顺气为要；第二是化瘀，离经之血是为瘀血，既与好血不相合，反与好血不相能，不化去之，必酿大患；第三是柔络；第四是补虚。呕血治法，大旨同乎吐血。惟作呕由于肝郁，须舒其郁，栀子逍遥散为佳即逍遥散加丹皮、山栀。

咳而吐血，名曰咳血。痰带血丝，名曰咯血。咯血出于心，咳血属于肺。有外感之咳血，属实者多。盖外感失血，病由皮毛内合于肺，自应咳嗽；或由胃中积热，火胜乘金，气上而咳；或由肝之怒火上逆而咳。此皆是咳血之实证。有内伤之咳血，属虚者多。此种咳血，或由阴虚火旺，肺失清肃之令，痿燥作咳；或夹脾经忧郁，心经虚火，以致咳嗽；或肾经阴虚，阳气不附，上越而咳。此皆是咳血之虚证也。更有半虚半实之痰咳，虚多实少之气咳。咯血由于心，心肾同气，阴阳互根，故古人亦谓之，由于肾者，治法总不外养阴清火、平气纳肾。

十、哕 噎

哕与噎不同，噎者但胸喉间气噎塞不得下通，然而无声也，哕则吃吃然有声者也。哕与噎皆胃之疾，但轻重有差尔。如跌阳脉浮则为气噎，脉滑则为哕。又虚寒相搏，反饮水，令汗大出，水得寒气，冷必相搏，其人即噎。伤寒大吐大下后极虚，复极汗出者，其人外气怫郁，复与之水以发其汗，因得哕。然噎之治法，小青龙汤去麻黄加附子。而哕之治法，有潮热时时哕，则与小柴胡汤；哕而腹满，则又视其前后，知何部不利，利之则愈，治法迥殊矣。至太阳中风，以火劫发汗，阴阳俱虚竭，身体枯燥，但头汗出，齐颈而还，腹满微喘，口干咽烂，或不大便，久则谵语，甚者至哕，是极重之候也。又不尿腹满，加哕者不治，是不治之证也。

十一、咳 喘

謦欬之谓咳。咳之为状，肺气上而不下，逆而不收，冲击膈咽，致喉中淫淫如痒，习习如梗，謦欬冲喉而出是也。咳之甚者，续续不已，连连不止，坐卧不安，语言不竟，动引百骸，声闻四近。有外感之咳，有杂病之咳。外感有风寒、风温之殊，杂病有五脏、六腑之异。清贤高士宗论之最详，其言曰：语云：诸病易治，咳嗽难医。夫所以难医者，缘咳嗽根由甚多，不止于肺。今世遇有咳嗽，即曰肺病，随有发散消痰、清凉润肺之药，药日投而咳日甚，有病之经脉未蒙其治，无病之经脉徒受其殃。至一月不愈，则弱证将成；二月不愈，则弱证已成；延至百日，身命虽未告殂，而此人已归不治之症矣。余因推本而约言之，《素问·咳论》云：五脏六腑皆令人咳，非独肺也。是以咳病初起，有起于肾者，有起于肝者，有起于脾者，有起于心包者，有起于胃者，有起于中上二焦者，有起于肺者，治当察其原。察原之法，在乎审证。若喉痒而咳，是火热之气上冲也，火欲发而烟先起，烟气冲喉，故痒而咳。又有伤风初起，喉中一点作痒，咽热饮则少苏[①]，此寒凝上焦，咽喉不利而咳也，或寒或热，治当和其

---

① 苏：缓解。

上焦。其有胸中作痒，痒则为咳，此中焦津血内虚，咽喉不利而咳也，或寒或热而为咳，法当和其中焦，此喉痒之咳而属于上中二焦也。若气上冲而咳，是肝肾虚也。夫心肺居上，肝肾居下，肾为水脏，合膀胱水腑，随太阳之气出皮毛以合肺。肺者天也，水天一气，运行不息。今肾脏内虚，不能合水腑而行皮毛，则肾气从中土以冲上，冲上则咳，此上冲之咳而属于肾也。又肝藏血，而冲任血海之血，肝所主也，其血则热肉①充肤，澹渗皮毛，卧则内归于肝。今肝脏内虚，不合冲任之血，出于肤腠，则肝气从心包以上冲，上冲则咳，此上冲之咳而属于肝也。又有先吐血后咳嗽者，吐血则足厥阴肝脏内伤，而手厥阴心包亦虚，致心包之火上克肺金。心包主血脉，血脉虚，夜则发热，日则咳嗽，甚则日夜皆热皆咳，此为虚劳咳嗽。先伤其血，后伤其气，阴阳并竭，气血皆亏，服滋阴之药则相宜，服温补之药则不宜，如是之咳，百无一生，此咳之属于心包也。又手太阴属肺金，天也，足太阴属脾土，地也，在运气则土生金，脏腑则地天交。今脾土内虚，土不胜木，致痰涎上涌。先脾病而地气不升，因而肺病为天气不降，咳必兼喘，此咳之属于脾、属于肺也。又胃为水谷之海，气属阳明，足阳明主胃，手阳明主大肠，阳明之上，燥气治之，其气下行。今阳明之气不从下行，或过于燥而火炎，或失其燥而停饮，咳出黄痰，胃燥热也，痰饮内积，胃虚寒也，此为肠胃之咳。咳虽不愈，不即殒躯，治宜消痰散饮，此咳之属于胃也。夫痰聚于胃，必从咳出，故《咳论》云聚胃关肺。使不知咳嗽之原，而但以清肺清痰、疏风利气为治，适害已也。外有伤风

---

① 肉：原作"内"，据《医学真传·咳嗽》改。

咳嗽，初起便服清散药，不能取效者，此为虚伤风也，最忌寒凉发散。投剂得宜，可以渐愈。又有冬时肾气不足，水不生木，致肝气内虚，洞涕不收，鼻窍不利，亦为虚伤风，亦忌发散。投剂得宜，至春天和冻解，洞涕始收，鼻窍始利。咳嗽大略，其义如此，得其意而引申之，其庶几乎。

　　咳嗽俗名曰呛。连嗽不已，谓之顿呛。顿呛者，一气连呛二三十声，少则十数声，呛则头倾胸曲，甚则手足拘挛，痰从口出，涕泣相随，从膺胸而下，应于少腹。大人患此，如同哮喘。小儿患此，谓之时行顿呛，不服药至一个月亦愈。所以然者，周身八万四千毛窍，太阳膀胱之气应之以合于肺，毛窍之内即有络脉之血，胞中血海之血应之以合于肝。若毛窍受寒，致胞血凝涩，其血不能澹渗于皮毛络脉之间，气不煦而血不濡，则患顿呛。至一月，则胞中之血一周环复，故一月可愈。若一月不愈，必至两月，不与之药亦不丧身。若人过爱其子，频频服药，医者但治其气，不治其血，但理其肺，不理其肝，顿呛未已，又增他病，或寒凉过多而呕吐不食，或攻下过多而腹满洩泄[①]，或表散过多而浮肿喘息，不应死而死者，不可胜计。此皆是杂病之咳。

　　外感之咳，有风则祛风，有寒则散寒，有热者清热。如仲景治水饮与表寒相合而咳，主以小青龙汤；治水饮与里寒相合而咳，主以真武汤加五味子、细辛、干姜；治阳邪传里，动肺而咳，主以小柴胡汤去人参、大枣、生姜，加干姜、五味子；治阴邪传

---

　　① 洩泄："洩"本是唐人为避李世民讳所用"泄"字，结合中医用字习惯，疑"洩泄"为"泄泻"之误。

里，动肺而咳，主以四逆散加干姜、五味子。进退加减之法，可师也。

气逆而上行，名曰喘。喘之外状，冲冲而气急，喝喝而息数，张口抬肩，摇身滚肚也。仲景治喘，无汗而喘，用麻黄汤；汗出而喘，用麻杏石甘汤；喘而汗出，与葛根黄芩黄连汤；喘家作，则与桂枝加厚朴杏仁汤；伤寒心下有水气而喘者，则与小青龙汤去麻黄加杏仁；短气腹满而喘，有潮热，则下之。

直视谵语，喘满者，死证也。汗出发润，喘不休者，肺绝也。身汗如油，喘而不休，命绝也。此皆是不治之证。

十二、呕　吐

呕与吐有别，有声之谓呕，无声之谓吐。故有干呕而无干吐，因呕或有物或无物，而吐则无有无物者。呕之因，有因于热者，有因于寒者，有因于停饮者；吐之因，无不由于虚冷。故仲景曰：胃中虚冷，故吐也。呕证有治太阳者，有治阳明者，有治少阳者，而吐证则治三阴经者多。古人治呕责之胃，治吐责之脾，颇为扼要。

十三、惊　恐　悸

惊与恐不同，惊与悸更异。闻有声响，惕然而惊者，名曰惊，若安居一室之中，寂无声响，坦然自若矣。恐则耳不闻异声，目不睹异色，亦惶然自惧也。故张子和称：惊自外来，恐由内起。治惊责之肝胆，治恐责之心肾。

筑筑然动，惕惕然不能自安者，名曰悸。悸有阳虚之悸，阴盛之悸。如四逆散加桂之治少阴病四逆，其人或悸，是阳虚之悸也；茯苓甘草汤之治厥而心下悸，是水停心下，阴盛之悸也。

十四、干　渴　消渴

干与渴有别，渴与消渴更大异。口干时欲润口，而得饮即止者，名曰干。饮水多，而饮能解渴者，名曰渴。饮水极多，随饮随渴，而饮不解渴者，名曰消渴。治干责之胃，治渴责之少阴，治消渴责之厥阴。

十五、振　战栗

振者，森然若寒，耸然振动者是也；而身体战摇曰战，中心战惧曰栗。故振与战较，则振轻而战重；栗与战分，则栗内而战外。有蒸蒸而振，有寒栗而振，有振振摇者，有振振欲擗地者。振振欲擗地，治以真武汤；振振摇者，治以茯苓桂枝白术甘草汤；寒栗而振，则气血俱虚也；蒸蒸而振，却汗出则解也。

邪气外与正气争则为战，战者正气胜也。仲景曰：病有战而汗出，因得解者，其人本虚，是以发战也。邪气内与正气争则为栗，栗者邪气胜也。仲景曰：阴中于邪，必内栗也。表气微虚，里气不守，故使邪中于阴也。

十六、四逆　厥

四逆者，四肢逆而不温也。厥者，冷也，甚于四逆也。盖积温则成热，积凉则成寒。故太阳、阳明受邪之时，则一身手足尽热，少阴、太阴受邪之始，则手足自温。至邪传少阴，为里证已深，虽未至厥，而手足又加之不温，是四逆也。若至厥阴，则手足厥冷矣。四逆有因于寒者，主以四逆汤；有因于热者，主以四逆散。厥证亦然。有寒厥，亦有热深厥深之热厥，审察之法，须从他证旁证之。

十七、谵语 谵言① 郑声 独语 狂语 言乱 语言不休

谵语证属阳明，谵言证属少阴。谵言有虚有实，谵语有实无虚。寐而妄语曰谵语，醒而胡言曰谵言。谵语者其热必潮，其腹必满；谵言则热不必潮，腹不必满。谵语有大承气证，有小承气证，有调胃承气证，虽有轻重上下之不同，其为有实无虚，则一也。谵言则有虚有实，实者犀角、牛黄、至宝丹之属，清其热而泄其邪；虚者朱砂、枣仁、五味子、安神丸之属，补其阴而敛其气。

重语曰郑声，言郑重其声，语之又语也。谵语为实证，郑声为虚证，谵言证有属虚、有属实。成无己释郑声为邪音，引《论语》孔子之言为证，实属大误。《论语》之郑声是国风，郑国之乐声也。仲景之郑声，是病人郑声重之语声也。一是状病情，一是正国乐，何得强相牵扯，并为一谈？

无人自语曰独语，大声扬言曰狂语，语无伦次曰言乱，言语不稍休息曰语言不休，均系热证，惟轻重不同耳。

---

① 谵语、谵言："谵"本"谵"之异体，"语""言"自可互训，陆氏不解，强事分别，实则大可不必。若改"谵"为"谵"，则有违陆氏用意，故存其旧貌。读者鉴之。

十八、短气　摇头　直视

气急而短促名曰短气。其外状呼吸频数，不能相续，似喘而不摇肩，似呻吟而无疼痛。有宜发汗之短气，则但坐不能卧也；有甘草附子汤之短气，则汗出，小便不利，恶风，不欲去衣也；有十枣汤之短气，则干呕汗出，不恶寒也；有大陷胸汤之短气，则躁烦，心中懊恼，心下硬，结胸也。

摇头之证有三：一曰摇头言者，里痛也。以里有痛者，语言则剧，欲言则头为之战摇也。二曰独摇头，卒口噤、背反张者，痉病也。以风盛于上，风主动摇故也。三曰阳反独留，形体如烟熏，直视摇头者，谓之心绝。里痛非邪也，痛使之然。痉病非逆也，风使之然。心绝真病也，为难治。

视物而目睛不转动者，曰直视。若目睛能自转动，即非直视。凡病至目直视，邪气已极，证候已逆，多属不治。盖邪气壅①盛，冒其正气，使神志不慧，脏精之气不上荣于目，故直视也。如直视谵语，喘满者死，下利者亦死。狂言反目直视为肾绝，直视摇头为心绝。不识人，循衣摸床，惕而不安，微喘直视，脉弦者生，涩者死。更有发衄家之汗，则额上陷，脉急紧，直视不能眴，不得眠，此则难治之证也。目中不了了，睛不和，无表里证，大便难，身微热，此为内实证，似直视而非直视也。

十九、瘛②疭　筋惕肉瞤

筋脉急，引而缩者，名曰瘛。筋脉缓，纵而伸者，名曰疭。

---

①　壅：原作"拥"，据文义改。

②　瘛：原作"瘛"，为"瘛"之俗误字，兹正之。后不复注。

或缩或伸，动而不止者，名曰瘛疭。瘛疭者，风疾也，而癫痫证必兼瘛疭。故风温被火，剧则如惊痫，时瘛疭，盖热盛则风搏并经络，故四肢瘛疭而不宁也。而太阳终之瘛疭，则戴眼反折，绝汗乃出，大如贯珠，着身不流；肝绝之瘛疭，则四肢动而不止，似瘛疭而无力不得伸缩，名曰四肢漐习，此二证均为不治之证。

筋惕惕然而跳，肉瞤瞤然而动，名曰筋惕肉瞤，此证由发汗过多所致。盖阳气者，精则养神，柔则养筋。发汗过多，津液枯少，阳气大虚，筋肉失所养，故使然也。如脉弱汗出恶风之太阳病，服大青龙汤则厥逆筋逆肉瞤；动气在左，不可发汗，发汗则头眩汗不止，筋惕肉瞤；伤寒吐下后，复发汗，则虚烦脉甚微，八九日心下痞硬，胁下痛，气上冲咽喉，眩冒，筋脉动惕者，久而成痿；太阳病发汗而复下之，表里俱虚，复加烧针，因胸烦，面色青黄，肤瞤者，难治。而真武证之发热头眩，身瞤动，振振欲擗地，亦由太阳病发汗，汗出不解所致。

二十、郁冒 不仁

郁结而气不舒，曰郁。昏冒而神不清，曰冒。仲景曰：诸乘寒者则为厥，郁冒不仁。又曰：太阳病，先下之而不愈，因复发汗，以此表里俱虚，其人因致冒。冒家汗出自愈，所以然者，汗出表和故也。又曰：产妇郁冒，其脉微弱，呕不能食，大便坚。所以然者，血虚而厥，厥而必冒。冒家欲解，必大汗出。由是观之，郁冒之来，为虚极而乘寒可知矣。更有虚极而脱之冒，如少阴病，下利止而头眩，时时自冒者死，是也。

仁者，柔也。肌肉不柔和，名曰不仁。所谓不柔和者，乃麻木之谓。痛痒不知，寒热不觉，一任灸之刺之，屈之伸之，木然不知所以然者，是谓不仁也。不仁之因，由于营卫气血虚少，不能通行之故。何以知之？《内经》曰：营气虚则不仁。又曰：卫气不行则不仁。仲景曰：营卫不能相将，三焦无所仰，身体痹不仁，以此知之。更有尸厥之不仁与命绝之不仁，如少阴脉不至，肾气微少，精血奔气促迫，上入胸膈，宗气反聚，血结心下，阳气退下，热归阴股，与阴相动，令身不仁，此尸厥之不仁也；脉浮而洪，身汗如油，喘而不休，水浆不下，形体不仁，此命绝之不仁也。尸厥当刺期门、巨阙。

二十一、自利

不经攻下，自然溏泄者，谓之自利。自利有因于寒者，有因于热者。杂病自利，多责为寒；外感下利，多由协热。外感下利之治法，如太阳与阳明合病之自利，主以葛根汤，不离发表之法；太阳与少阳合病之自利，主以黄芩汤，不离和解之法；阳明与少阳合病之自利，主以大承气汤，不离攻里之法。

自利不渴属少阴，以其脏寒故也。下利欲饮水者，以有热也。故大便溏，小便自可者，此为有热；自利，小便色白者，少阴病形悉具，此为有寒；恶寒脉微，自利清谷，此为有寒；发热后重，泄色黄赤，此为有热。总之，自利身凉脉小为顺，身热脉大为逆。

下利亦有死证，如下利日十余行，脉反实者，死；发热下利至甚，厥不止者，死；直视谵语下利者，死；下利手足厥冷无脉者，灸之不温，脉不还者，死；少阴病自利，复烦躁不得卧寐者死，是也。

仲景曰：六腑气绝于外者手足寒，五脏气绝于内者利下不

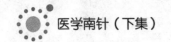

禁，此为脏病，难治。

二十二、动气

筑筑然动跳于腹中者，谓之动气。动气之因，由于脏气不治。随脏所主，故发泄于脐之四旁也。脐左有动气，为肝之内证；脐右有动气，为肺之内证；脐上有动气，为心之内证；脐下有动气，为肾之内证。动气应脏，是皆真气虚也。虽有宜汗、宜吐、宜下之证，万不可汗，万不可吐，万不可下。越人《难经》、仲景《伤寒论》，均悬为禁例。

二十三、发黄

发黄之因不一，"湿热"两字尽之矣。一系内有热而被火致发黄者，如阳明病被火，额上微汗出，小便不利者，必发黄是也；一系阳明热盛致发黄者，如阳明病无汗，小便不利，心中懊恼者，必发黄是也；一系寒湿致发黄者，如伤寒发汗已，身目为黄，所以然者，寒湿在里不解，故是也；一系瘀热在里发黄者，如热内盛，但头汗出，身无汗，齐颈而还，小便不利，渴饮水浆，此为瘀热在里，身必发黄是也。凡身黄如熏黄，色暗而不明者，是为寒湿致黄；身黄如橘子，色明不晦者，是为热盛致黄。湿黄、热黄，以此为辨。

治热盛之黄，其法不一。有泄涤其热者，如茵陈蒿汤之治伤寒八九日，身如橘子色，小便不利，少腹满，黄证是也。有欲解散其热者，如栀子柏皮汤之治伤寒身黄发热；麻黄连翘赤小豆汤之治伤寒瘀热在里，身必发黄是也。有下之而愈者，如抵当汤之治身黄脉沉结，少腹硬而小便自利，其人如狂之蓄血证是也。

形体如烟熏，直视摇头者，为心绝；环口黧黑，柔汗发黄，为脾绝，此皆不治之证也。

二十四、发狂

猖狂不宁谓之狂。狂之为病，阳盛致然。《难经》曰：重阳者狂，重阴者癫。《病源》曰：阳邪并于阳则狂，阴邪并于阴则癫。故阳邪并于阳明，则恶人与火，闻木声即惕然而惊，心欲动，独闭户牖而处，甚则欲登高而歌，弃衣而走，逾垣上屋，其所上之处，皆非素能者。而外感之邪，热毒在胃，并于心脏，使神不宁，而志不定，亦遂发狂也。热入膀胱，则其人如狂，如狂较发狂为轻，盖尚未至于狂也。

第四编 用药南针

对症发药，因病立方，用药之道也。虽然寒热、温凉、攻补同萃一方，而或为杂乱无章，或为开合有法，明乎方剂、违乎方剂之谓也。方剂者，七方、十二剂也。七方之说，创自岐伯。十剂之分，始于徐王[①]。后人益以寒、热两剂，合成十二剂。

七方

万病之来，不外内外两因。风寒暑湿燥火为外因，喜怒忧思悲惊恐为内因。治病之法，不外七方、十二剂。七方者，大小缓急奇偶复也：一曰大方，如大青龙、大柴胡是汗剂之大方，大承气、大陷胸是下剂之大方；二曰小方，如小青龙、小柴胡是汗剂之小方，小承气、小陷胸是下剂之小方；三曰缓方，如甘草汤、桂枝汤、芍药甘草汤、小建中汤之类；四曰急方，如汗剂之麻黄汤，下剂之承气汤，回阳剂之通脉四逆汤、白通汤皆是；五曰奇方，如甘草汤、承气汤之类；六曰偶方，如桔梗汤、麻黄汤、小建中汤之类；七曰复方，如桂枝柴胡汤、桂枝麻黄各半汤、桂枝二越婢一汤之类。昔人以十二剂为制方之体，七方为制方之用。其实方之为言规也、法也，剂之为言齐也。是十二剂不过判别用药之途径，而七方实指示用药之规程。故不知十二剂不能治病，

---

① 徐王：指徐之才。徐氏为南北朝时期望族、世医，之才爵至西阳王，撰有《雷公药对》《徐王八世家传效验方》《徐氏家秘方》等。

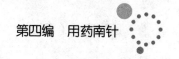

不知七方不能立方。

十二剂

仲景治病惟有汗、吐、下三法，徐之才始化为十剂，后人增入寒、热两剂，成为十二剂，而治法始大备。虽然轻可去实，汗法也；宣可决壅，吐法也；通可行滞，泄可去闭，滑可去着，下法也。其重可镇怯，即禹余粮、代赭石之意；涩可固脱，即赤石脂、桃花汤之意。附子汤、理中丸，非辅可扶弱乎？黄连阿胶汤、复脉汤，非湿可润燥乎？麻黄连翘赤小豆汤，燥可去湿之剂也；白虎、黄连泻心等汤，寒可胜热之剂也；白通、四逆诸汤，热可制寒之剂也。则此十二剂者，仲景书已无不全备。《伤寒论》之治外感、《金匮要略》之治杂病，无不本此，可覆按也。今以仲景诸方为宗，而附入唐宋以来各名家治法，辨明病证病因、阐释药性方义，庶圆机活法，易于触悟，而对证施治，有规矩绳墨可循乎？

轻可去实

轻是指药言，实是指病言。发汗之药，性多轻扬，故曰轻。邪客于营卫则营卫实，客于经络则经络实，故曰实。去者，去其病也。

麻黄汤

麻黄去节，三两　桂枝去皮，二两　甘草炙，一两　杏仁去皮尖，七十枚

上四味，以水九升，先煮麻黄，减二升，去上沫，纳诸药煮，取二升半，去滓，温服八合，覆取微似汗，不须啜粥，余如

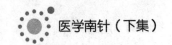

桂枝将息法。

太阳病，头痛发热，身疼腰痛，骨节疼痛，恶风，无汗而喘者，麻黄汤主之。

太阳病与阳明合病，喘而胸满者，不可下，宜麻黄汤主之。

太阳病，十日以去，脉浮细而嗜卧者，外已解也。设胸满胁痛者，与小柴胡汤；脉但浮者，与麻黄汤。

桂枝汤

桂枝去皮，三两　芍药三两　甘草炙，二两　生姜三两　大枣擘，十二枚

上五味，㕮咀，以水七升，微火煮取三升，去滓。适寒温，服一升。服已须臾，啜热稀粥一升余，以助药力。温覆令一时许，遍身漐漐微似有汗者益佳，不可令如水流漓，病不必除。若一服汗出病瘥，停后服，不必尽剂。若不汗，更服，依前法。又不汗，后服小促其间，半日许令三服尽。若病重者，一日一夜服，周时观之。服一剂尽，病证犹在者，更作服。若汗不出，乃服至二三剂。禁生冷、黏滑、肉面、五辛、酒酪、臭恶等物。

太阳中风，阳浮而阴弱。阳浮者热自发，阴弱者汗自出。啬啬恶寒，淅淅恶风，翕翕发热，鼻鸣干呕者，桂枝汤主之。

太阳病，头痛发热，汗出恶风者，桂枝汤主之。

太阳病，下之后，其气上冲者，可与桂枝汤方，用前法。若不上冲者，不可与之。

太阳病，初服桂枝汤，反烦不解者，先刺风池、风府，却与桂枝汤则愈。

病常自汗出者，此为营气和，营气和者，外不谐，以卫气不共营气和谐故尔，以营行脉中、卫行脉外。复发其汗，营卫和则

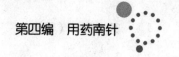

愈，宜桂枝汤。

病人脏无他病，时发热自汗出而不愈者，此卫气不和也，先其时发汗则愈，宜桂枝汤主之。

麻黄既以主气名，然寒伤营者用之，营则属血也；桂枝既以主血名，然风伤卫者用之，卫则属气也。营在脉中，伤之则邪入深，是岂止营病，且并卫病矣。故麻黄汤驱营中之邪，使之发越，自卫而出。卫在脉外，伤之则邪入犹浅，然风邪干阳，阳气不固，必由卫不与营和，斯汗出耳。故桂枝汤散表外之邪，引卫气与营气谐和。虽然，麻黄何以能由营通卫？《本草》谓麻黄苦温，夫苦为在地之阴，是发于阴出于阳矣，犹助以杏仁之疏卫，乃能遂其由阴达阳之用。桂枝何以能由卫和营？《本草》谓桂辛热，夫辛为在天之阳，是发于阳入于阴矣，且助以白芍之通营，乃能遂其由阳和阴之用。盖风寒既伤于外，营卫本皆乖戾，特伤之重者无汗，无汗则以麻黄从阴中达阳，营气乃通；伤之轻者有汗，有汗则以桂枝从阳中召阴，卫气乃和。谓桂枝不入营，麻黄不由卫，可乎？

夫寒着人则水气郁，水气郁则由卫及营。其害有不仅至营而止者，非如麻黄之气味轻扬出入无间，能使在地之水不凝，出地之阳亦不壅者，何以使血脉利营气通耶？是营卫之义不可不明，麻黄、桂枝之用，断不必泥于在营在卫。《脉法篇》所谓脉浮而紧，浮则为风，紧则为寒。风则伤卫，寒则伤荣，荣卫俱病，骨节烦疼，当发其汗者，不为虚设矣。

大青龙汤

麻黄去节，六两　桂枝去皮，二两　甘草炙，二两　杏仁去皮尖四十枚　生姜切，三两　大枣擘，十二枚　石膏碎如鸡子大一块上七味，以水九升，先煮麻黄，减二升，去上沫，纳诸药，煮取三升，去滓。温服一升，取微似汗。汗出多者，温粉扑之。一服汗者，停后服。汗多亡阳，遂虚，恶风，烦躁不得眠也。

太阳中风，脉浮紧，发热恶寒，身疼痛，不汗出而烦躁者，大青龙汤主之。若脉微弱，汗出恶风者，不可服，服之则厥逆，筋惕肉瞤，此为逆也。

伤寒，脉浮缓，但重，乍有轻时，无少阴证者，大青龙汤主之。

病溢饮者当发其汗，大青龙汤主之，小青龙汤亦主之。

小青龙汤

麻黄去节　芍药　细辛　干姜　甘草　桂枝去皮，各三两　五味子半斤　半夏半升，汤洗

上八味，以水一斗，先煮麻黄，减二升，去上沫，纳诸药，煮取三升，去滓。温服一升。

若微利者，去麻黄，加荛花如鸡子大（熬令赤色）。

若渴者，去半夏，加栝蒌根三两。

若噎者，去麻黄，加附子一枚（炮）。

若小便不利，少腹满，去麻黄，加茯苓四两。

若喘者，去麻黄，加杏仁半升（去皮尖）。

伤寒表不解，心下有水气，干呕，发热而咳，或渴，或利，或噎，或小便不利、少腹满，或喘者，小青龙汤主之。

伤寒，心下有水气，咳而微喘，发热不渴，服汤已渴者，此寒气欲解也，小青龙汤主之。

咳逆倚息，不得卧，小青龙汤主之。

妇人吐涎沫，医反下之，心下即痞。当先治其吐涎沫，小青龙汤主之。涎沫止乃治痞，泻心汤主之。

越婢汤

麻黄去节，六两　　石膏半斤　　生姜三两　　甘草二两　　大枣十二枚

上五味，以水六升，先煮麻黄，去上沫，纳诸药，煮取三升，分温三服。恶风，加附子一枚。风水，加术四两。

风水恶风，一身悉肿，脉浮不渴，续自汗出，无大热，越婢汤主之。

大青龙汤与越婢汤对待，固可以知表气疏密；与小青龙汤对待，尤可以知里气虚实。夫麻黄由表实而用，用麻黄弥重者，表弥实，用麻黄至六两已矣，乃大青龙之不汗出。与越婢之续自汗出，固可同日而语与？夫皮毛者，肺之合，肺主卫，卫者一身极外之捍卫也。故表气实者，不聚于营卫皮毛，即聚于肺。心者，覆于肺下，表邪既聚于肺，心气无从发舒，故不汗出而烦躁者，大青龙主之。如盛寒之邪聚于皮毛营卫，虽至一身悉肿，在内之心气犹可发舒，故无大热，续自汗出者，越婢汤主之。聚于上则欲其通于营卫，为汗外泄耳。若在营卫皮毛为肿，则不必桂枝之通，毋庸杏仁之降，此大青龙、越婢之殊也。若小青龙寒水之化聚于中，与大青龙之聚于上，又适相对照，盖聚于上能束缚胸中之阳为内热，聚于中则侵损胸中之阳为内寒。内热则烦躁，内寒则喘咳呕哕。烦躁，故佐以石膏。内寒，故佐以细辛、干姜。然热比于实，寒比于虚，实者治宜急，急者倍麻黄，不急恐石膏增寒于内；虚者治宜缓，缓者半麻黄，不缓恐麻黄、细辛亡阳于外。此又小青龙、大青龙所攸分也。

中风见寒脉，伤寒见风脉，此之谓风寒两伤营卫。主持是说

者非一人，柯韵伯、尤在泾非之，今之说又与柯氏、尤氏所说者异，不合大青龙两条，比类而疏通之，则是说终为无据矣。大青龙扼要为寒水之化聚于上，寒水之化，有风甚于寒者，有寒甚于风者。风性急疾，故脉紧急绞转；寒性凝重，故脉宛转不畅。风甚者，内侵亦甚，则不汗出而烦躁；寒甚者，障蔽亦甚，则身不疼而但重。充其类，风甚者能内为实热，寒甚者能外为肿胀，其源同则其治亦同，而其趋向少有不同，则其变必不能同，故急治之。急治之，故用麻黄至六两也。柯氏之说善矣，然于下条必增入"发热，恶寒，无汗，烦躁"句，其理始可通。尤氏之说亦甚当，然但疏加石膏，不及倍麻黄，于大青龙意义，终未为熨帖。今之说又遗却"无少阴证"句，亦未为全璧。夫少阴证非他，烦躁是也，烦躁非少阴证也。"伤寒一日，太阳受之，脉若静者为不传。颇欲吐，若烦躁，脉数急者为传"，是烦躁为太阳证矣。夫曰烦躁为传，烦躁乃多见于《少阴篇》，是以知烦躁者，实太阳、少阴两经接界证也。是上下两条者，皆针锋相对，无少渗漏。上条冠以"太阳中风，乃脉浮紧，发热，恶寒，不汗出而烦躁"，则与太阳中风应服桂枝汤者异；下条冠以"伤寒，乃脉浮缓，身不疼但重，且乍有轻时"，又与太阳伤寒应用麻黄汤者异，惟其病属麻黄，证见桂枝，病属桂枝，证见麻黄，斯合两方为一方矣。中风证不应烦躁而烦躁，是风性善生热，亟亟乎将入少阴，故不得不以石膏从阴通阳，从阳引阴，截于中道，使从太阳解。然不倍麻黄，则散发无力，恐阴既通阳，阳随阴化，热证未已，寒证复起，是适以害之也。伤寒证应烦躁而不烦躁，是寒性善凝聚，故身重而将入太阴，不得不倍麻黄以发其凝聚，然不加石膏则阴无所守，恐阳邪散，阴亦随之以竭，是适以杀之矣。

观乎《金匮要略》之论饮，曰"饮水流行，归于四肢，不汗出，身体疼重，谓之溢饮"，曰"病溢饮者，当发其汗，大青龙汤主之"，亦可思身重之所以然矣。

桂枝麻黄各半汤

桂枝去皮，一两十六铢　芍药　生姜　甘草炙　麻黄去节，各一两　大枣四枚　杏仁二十四枚，去皮及双仁者

上七味，以水五升，先煮麻黄一二沸，去上沫，纳诸药，煮取一升八合，去滓。温服六合。一云：桂枝汤三合，麻黄汤三合，顿服。将息如上法。

太阳病，得之八九日，如疟状，发热恶寒，热多寒少，其人不呕，清便欲自可，一日二三度发，脉微缓者，为欲愈也。脉微而恶寒者，此阴阳俱虚，不可更发汗、更下、更吐也。面色反有热色者，未欲解也，以其不得小汗出，身必痒，宜服。

桂枝二麻黄一汤

桂枝去皮，一两十七铢　芍药一两六铢　甘草一两二铢　杏仁去皮尖，十六枚　麻黄去节，十六铢　生姜一两六铢　大枣五枚

上七味，以水五升，先煮麻黄一二沸，去上沫，纳诸药，煮取一升八合，去滓。温服一升，日再服。一本云：桂枝汤二升，麻黄汤一升，合为三升，分再服。

服桂枝汤，大汗出，脉洪大者，与桂枝汤如前法。若形如疟，日再发者，汗出必解，宜桂枝二麻黄一汤主之。

桂枝二越婢一汤

桂枝去皮　芍药　甘草　麻黄去节，各十八铢　大枣四枚　生姜一两二铢　石膏碎绵裹，二十四株

上七味，以水五升，煮麻黄一二沸，去上沫，纳诸药，煮取

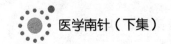

二升，去渣。温服一升。

太阳病，发热恶寒，热多寒少，脉微弱者，此无阳也，不可更汗，宜桂枝二越婢一汤。

《本草》谓麻黄除寒热，仲景亦用麻黄治寒热，此三方均治寒热之方也。虽然治寒热主剂实为柴胡，而此三个寒热不用柴胡而独用此三方，是柴胡所治寒热与麻黄所治寒热当必有别。盖柴胡所主之寒热曰"往来寒热，休作有时"，则与麻黄所主之寒热"一日二三度发，日再发，热多寒少，脉微弱"者有别矣。且此则曰"恶寒"，小柴胡证则曰"外有微热"，可见寒热彼此皆有休时，惟柴胡证则不恶寒但有微热，麻黄证无热而但恶寒。知此，则两证之异昭昭然，无可疑矣。且三方虽用麻黄，法均不离桂枝。桂枝汤，和营之剂也，夫风伤于外，壅遏卫气，卫中之阳与奔迸相逐，不得不就近泄营气为助。是以营气弱，卫气强，当此之时，又安能不调和营气，使散阳气之郁遏，通邪气之相迸？故桂枝麻黄各半汤，桂枝居全汤之半，而桂枝二麻黄一、桂枝二越婢一两方，桂枝且居三分之二也。

小柴胡汤

柴胡半斤　黄芩　人参　甘草炙　生姜各三两　半夏半斤　大枣十二枚

上七味，以水一斗二升，煮取六升，去滓，再煎取三升。温服一升，日三服。

若胸中烦而不呕，去半夏、人参，加栝蒌实一枚。

若渴者，去半夏，加人参，合前成四两半，栝蒌根四两。

若腹中痛者，去黄芩，加芍药三两。

若胁下痞硬，去大枣，加牡蛎四两。

若心下悸，小便不利者，去黄芩，加茯苓四两。

若不渴，外有微热者，去人参，加桂枝三两，温覆，取微似汗，愈。

若咳者，去人参、大枣、生姜，加五味子半升、干姜二两。

伤寒五六日，中风，往来寒热，胸胁苦满，默默不欲饮食，心烦喜呕，或胸中烦而不呕，或渴，或腹中痛，或胁下痞硬，或心下悸、小便不利，或不渴、身有微热，或咳者，小柴胡汤主之。

血弱气尽，腠理开，邪气因入，与正气相搏，结于胁下，正邪分争，往来寒热，休作有时，默默不欲饮食，脏腑相连，其痛必下，邪高痛下，故使呕也，小柴胡汤主之。

伤寒，阳脉涩，阴脉弦，法当腹中急痛，先与小建中汤。不瘥者，与小柴胡汤主之。

伤寒中风有柴胡证，但见一证便是，不必悉具。

阳明病，胁下硬满，不大便而呕，舌上白苔者，可与小柴胡汤。上焦得通，津液得下，胃气因和，身濈然汗出而解也。

妇人中风七八日，续得寒热发作有时。经水适断者，此为热入血室，其血必结，故使如疟状，发作有时，小柴胡汤主之。

伤寒五六日，呕而发热者，柴胡汤证具，而以他药下之，柴胡证仍在者，复与柴胡汤。此虽已下之，不为逆，必蒸蒸而振，却发热汗出而解。

仲景著小柴胡汤之效，曰：上焦得通，津液得下，胃气因和，身濈然而汗出而解。以是知柴胡证，皆由于上焦不通。上焦不通则气阻，气阻则饮停，饮停则生火，火炎则呕吐。半夏、生姜能止吐蠲饮，然不能彻热。黄芩能彻热，然不能通上焦。能通上焦者，其惟柴胡乎？故往来寒热为小柴胡主证，而往来寒热悉本于上焦不通。盖惟痰凝气滞，升降之机始阻，当升不升，则阳怫怒为热，当降不降，则阴鸱张为寒，治其阻者，固不可无，而伐树寻根，终必求其致阻之因，以拔其本，则谓非柴胡之力不可也。虽然，柴胡证仍有不往来寒热者，何居？柯韵伯曰：柴胡为枢机之剂，凡风寒不全在表，未全入里者，皆可用。夫伤寒则呕逆，中风①则干呕，凡伤寒、中风无麻黄、桂枝证，但见喜呕一证，则虽发热者，便可用柴胡汤，不必具往来寒热也。发热而呕，则人参当去，桂枝亦非所宜矣。其目赤、耳聋、胸满而烦者，去参、夏加栝蒌实；脉弦细，头痛发热者，去人参加桂，故曰证不必悉具，方亦遂无定品也。按：呕固是上焦不通，特仍有不往来寒热、不呕用柴胡汤者，亦终有上焦不通形象为据，如心下满、胁下满、胸胁满、胁下硬满、心下支结、胸胁微结、心下急郁郁微烦是也。乃仍有非上焦不通而用柴胡，如阳脉涩、阴脉弦、腹中急痛之用小柴胡，则又当揣其义者。夫柴胡之通上焦，似乎主降，不知其所以降实系升之之力。盖肺不得肝胆之阳上畅，则无以使阴下归，复其升降之常。阳脉涩，阴脉弦，腹中急痛，是阳郁阴中，阴为阳累，既用小建中汤调其肝不愈，势必举其阳，阴则随之以转，此小柴胡在所不得不投矣。或谓：天道下济而光明，地道卑而上行，人身似之，故阴常上朝，阳常下潜。今责其阳升阴降，得无与此违乎？盖阴中有阳，阳中有阴，阴不得阳何以上朝？阳不得阴何以下济？特欲其上之阳与欲其降之阴，此阴阳之粗也；上朝下潜之阴阳，阴阳之精也。故曰：阴者

---

① 中风：原作"中气"，据石印本改。

藏精而起亟也，阳者卫外而为固也。又曰：阴精所奉其人寿，阳精所降其人天。

小柴胡汤治妇人热入血室，必以为柴胡亦入血分矣。不知病虽在血，治仍从气。仲景曰：血弱气尽，腠理开，邪气因入，与正气相搏，结于胁下，邪正分争，往来寒热，休作有时，默默不欲饮食，脏腑相连，其痛必下，邪高痛下，故使呕也。夫邪高谓其所从来，痛下谓其所当及，高者谓胁，下者谓肝，肝与胆地逼气通，势相连属，故邪气自募入腑者，必由腑及脏，及脏则病连血分矣，以其源本系血弱气尽也。虽然少阳之气振则自能庇护，使邪不相侵，腑且不相侵，又何侵脏之虞？是虽名治血，实则治气也。

曰：妇人中风七八日，续得寒热，发作有时，经水适断者，此为热入血室，其血必结，故使如疟状。夫血去则热随血行，血止则热与血结，结之久则为癥为瘕，其暂者亦不过适与相聚，原未根深蒂固也，拔去其邪，热与谁结？此仲景治病，不异庖丁解牛，批郤导窾，两无所伤，不必泥于治血，血分之病，自无不愈矣。

桂枝汤、小柴胡汤俱调和营卫之剂也。桂枝汤治邪之轩轾于营卫，小柴胡汤治邪之出入于营卫，曰：病常自汗出者，此为营气和，营气和者，外不谐，以卫气不共营气和谐故尔。复发其汗，营卫和则愈。非邪之轩轾耶？曰：本柴胡证，反下之，柴胡证仍在者，复与柴胡汤。此虽已下之，不为逆，必蒸蒸而振，却发热汗出而解。非邪之出入耶？邪之轩轾，彼此轻重之谓也；邪之出入，则无彼此轻重。第不能御而阻之，任其欲来则来欲往则往尔。

二方同用姜枣，何也？盖营者，荣养也；卫者，捍卫也。荣养者非能御而阻之，欲其御而阻之，不望捍卫者而谁望？病常自汗出者，视其外，似卫盛而营虚，究其实，则营和而卫疏。故再进一步则曰：发汗后，身疼痛，脉沉迟，则加生姜矣（桂枝加芍药生姜人参新加汤）。蒸蒸而振者，浅窥之，似营强而能托；深揣之，则卫壮而能振。故再退一步，则曰：胁下痞硬，则去大枣矣。以邪在营卫之间，固欲其出，不欲其入也。

葛根汤

葛根四两　麻黄去节，四两　芍药二两　生姜三两，切　甘草二两，炙　桂枝去皮，二两　大枣十二枚

上七味，以水一斗，先煮麻黄、葛根，减二升，去上沫，纳诸药，煮取三升，去渣。服一升，覆取微似汗，不须啜粥，余如桂枝将息及禁忌。

太阳病，项背强几几，无汗恶风者，葛根汤主之。

太阳与阳明合病者，必自下利，葛根汤主之。

太阳病，无汗而小便反少，气上冲胸，口噤不得语，欲作刚痉，葛根汤主之。

桂枝汤加葛根汤

桂枝汤原方，加葛根四两，桂枝、芍药各减一两。余同。

上六味，以水一斗，先煮葛根，减二升，去上沫，纳诸药，煮取三升，去渣。温服一升，覆取微似汗，不须啜粥。

太阳病，项背强几几，反汗出恶风者，桂枝加葛根汤主之。

葛根甘草黄芩黄连汤[①]

葛根半斤　甘草二两，炙　黄芩三两　黄连三两

上四味，以水八升，先煮葛根，减二升，纳诸药，煮取二升，去渣。分温再服。

----

① 葛根甘草黄芩黄连汤：《伤寒论》原作"葛根黄芩黄连汤"。

太阳病，桂枝证，医反下之，利遂不止，脉促者，表未解也，喘而汗出者，葛根黄芩黄连汤主之。

葛根之用，妙在非徒如栝蒌但浥阴津，亦非徒如升麻但升阳气，而能兼擅二者之长，故"太阳阳明合病，自下利者"，"太阳被下，利遂不止，脉促，喘汗者"，咸用之。盖两者之利，为阳盛于外，不与阴交，阴遂不固而下溜。起其阴气，使与阳浃，得曳以上行，则非但使利止，并能使阳之过于外者，随胃阳鼓荡而散矣。又"太阳病，项背强几几，无汗，恶风者"，"太阳病，项背强几几，反汗出恶风者"，亦咸用之。斯二者，又良以挠万物莫疾乎风，燥万物莫熯乎火，风不兼火，能疼痛不能牵强；火不兼风，能恶热不能恶风。惟其风夹火威，火乘风势，经络之间阴液被耗，所谓骨节屈伸淖泽者，遂不能如其常矣。然病之大体，究系太阳中风，本应项强几几然，即项强之尤者，只此一端，萌芽是火，又何能舍其大体，但顾此微末哉？能鼓正阳驱逐邪风，又妙能曳带阴精，泽滋燥火者，舍葛根其谁与归？其有汗无汗，则委麻黄之去取可耳。虽然葛根汤亦治痉①，痉之项背强几几者，反不用葛根，何故？夫栝蒌桂枝汤所治之项背强几几是柔痉也，以痉之燥过于徒有风寒者，故用药遂较退一层，当用葛根汤者降而用栝蒌桂枝汤；若进葛根汤一层，即系大承气汤，夫"刚痉者，胸满口噤，卧不着席，脚挛急，齘齿"是也。今葛根汤所治之痉，无汗且小便少，既不得外达，又不得下泄，其势不能不至气上冲胸，口噤不得语，气既冲胸，其去胸满有几？既已口噤，其去齘齿又有几？所争者，卧不着席、脚挛急一间耳。何况气既

---

① 痉：原作"痓"，乃"痉"之俗误字，据文义改。下不复注。

上冲，其脚已将挛急，口既噤不得语，其势亦将卧不着席耶？故曰欲作刚痉，欲作云者，犹言将成未成也。是葛根之解阳邪，即所以免枳、朴之破泄；其起阴气，即所以免消、黄之涤荡；名曰开发，实所以存阴。可见机势不同，治法遂表里殊异，争此一线机势，使里解化为表解，岂非暗保元气哉？或谓痉病古人皆作夹湿，兹则以为夹燥，得无庚欤？考谓痉夹湿始于孙真人，然验之《金匮要略》，则不容有湿。其论痉病之源三条，一曰：太阳病，发汗太多，因致痉。一曰：风病，下之则痉，复发汗必拘急。一曰：疮家，虽身疼痛不可发汗，汗出则痉。三者何处可挽入湿耶？要之，夹湿自有夹湿之痉，解仲景书，则不必阑入湿耳。

栝蒌桂枝汤

栝蒌根三两　桂枝三两　芍药三两　甘草二两　生姜三两　大枣十二枚

上六味，㕮咀，以水九升，微火煮取三升。温分三服，微汗。汗不出，食顷，啜热粥发。

太阳病，其证备，身体强几几然，脉反沉迟，此为痉，栝蒌桂枝汤主之。

栝蒌桂枝汤与小青龙汤、小柴胡汤同有表邪，同宜解外，同有里热。其有不同者：小青龙、小柴胡证皆未经误治，栝蒌桂枝汤证则因误治而致，一也。太阳病证备，脉反沉迟，为阳证见阴脉，非小青龙、小柴胡所有，二也。虽然，篇中但言太阳证备，并不提及误治，何由知其误治？阳证见阴脉，其病已危，乃用从容不迫之桂枝汤，此互文以见意也。篇中首述病状，旋订病源，缕缕可析，其述病源不曰感受何邪，而曰"太阳病，发汗太多，因致痉"，曰"风病下之则痉，复发汗必拘急"，曰"疮家，虽疼痛，不可发汗，汗出则痉"。历叙三条，总因汗下，其非感触即得，亦复何言？曰发汗太多，则发汗未必误，而太多则误矣；曰下之则痉而复发汗，则下之为一误，复发汗为再误矣；曰不可发汗而汗出则痉者，必发不可发之汗而致痉也。特痉者，方经汗下，内则阴液暴脱，外仍经络壅滞以云乎？阴液暴脱，且见阴脉，则外证不得仍备太阳。今太阳证仍备，且项背强几几然，则沉为阳不入交于阴，迟为脉道泣涩不前矣。夫阳欲入阴而阴不承，则阴与阳乌能交，则阴何自而化？阳何自而生？太阳证备，还治以太阳之法，阴不承阳，则必取生阴之速者以益上中之液，使得与阳交。生阴之速，益上中之液者，舍栝蒌根其谁取耶？是知栝蒌桂枝汤之用栝蒌根，盖使独当一面，其任较之小青龙、小柴胡以渴而去半夏加入者为倍重。盖阴在内为阳之守，阳在外为阴之使。明乎此，则将作刚痉之用葛根汤，以起阴而泄阳；既作刚痉之用大承气，以存阴而承阳，一以贯之矣。

麻黄附子细辛汤

麻黄去节，二两　细辛二两　附子一枚，炮

上三味，先煮麻黄，减二升，去上沫，纳诸药，煮取三升，去滓。温服一升，日三服。

少阴病，始得之，反发热，脉沉者，麻黄附子细辛汤主之。

麻黄附子甘草汤

麻黄去节，二两　甘草二两，炙　附子一枚，炮

上三味，以水七升，先煮麻黄一两沸，去上沫，纳诸药，煮取三升，去渣。温服一升，日三服。

少阴病，得之二三日，麻黄附子甘草汤微发汗，以二三日无

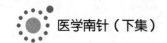

里证，故微发汗也。

少阴病，始得之，反发热，脉沉者，麻黄附子细辛汤主之。少阴病，得之二三日，麻黄附子甘草汤微发汗，以二三日无里证，故微发汗也。夫以不用细辛为微发汗，则用细辛为大发汗矣。以无里证不用细辛，则细辛为里证用矣。里证谓何？吐利、手足厥冷是也。细辛非治吐利、手足厥冷之物，少阴病始得即用之者，盖始得病即脉沉发热，沉为在里，病已决在少阴，若少蹉跎，必至吐利、手足厥冷，故乘其外有发热用麻黄、附子，一治其内，一治其外，然不得细辛自阴精中提出寒邪，则温者温、散者散，犹未能丝联绳贯，使在内之邪直从外解也。若至二三日，犹无吐利、手足厥冷，则直是内本脏寒，外被寒着，互相勾引，势将入内，故不必细辛之提曳阴寒，但以甘草缓其内入，能得微汗即便愈矣。然则细辛治吐利、手足厥冷，亦有据欤？是其义在当归四逆（当归、桂枝、芍药、细辛各三两，甘草、木通各二两，大枣二十五枚，名当归四逆汤。治手足厥寒，脉细欲绝）汤、乌梅丸（乌梅、细辛、干姜、当归、黄连、附子、蜀椒、桂枝、人参、黄柏，蜜丸，梧桐子大，治伤寒脉微而厥、蚘厥）二证可验也。特彼二证是寒邪附于血，此则寒邪附于精耳。然则少阴吐利四逆证，有用吴茱萸汤者，有用四逆汤者，有用附子汤者，有用白通汤者，有用通脉四逆汤者，皆不兼用细辛，岂其寒非着阴精耶？是又不然。夫诸证皆无外热，是以不得用细辛，惟通脉四逆汤证有之，又系阳已虚不可汗者，故虽亦欲通阳，不过①至用葱、用生姜、用桔梗已耳，此则直欲其汗，故与麻黄比而奏功也。然

---

① 不过：原作"不通"，据石印本改。

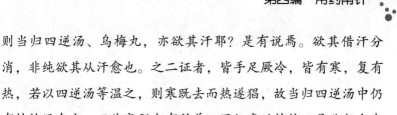

则当归四逆汤、乌梅丸，亦欲其汗耶？是有说焉。欲其借汗分消，非纯欲其从汗愈也。之二证者，皆手足厥冷，皆有寒，复有热，若以四逆汤等温之，则寒既去而热遂猖，故当归四逆汤中仍有桂枝汤在内，以其寒邪内有所着，用细辛助桂枝，是犹与向者之助麻黄同一理也。若乌梅丸则乌梅、黄连为君，益以黄柏沉寒，附子、细辛仅得君药三之一，是其大致为清剂，以余寒尚有所附，恐其热去寒生，故以细辛提之使出，以附子、干姜化之，遂寒热俱消，太和复旧耳。要之，药之功能非有异，而调处之多方，制剂之各别，遂使之若有异者，故既不得舍药性论方，又不容舍方义论药矣。

桂甘姜枣麻辛附子汤

桂枝　生姜各三两　细辛　甘草　麻黄各二两　附子一枚，炮
大枣十二枚

上七味，以水七升，先煮麻黄，去上沫，纳诸药，煮取二升，分温三服。当汗出如虫行皮中，即愈。

师曰：寸口脉迟而涩，迟则为寒，涩为血不足。趺阳脉微而迟，微则为气，迟则为寒，寒气不足即手足厥冷，则营卫不利，营卫不利则腹满胁鸣，相逐气转，膀胱营卫俱劳。阳气不通即身冷，阴气不通则骨疼，阳前通则恶寒，阴前通则痹不仁。阴阳相得，其气乃行，大气一转，其气乃散。实则失气，虚则遗溺，名曰气分。

气分，心下坚，大如盘，边如旋盘，桂甘姜枣麻辛附子汤主之。

桂甘姜枣麻辛附子汤所治之气分，为寒着于何所耶？然其在内者，曰"心下如坚大如盘，边如旋盘"；其在外者，曰"手足逆冷，腹满胁鸣，身冷骨疼"；其脉，在寸口曰迟涩，在趺阳曰

微迟，则其寒为与胸腹之津液相搏矣。是病也，上则心阳不舒，下则肾阳难达，是故桂枝汤畅心阳之剂也，麻黄附子细辛汤鼓肾阳之剂也，二方诸味分数皆与《伤寒论》无异，惟细辛则多用一两，与小青龙汤同，麻黄较之小青龙汤少用一两，是则其中有故矣。夫补上治上制以缓，补下治下制以急。小青龙汤其治在上，则此汤其治在下可知矣。且肾主分布五液于脏，寒邪之依津液者，虽有在上、在下之不同，然其本莫不根于肾。细辛本入肾，能提散依附津液之邪，安得不重之耶？是证之解也，仲景著其义曰"阴阳相得，其气乃行，大气一转，其气乃散"，又著其状曰"服药后当汗出如虫行皮中"。夫欲其阳回阴戢，诸味所能也；欲其阴阳相得，非细辛不能也；欲其汗出，亦诸味所能也。惟然则联二方而重细辛，非无故矣。

防风通圣散

防风　川芎　当归　芍药　大黄　薄荷　麻黄　连翘　芒硝各半两　石膏　黄芩　桔梗各一两　滑石　甘草各三两　荆芥　白术　栀子各二钱　生姜三片

上为细末，每服三钱。

风热壅盛，表里三焦皆实者，此方主之。

此河间治风热表里俱实之方也。吴鹤皋氏释之曰：防风、麻黄，解表药也，风之在皮肤者，得之犹汗出而泄；荆芥、薄荷，清上药也，风热之在巅顶者，得之由鼻而泄；大黄、芒硝，通利药也，风热之在肠胃者，得之由后而泄；滑石、栀子，水道药也，风热之在决渎者，得之由溺而泄。风淫于膈，肺胃受邪，石膏、桔梗清肺胃也，而连翘、黄芩又所以祛诸经之游火。风为患，肝木主之，川芎、归、芍和肝血也，而甘草、白术所以和胃气而健脾。刘守真氏长治于火，此方之旨已无不详。亦治失下发斑，三焦火实，全方除硝、黄，名曰双解散。解表有防风、麻黄、薄荷、荆芥、川芎，解里有石膏、滑石、黄芩、栀子、连翘，复有当归、芍药以和血，桔梗、白术、甘草以调气，营卫皆和，表里俱畅，故曰双解。本方名曰通圣，极言其用之妙耳。

吴氏之解非不甚善，第士谔按本方全剂共一十四两一钱，而防风、川芎、当归、芍药、大黄、薄荷、麻黄、连翘、芒硝九味各半两，石膏、黄芩、桔梗三味各一两，滑石、甘草二味各三两，荆芥、白术、栀子三味止各二钱，生姜一味止三片，是祛风之药占全剂三分之一不足，清热之药居三分之一有余，而甘草、白术、芍药不过为和养之用。夫证曰风热壅盛，表里皆实，必身热而畏风，心烦而喜饮，恶食而不大便也可知。麻黄、桔梗协防风、薄荷、川芎、当归、荆芥而表实以开，表既不实，在经在络之壅滞自去；大黄、芒硝协黄芩、栀子、连翘、黄连而里实以开，里既不实，在脏在腑之壅滞自去。既曰风热壅盛，则风不兼热断非所宜，风热而不壅盛亦非所宜；风热壅盛矣，或表实而里不实，或里实而表不实，亦不能投。仲景之治病也，表里俱实，必先治其表，后治其里；表实里虚，则先治其里，后治其表，从未有表里并治者，自有此方，而仲景之法一变矣。

九味羌活汤 张元素方，一名冲和汤

羌活　防风　川芎　白芷　细辛　苍术　黄芩　甘草　生地
加生姜三片，葱白三茎，水煎服。

四时感冒，风寒风湿，发散之通剂。风热、风温、湿气即不相宜。

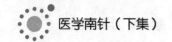

活人败毒散 朱肱《活人书》

羌活　独活　前胡　柴胡　川芎　枳壳　茯苓　桔梗　人参
各一两　甘草五钱

上为细末，每服二钱，水一盏，入生姜三片，煎七分。温服，或沸汤点服。

治伤寒温疫，风湿风眩拘蜷，风痰头疼目眩，四肢痛，憎寒壮热，项强睛疼，老人小儿皆可服，烦热口干加黄芩。

胡天锡谓羌活汤主寒邪伤营，故于发表之中加芎、地引而入血，即借以调营；用葱、姜为引，使通体汗出，庶三阳血分之邪直达而无所滞。败毒散主风邪伤卫，故于发表中加参、苓、枳、桔引而达卫，以宣通固托；生姜为使，使流连肺部，则上焦气分之邪不能干矣。赵羽皇则谓汗之发也，其出自阳，其源自阴。故阳气虚则营卫不和，而汗不能作；阴气弱则津液枯涸，而汗不能滋，故攻其外须兼顾其内。败毒散、羌活汤之二活、二胡、芎、苍、辛、芷，群队辛温，非不发散，若无人参、生地之大力者居乎其中，则形气素虚者必致亡阳，血虚夹热者必致亡阴，而成痼疾矣。故人参、生地，人谓其补益之法，我知其托里之法。盖补中兼发，邪气不至于流连；发中带补，真元不至于耗散。虽然，此二方固风寒杂感发散之剂，风不兼寒，风不夹湿，即非所宜。而谓形气素虚、血虚夹热者，可以此二活、二胡、芎、苍、辛、芷群队辛温之品轻投乎？形气素虚，断非些些人参所能补益；血虚发热，又岂些些生地所能救济？然则参、地之在二方果属何义？此无他，不过调和监制之意，而形气素虚与血虚生热者，则断断不可轻投也。

参苏饮《易简》

人参　苏叶　干葛　前胡　陈皮　枳壳　茯苓　半夏各八分

桔梗　木香　甘草各五分　生姜五片　大枣一枚

上十三味，水煎。热服取汗。

治感冒风寒，头痛发热，憎寒咳嗽，涕唾稠黏，胸膈满闷，脉弱无汗，本方去人参、前胡，加川芎、柴胡，名曰芎苏散，为治头痛发热、恶寒无汗之表剂。

叶仲坚谓：此少阳中风而寒热内著之证也。仲景于表剂不用人参，惟少阴寒热往来，虽有口苦、咽干、目眩之相火，亦用人参以固中气。此咳嗽声重，痰涎稠黏，涕唾交流，五液无主，寒湿稽留于胸胁，中气不固可知矣，故以人参为君；然非风寒之外邪来侮，则寒不发而痰涎不遽生，故辅以紫苏、干葛；凡正气虚者，邪气必盛，故胸胁满闷，辅以陈皮、枳壳，少佐木香以降之；痰涎壅盛于心下，非辛燥不除，故用茯苓、半夏，少佐桔梗以开之；病高者宜下，故不取柴胡之升，而佐前胡之降；欲解表者，必调和营卫，欲清内者，必顾及中宫，此姜、枣、甘草之所以必须也。名之曰饮，见少与缓服之义。

以方名论方，叶氏之论果然无可更易。然其证曰感冒风寒，则非内伤可知。头痛发热也，憎寒咳嗽也，涕唾稠黏也，胸膈满闷也，脉弱无汗也，其证之现与外者，无非风寒客于皮毛肌肉，止入于络，未入于经，则本方非但不是治内伤，且不治在经之邪，止治在络之邪，以邪在经脉易传变，在络脉不易传变。此其理历来名家从来未说过，士谔读书辨证二十年来一得之见也。则其用人参也，亦不过如羌活汤之地、败毒散之参，调和诸药已耳，别无甚深精义也。

风温治法

风温为病，春月与冬季居多，或恶风，或不恶风，必身热、

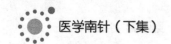

咳嗽、烦渴，此风温证之提纲也。

风温证，身热畏风，头痛咳嗽，口渴，脉浮数，舌苔白者，邪在表也。当用薄荷、前胡、杏仁、桔梗、桑叶、川贝之属，凉解表邪。

风温证，身热，咳嗽，自汗，口渴，烦闷，脉数，舌苔微黄者，热在肺胃也。当用川贝、牛蒡、桑皮、连翘、橘皮、竹叶之属，凉泄里热。

风温证，身灼热，口大渴，咳嗽烦闷，谵语如梦语，脉弦数，干呕者，此热灼肺胃，风火内旋。当用羚羊、川贝、连翘、麦冬、石斛、青蒿、知母、花粉之属，以泄热和阴。

风温证，身热，咳嗽，口渴，下痢，苔黄，谵语，胸痞，脉数，此温邪由肺胃下注大肠。当用黄芩、桔梗、煨葛、豆卷、甘草、橘皮之属，以升泄温邪。

风温证，热久不愈，咳嗽，唇肿，口渴，胸闷，不知饥，身发白疹如寒栗状，自汗脉数者，此风邪夹太阴脾湿，发为风疹。用牛蒡、荆芥、防风、连翘、橘皮、甘草之属，凉解之。

风温证，身热，咳嗽，口渴，胸痞，头目胀大，面发疱疮者，风毒上壅阳络。当用荆芥、薄荷、连翘、元参、牛蒡、马勃、青黛、银花之属，以清热散邪。

风温证，身大热，口大渴，目赤唇肿，气粗烦躁，舌绛齿板，痰咳，甚至神昏谵语，下利黄水者，风温热毒深入阳明营分，最为危候。用犀角、连翘、葛根、元参、赤芍、丹皮、麦冬、紫草、川贝、人中黄，解毒提斑，间有生者。

风温毒邪，始得之便身热口渴，目赤咽痛，卧起不安，手足厥冷，泄泻，脉伏者，热毒内壅，络气阻遏。当用升麻、黄芩、犀角、银花、甘草、豆卷之属，升散热毒。

风温证，身热，自汗，面赤，神迷，身重，难转侧，多眠睡，鼻鼾，语难出，脉数者，温邪内逼，阳明精液劫夺，神机不运。用石膏、知母、麦冬、半夏、竹叶、甘草之属，泄热救津。

风温证，身热，痰咳，口渴，神迷，手足瘛疭，状若惊痫，脉弦数者，此热劫津液，金因木旺。当用羚羊、川贝、青蒿、连翘、知母、麦冬、钩藤之属，以息风清热。

风温证，热渴烦闷，昏愦不知人，不语如尸厥，脉数者，此热邪内蕴，走窜心包络。当用犀角、连翘、焦远志、鲜石菖蒲、麦冬、川贝、牛黄、至宝丹之属，泄热通络。

风温证十二条，吾松前辈陈平伯[①]先生遗著也，原名《温热病指南》，经海宁王孟英氏辑入《温热经纬》。然于先生自注原文颇多割裂，而于先生之湿温各条，且误指为薛生白作，俱经扬州叶子雨逐一批出，无庸士谔喋喋。

自叶天士发明温热而后，吴、王诸家大宗其说，吴鞠通氏且创"跳出伤寒圈子"新论。吴之《温病条辨》，王之《温热经纬》，辨析毫厘，以示后人治温热之别有途径。以吾观之，叶（天士）、陈（平伯）、吴（鞠通）、王（孟英）不愧为仲景功臣，以其书析理之精，辨证之细，实足羽翼《伤寒》也。

奈何读叶、陈、吴、王书者，辄以温热专家自诩，胆敢颉颃仲景、抗颜《伤寒》，而一二狂妄，竟敢拔帜易帜，抨击经方。

此辈之丧心病狂，非圣无法，原不足深责。士谔独怪夫伤寒家之自命为吾道干城者，不肯细心辨证，觑破病经病络，直抉

---

① 平伯：此二字原误倒，据文义乙正。后文"陈平伯"同。

温病之原，而好与此辈为无谓之纷呶、无谓之辩论，且心粗气浮，辄以经方治络病，反授彼辈以话柄。宜乎道之不明，道之不行也。

士谔读书临证二十年于兹矣，知叶、陈、吴、王不过是羽翼《伤寒》，并非于《伤寒》外别树一帜。盖伤寒之病，病在六经之经，故仲景诸方大半多系经药，如麻黄、桂枝、葛根之为太阳阳明经方，柴胡之为少阳经方，桂枝之为太阴经方，细辛①附子之为少阴经方，当归四逆之为厥阴经方，可以举隅反三。湿热之病，则在六经之络，故湿热诸方大半多系络药，如薄荷、杏仁、桑叶、牛蒡、连翘、橘皮、竹叶、青蒿、豆卷、荆芥、银花、钩藤、菖蒲，有一味不入络脉者乎？脉之纵者曰经，横者曰络。病在经易传，病在络不易传。叶天士曰：伤寒多有变证，湿热虽久，在一经不移，即是络病不传之铁证。又曰：卫之后方言气，营之后方言血，以见络病虽有气血营卫浅深之不同，而络病横走，终不比经病竖行之易传也。病既在络，经药自不相宜，仲景诸方自可权时搁置，所谓杀鸡焉用牛刀。非于《伤寒》外别树一帜，亦非叶、陈、吴、王有加于仲景。吾于湿热诸书，既已一眼觑破，直抉其隐，病经者与以经药，病络者与以络药，快刀斩乱丝，诸家之纷争不求解而自解。嗟乎，有若虽似圣人，曾子终不可强，况程、朱、陆、王，去圣犹不知几千百里者乎？吾为此惧。

不必分伤寒、温热，只消辨经病、络病。病在经也，寒则与麻黄、桂枝；热则与麻杏石膏；寒证中见烦躁一热证，即有大青龙之石膏；温疟本是热病，温疟中但见骨节烦疼一寒证，即有白

---

① 辛：原作"卒"，据石印本改。

虎加桂枝之温药。病在络也，热则与桑叶、菊花；寒则与防风、苏叶；寒之甚者，姜、桂亦所不禁；热之甚者，石膏、寒水正属要需。总之，六经之证莫详于《伤寒》，治病之法莫备于仲景。叶、陈、吴、王不过以络药治络病，羽翼仲景，附庸《伤寒》，何足称为专家？叶、陈、吴、王且然，读吴、王书而以温热家自命，非特不自量，抑何颜之厚耶！

程钟龄言：东南之地，不比西北，人禀常弱，腠理空疏，凡用汗药，不必过重。余治伤寒初起，专用香苏散加荆、防、川芎、秦艽、蔓荆等药（紫苏叶、陈皮、香附、甘草、荆芥、秦艽、防风、蔓荆子、川芎、生姜，名加味香苏饮），一剂愈，甚则两服，无有不安；而麻黄峻剂，数十年来，不上两余。可见地土不同，用药迥别。又曰：有汗不得服麻黄，无汗不得服桂枝。今用香苏散以代麻、桂二方之用，药稳而效，亦医门之良法也。

香苏散，络药也。程氏用之而得效，其所治之伤寒，必是病在络之寒，不是病在经之寒，可断言也。何则经病诸方各有专经、各有专证，不能稍有更易。太阳病不能服少阳方，少阳病不能服阳明药，且同是太阳病而麻黄证不能服桂枝汤、桂枝证不能服麻黄汤。岂有香苏一散，既能代麻黄，复可代桂枝，必无是理。吾以药性考之，知香苏散所治之病，是络病而非经病。程氏不能细心体认，遂有此指鹿为马之弊。

至谓"东南之地，不比西北"，不知仲景固南人也。仲景自叙南阳张某，南阳在湖北襄阳城西百二十里，湖北岂是北地耶？且医工治病，不辨证之寒热，只划地之南北，吾实未之前闻。

不可发汗诸证

脉浮数者，法当汗出而愈者，下之身重心悸者，不可发汗，当听自汗出乃解。所以然者，尺中脉微，此里虚，须表里实，津液自和，便自汗出愈。

脉浮紧者，法当身疼痛，宜以汗解之。假令尺中迟者，不可发汗。何以知其然？以营气不足，血少故也。

发汗后，水药不得入口为逆。若更发汗，必吐下不止。

咽喉干燥者，不可发汗。

淋家不可发汗，汗必便血。

疮家虽甚疼痛，不可发汗，发汗则痉。

衄家不可发汗，汗出必额上陷脉紧急，直视不能眴，不得眠。

亡血家不可发汗，发汗则寒栗而振。

汗家重发汗，必恍惚心乱，小便已，阴疼，与禹余粮丸方已失传。

病人有寒，复发汗，胃中冷，必吐蛔。

脉濡而弱，弱反在关，濡反在巅，微反在上，涩反在下，微则阳气不足，涩则无血。阳气反微，中风汗出，而反躁烦。涩则无血，厥而且寒。阳微发汗，躁不得眠。

动气在右，不可发汗。发汗则衄而渴，心苦烦，饮水即吐。

动气在左，不可发汗。发汗则头眩，汗不止，筋惕肉瞤。

动气在上，不可发汗。发汗则气上冲，正在心端。

动气在下，不可发汗。发汗则无汗，心中大烦，骨节苦疼，目运恶寒，食入则反吐，谷不得前。

咽中闭塞，不可发汗。发汗则吐血，气微绝，手足逆冷，欲得蜷卧，不能自温。

诸脉得数动微弱者，不可发汗。发汗则大便难，腹中干，胃燥而烦。其形相象，根本异源。

脉濡而弱，弱反在关，濡反在巅，弦反在上，微反在下。弦为阳运，微为阴寒，上实下虚，意欲得温。微弦为虚，不可发汗，发汗则寒栗，不能自还。

咳者则剧，数吐涎沫，咽中必干，小便不利，心中饥烦，晬时而发，其形似疟，有寒无热，虚而寒栗。咳而发汗，蜷而苦满，腹中复坚。

厥，脉紧，不可发汗，发汗则声乱，咽嘶，舌萎，声不得前。

诸逆发汗，病微者难差，剧者言乱，目眩者死，命将难全。

咳而小便利，若失小便者，不可发汗，汗出则四肢厥逆冷。

伤寒头痛，翕翕发热，形象中风，常微汗出，自呕者，下之益烦，心中懊憹如饥，发汗则致痉，身强难以屈伸，熏之则发黄，不得小便，久则发咳唾。

"不可汗"诸条，辑自仲景《伤寒论》。总之，内不足者，虽遇汗证，即当谨慎，不可孟浪妄投汗药，如尺中脉微为里虚、脉迟为血少。

淋家、疮家、亡血家、汗家之夺血夺气，不能再伤其营卫。动气在左右上下之里不足，不能再虚其外。然所谓发汗者，麻、桂开表之剂也，若在络之病，止用轻清流动之品以宣络，原在所不禁也。

宣可决壅

壅是壅滞、壅郁、壅塞之谓，盖郁而不散谓之壅。李时珍曰：壅者，塞也；宣者，布也，散也。郁塞之病，不升不降，传化失常，或郁久生病，或病久生郁。必药以宣布敷散之，如承流宣化之意，不独涌越为宣也。是以气郁有余，则香附、川芎之属；火郁，则山栀、青黛之属；湿郁，则苍术、白芷之属；痰郁，则南星、橘皮之属；血郁，则桃仁、红花之属；食郁，则山楂、神曲之属。由是观之，无论为开、为散、为发、为化、为行、为消，皆去壅也，皆是宣也。

生姜半夏汤

半夏半升　生姜汁一升

上二味，以水三升，煎半夏，取二升，纳生姜汁，煮取一升半，小冷，分四服，日三夜一。呕止，停后服。

病人胸中似喘不喘，似呕不呕，似哕不哕，彻心中愦愦，无可奈何者，生姜半夏汤主之。

徐忠可曰：喘、呕、哕，俱上出之象。今有其象而非其实，是膈上受邪，未攻肺，亦不由胃，故曰胸中。又曰："彻心中愦愦无奈。"彻者，通也，谓胸中之邪既重，因而下及于心使其不安，其愦愦无可奈何也。生姜宣散之力入口即行，故其治最高而能清膈上之邪，合半夏并能降其浊涎，与茱萸之降浊阴、干姜之理中寒不同。盖彼乃虚寒上逆，此为客邪搏饮于至高之分。然此即小半夏汤，彼加生姜煎，此用汁而多，药性生用者则上行，惟其邪高，故用汁而略煎，因即变其汤名，示以生姜为君也。

按：小半夏汤治心下有支饮，呕而不渴。方用半夏一升，生姜半斤，以水七升煮，取一升半，分温再服。

橘皮汤

橘皮四两　生姜半斤

上二味，以水七升，煮取三升，温服一升，下咽即愈。

干呕哕，若手足厥者，橘皮汤主之。

茯苓杏仁甘草汤

茯苓三两　杏仁五十个　甘草一两

上三味，以水一斗，煎取五升。温服一升，日三服，不瘥更服。

橘皮枳实生姜汤

橘皮一斤　枳实三两　生姜半斤

上三味，以水五升，煮取二升，分温再服。

胸痹，胸中气塞，短气，茯苓杏仁甘草汤主之，橘皮生姜汤亦主之。

士谔按：橘皮汤，橘皮半生姜；橘皮枳实生姜汤，橘皮倍生姜。一治干呕哕，手足厥；一治胸痹，胸中气塞，短气。一有枳实，一无枳实。盖气逆于胸膈，不行于四肢，故倍生姜以降逆通阳。寒邪搏动内饮，充塞于至高之分，以致闭塞气路，胸痹短气，不倍橘皮之芳香利气、佐以枳实之苦降，闭塞何由开？胸痹何由除乎？胸痹者，喘息咳吐，胸背痛也。总之，生姜半夏汤治胸中之壅，小半夏汤治心下之壅，橘皮汤治胸膈之壅，橘枳生姜汤治胸痹之壅。一加一减，治法迥殊，吾人于此可以悟古人用药之妙矣。至茯苓杏仁甘草汤，就为胸痹之喘息咳吐，用杏仁开泄肺气，茯苓化气下行，甘草奠安脾气，使饮化而喘息咳吐自除也。

栀子豉汤

栀子十四枚　香豉四合，绵裹

上二味，以水四升，先煮栀子，得二升半，纳豉，煮取半升，去滓，分为二服，温进一服。得吐，止后服。

发汗吐下后，虚烦不得眠，若剧者必反覆颠倒，心中懊恼，栀子豉汤主之。

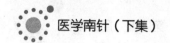

发汗若下之而烦热，胸中窒者，栀子豉汤主之。

伤寒五六日，大下之后，身热不去，心中结痛者，未欲解也，栀子豉汤主之。

下利后更烦，按之心下濡者，为虚烦也，宜栀子豉汤。

栀子甘草豉汤

栀子汤原方，加甘草二两（炙）。以水四升，先煮栀子、甘草，取二升半，纳豉，煮取升半，分二服，温进一服。得吐便止。

栀子生姜豉汤

栀子汤原方，加生姜五两。先煮栀子、生姜，余俱如前法。得吐，止后服。

凡用栀子汤，病人旧微溏者，不可与服之。若少气者，栀子甘草豉汤主之。若呕者，栀子生姜豉汤主之。

栀子干姜汤

栀子十四枚　干姜二两

以水三升半煮，取一升半，去滓，分二服，温进一服。得吐，止后服。

伤寒，医以丸药大下之，身热不去，微烦，栀子干姜汤主之。

栀子厚朴枳实汤

栀子十四枚　厚朴四两，姜炙　枳实四枚，水浸，去穰炒

煮法服法同前。

伤寒下后，心烦，腹满，卧起不安者，栀子厚朴汤主之。

栀子柏皮汤

栀子十五枚　甘草一两　黄柏二两

上三味，以水四升，煮取升半，去滓，分温再服。

伤寒，身黄发热者，栀子柏皮汤主之。

枳实栀子豉汤

枳实二枚　栀子十四枚　豉一升

上三味，以清浆水七升，空煮取四升，纳枳实、栀子，煮取二升，下豉，更煮五六沸，去渣，温分再服。覆令微似汗。

大病瘥后劳复者，枳实栀子汤主之。若有宿食者，加大黄如博棋子大五六枚。

栀子豉汤、栀子甘草豉汤、栀子生姜豉汤、枳实栀子豉汤均协豉用，栀子厚朴枳汤、栀子干姜汤、栀子柏皮汤则不协豉用。盖豉能散发，既以寒下而中宫气壅，不得不佐以枳、朴之开泄；既以温下而阳气不羁，不得不佐以干姜之守中。若身黄而发热，则其阳犹足达于外，但用栀子清肃畅达可耳。

既曰："凡用栀子汤，病人旧微溏者，不可与服。"又曰："下利后更烦，按之心下濡者，为虚烦也，栀子豉汤主之。"微溏且不可服，利后反以主治，是诚何故？盖下利有热证、实证，便溏则一于虚寒而已。栀子豉汤治热证，不治实证，下利后烦，可见非虚寒证矣。矧加一"更"字，益可见下利时本烦，及利止而烦愈甚，热证已定矣。然尚恐其属实也，故必按之。按之而硬者，小承气证也；必按之濡，始审为栀子豉汤证。微溏与利后相去天渊，读者慎勿囫囵吞过。

瓜蒂散

瓜蒂熬黄　赤小豆各一分

上二味，各别捣筛，为散已，合治之，取一钱匕，以香豉一合，用热汤七合，煮作稀糜，去渣，和散，温顿服之。不吐者，少少加，得快吐乃止。诸亡血虚家不可与之。

病如桂枝证，头不痛，项不强，寸脉微浮，胸中痞硬，气上冲咽喉，不得息者，此为胸中有寒也，当吐之，宜瓜蒂散。

病人手足厥冷，脉乍紧者，邪结在胸中；心中满而烦，饥不能食者，病在胸中，当须吐之，宜瓜蒂散。

方解见《医学南针·上集·释方》。

逍遥散《局方》

芍药酒炒　当归　白术　茯苓　甘草炙　柴胡各二钱

本方加丹皮、栀子，即加味逍遥散。加生姜三片，薄荷少许，煎服。

治肝家血虚火旺，头痛目眩，颊赤口苦，倦怠烦渴，抑郁不乐，两肋作痛，寒热，小腹重坠，妇人经水不调，脉弦大而虚。

丹溪越鞠汤丸

香附　苍术　抚芎各二两　神曲　山栀仁各一两

上以水煎服分量照全剂十分之一，或作丸，绿豆大，每服百丸，白滚汤下。治一切湿、痰、食、火、气、血诸郁。

逍遥散、越鞠丸方解俱见《上集·释方》。

丹溪保和丸

山楂二两　姜半夏　橘红　神曲　麦芽　茯苓各一两　连翘　莱菔子炒　黄连各半两

上为末，水丸，加白术二两，名大安丸。

治食积、酒积。此治脾胃湿火气阻之方也。

《局方》稀涎散

江子仁六粒　牙皂三钱　明矾一两

上先化开矾，入二味，待矾枯为末。每用三分，吹入喉中。

治中风牙关紧急，并治单蛾、双蛾。此急救吊痰开喉之法。

泄可去闭

闭塞不通谓之闭，闭者邪结于内也。开泄其闭谓之泄，泄者，泄去其结也。徐之才曰：泄可去闭，葶苈、大黄是也。就可知所闭之邪，皆是有形实质，非寻常阻滞可比矣。

大承气汤

大黄四两，酒洗　厚朴半斤，炙去皮　枳实五枚，炙　芒硝三合

上四味，以水一斗，先煮厚朴、枳实，取五升，去滓，纳大黄，煮取二升，去滓，纳硝，更上微火一两沸，分温再服。得下，余勿服。

伤寒若吐若下后不解，不大便五六日，上至十余日，日晡时发潮热，不恶寒，独语如见鬼状。若剧者，发则不识人，循衣摸床，惕而不安，微喘直视，脉弦者生，涩者死。微者，但发热、谵语者，大承气汤主之。若一服利，止后服。

阳明病，谵语，有潮热，反不能食者，胃中必有燥屎五六枚。若能食者，但硬尔，宜大承气汤下之。

汗出谵语者，以有燥屎在胃中，此为风也，须下之。过经乃可下之，下之若早，语言必乱，以表虚里实故也。下之则愈，宜大承气汤。

二阳并病，太阳证罢，但发潮热，手足絷絷汗出，大便难而谵语者，下之则愈，宜大承气汤。

阳明病，下之心中懊恼而烦，胃中有燥屎者，可攻。腹微满，初头硬，后必溏，若有燥屎者，宜大承气汤。

病人烦热，汗出则解，又如疟状，日晡所发热者，属阳明也。脉实者宜下之，脉浮虚者宜发汗，下之与大承气汤，发汗宜桂枝汤。

大下后六七日不大便，烦不解，腹满痛者，此有燥屎也。所以然者，本有宿食故也，宜大承气汤。

病人不大便五六日，绕脐痛，烦躁，发作有时者，此有燥屎，故令不大便也。

病人小便不利，大便乍难乍易，时有微热，喘冒不能卧者，有燥屎也，宜大承气汤。

得病二三日，脉弱，无太阳、柴胡证，烦躁，心下硬。至四五日，虽能食，以小承气汤少少与，微和之，令小安。至六日，与大承气汤一升。若不大便六七日，小便少者，虽不能食，但初头硬，后必溏，未定成硬，攻之必溏，须小便利，屎定硬，乃可攻之，宜大承气汤。

仲景于大承气症曰：谵语，潮热，不能食，手足絷絷汗出，脉实，腹满痛，绕脐痛，烦不解，喘冒不能卧，不大便六七日，小便利。犹必申之曰太阳证罢，曰无太阳、柴胡证，曰过经乃可下之。所以审燥屎之症，如此其备；而用下之法，如此其慎也。嗟乎！不读《伤寒》，焉能用药？

伤寒六七日，目中不了了，睛不和，无表里证，大便难，身微热者，此为实也。急下之，宜大承气汤。

阳明病，发热汗多者，急下之，宜大承气汤。

发汗不解，腹满痛者，急下之，宜大承气汤。

少阴病，得之二三日，口燥舌干者，急下之，宜大承气汤。

少阴病，自利清水，色纯青，心下必痛，口干燥者，急下之，宜大承气汤。

少阴病六七日，腹胀，不大便者，急下之，宜大承气汤。

刻不容缓名曰急，急者病势危急。及今不下，即至不可措手，而急下之见症曰"目中不了了，睛不和，汗多，腹满痛，口燥舌干，自利清水，色纯青，心下痛"，以见病势虽急，审证不庸不备也。

小承气汤

大黄四两 厚朴二两 枳实三枚

上三味，以水四升，煮取一升二合，去渣，分温二服。初服汤，当更衣，不尔者，尽饮之。若更衣，勿服。

承气大小二方，不仅芒硝有无之问题，枳朴倍大黄、枳朴半大黄之问题，其煮法亦大异也。大承气先煮厚朴、枳实，减水一半则去滓，纳大黄，煮至减小半，更去滓，纳硝，微火一两沸，分温再服。小承气则三味同煮也。

阳明病，脉迟，虽汗出不恶寒者，其身必重，短气，腹满而喘。有潮热者，此外欲解，可攻里也。手足濈然汗出者，此大便已硬也，大承气汤主之。若汗多微发热恶寒者，外未解也，其热未潮，未可与承气汤。若腹大满不通者，可与小承气汤，微和胃气，勿令大泄下。

阳明病，潮热，大便微硬者，可与大承气汤，不硬者不可与之。若不大便六七日，恐有燥屎，欲知之法，少与小承气汤，入腹中转矢气者，此有燥屎也，乃可攻之；若不转矢气，此但初头硬，后必溏，不可攻之，攻之必胀满不能食也。欲饮水者，与水则哕，其后发热者，必大便复硬而少也，以小承气汤和之。不转矢气者，慎不可攻也。

阳明病，其人多汗，以津液外出，胃中燥，大便必硬，硬则谵语，小承气汤主之。若一服谵语止者，更莫复服。

阳明病谵语，发潮热，脉滑而疾者，小承气汤主之。因与小承气汤一升，腹中转矢气者，更服一升；若不转矢气，勿更与之。明日不大便，脉反微涩者，里虚也，为难治，不可更与承气也。

太阳病，若吐、若下、若发汗后，微烦，小便数，大便因硬者，小承气汤和之愈。

调胃承气汤

大黄四两，酒洗　甘草二两，炙　芒硝半升

上三味，以水三升，先煮大黄、甘草，取一升，去滓，纳芒硝，更上火微煮，令沸，少少温服之。

伤寒脉浮，自汗出，小便数，心烦，微恶寒，脚挛急，反与桂枝汤攻其表，此误也。得之便厥。咽中干，烦躁吐逆者，作甘草干姜汤与之，以复其阳。若厥愈足温者，更作芍药甘草汤与之，其脚即伸。若胃气不和，谵语者，少与调胃承气汤。

发汗后，恶寒者，虚故也；不恶寒，但热者，实也，当和胃气，与调胃承气汤。

太阳病未解，脉阴阳俱停，先振栗，汗出乃解。但阳脉微者，先汗出而解；但阴脉微者，下之而解。若欲下之，宜调胃承气汤。

伤寒十三日不解，过经谵语者，以有热也，当以汤下之。若小便利者，大便当硬，而反下利，脉调和者，知医以丸药下之，非其治也。若自下利者，脉当微厥，今反和者，知为内实也，调胃承气汤主之。

太阳病，过经十余日，心下温温欲吐，而胸中痛，大便反溏，腹微满，郁郁微烦。先其时，自极吐下者，与调胃承气汤，若不尔者不可与。但欲呕，胸中痛，微溏者，此非柴胡证，以呕

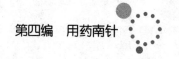

故知极吐下也。

士谔按：讝语一证，医者每与谵言等量齐观，不肯细心辨认。而历来名家，亦从未有明确之训诂，以致认讝语为谵言，误谵言为讝语，投药谬误，每年中不知送却几多生命。苏医陆九芝著《世补齐医书》，以温病邪入心包之谵言症误认作阳明讝语，主张硝、黄荡涤；而时医又多认阳明讝语为心包谵言，主用犀角、菖蒲。此皆读书心粗，囫囵枣子囫囵吞，不求训诂之弊也。夫心主言，肝主语，载自《内经》，言与语已大分界限，判若天渊。而《集韵》《韵会》训谵之义曰多言，是谵言者，多言也；《集韵》《类篇》训讝之义曰疾而寐语，是病人梦呓，始名讝语；醒而多言，始名谵言。盖卫气之行也，寤则行于六腑之经，寐则行于五脏之经，胃家既实，卫气被阻，不能自阳入阴，故讝语；心阳被扰，不能自安，故谵言。谵言病在心包，讝语病在阳明，见症大异，何得并为一谈？

桃仁承气汤

桃仁五十枚，去皮尖　大黄四两　甘草二两　桂枝二两　芒硝二两

上五味，以水七升，煮取二升半，去滓，纳芒消，更上火，微沸，下火。先令温服五合，日三服，当微利。

太阳病不解，热结膀胱，其人如狂，血自下，下者愈。其外不解者，尚未可攻，当先解外，宜桂枝汤。外解已，但小腹急结者，乃可攻之，宜桃仁承气汤。

抵当汤

水蛭熬　虻虫去翅足，熬，各三十六个　大黄三两，酒浸　桃仁去皮尖，二十个

上四味，以水五升，煮取三升，去渣，温服一升。不下，再服。

太阳病六七日，表证仍在，脉微而沉，反不结胸，其人发狂者，以热在下焦，少腹当硬满，小便自利者，下血乃愈。所以然者，以太阳随经，瘀血在里故也，抵当汤主之。

太阳病，身黄，脉沉结，少腹硬，小便不利者，为无血也。小便自利，其人如狂者，血证谛也，抵当汤主之。

阳明证，其人喜忘者，必有蓄血。所以然者，本有久瘀血，故令喜忘。屎虽硬，大便反易，其色必黑，宜抵当汤下之。

病人无表里证，发热七八日，虽脉浮数者，可下之。假令已下，脉数不解，合热则消谷善饥。至六七日，不大便者，有瘀血也，宜抵当汤。其脉数不解，而下不止，必协热而便脓血也。

抵当丸

水蛭熬　虻虫去翅足，熬，各二十个　大黄三两，酒洗　桃仁三十五个，去皮尖

上四味，捣，分为四丸，以水一升煮一丸，取七合服。晬时当下血，不下更服。

伤寒有热，少腹满，应小便不利，今反利者，为有血也，当下之，不可余药，宜抵当丸。

大陷胸汤

大黄六两，去皮　芒硝一升　甘遂一钱匕

上三味，以水六升，先煮大黄，取二升，去滓，纳芒硝，煮一二沸，纳甘遂末，温服一升。得快利，止后服。

太阳病，脉浮而动数，浮则为风，数则为热，动则为痛，数则为虚。头痛发热，微盗汗出，而反恶寒者，表未解也。医反下

之，动数变迟，膈内巨痛，胃中空虚，客气动膈，短气烦躁，心中懊憹，阳气内陷，心下因硬，则为结胸。若不结胸，但头汗出，余处无汗，齐颈而还，小便不利，身必发黄也。

伤寒六七日，结胸热实，脉沉而紧，心下痛，按之石硬者，大陷胸汤主之。

伤寒十余日，热结在里，复往来寒热者，与大柴胡汤。但结胸，无大热者，此为水结在胸胁也，但头微汗出者，大陷胸汤主之。

柴胡、半夏各半斤，黄芩、芍药各三两，枳实四枚，大黄二两，生姜五两，大枣十二枚。以水一斗二升，煮取六升，去滓再煎，取三升，温服一升，名大柴胡汤。

太阳病，重发汗而复下之，不大便五六日，舌上燥而渴，日晡所小有潮热，从心下至少腹硬满而痛，不可近者，大陷胸汤主之。

伤寒五六日，呕而发热者，柴胡汤证具，而以他药下之，柴胡证仍在者，复与柴胡汤，此虽已下之，不为逆，必蒸蒸而振，却发热汗出而解。若心下满而硬痛者，此为结胸，大陷胸汤主之。

大陷胸丸

大黄半斤　葶苈子熬　芒硝　杏仁去皮尖，熬黑，各半升

上四味，捣筛二味，纳杏仁、芒硝，合研如脂，和散，取如弹丸一枚，别捣甘遂末一钱匕，白蜜二合，水二升，煮取一升，温顿服之，一宿乃下。如不下，更服，取下为效。

病发于阳而反下之，热入因作结胸；病发于阴而反下之，热入因作痞。所以成结胸者，以下之太早故也。

结胸者，项亦强，如柔痓状，下之则和，宜大陷胸丸。

或曰，柯韵伯云：厚朴倍大黄为大承气，大黄倍厚朴为小承气，是承气者在枳、朴，应不在大黄矣。曰：此说亦颇有理，但调胃承气汤不用枳、朴亦名承气，则不可通耳。三承气汤中，有用枳、朴者，有不用枳、朴者；有用芒硝者，有不用芒硝者；有用甘草者，有不用甘草者。惟大黄则无不用，是承气之名，固当属之大黄。若厚朴三物汤，即小承气汤，厚朴分数且倍于大黄，而命名反不加承气字，犹不可见承气不在枳、朴乎！夫气者血之帅，故血随气行，亦随气滞。气滞血不随之滞者，是气之不足，非气之有余，惟气滞并波及于血，于是气以血为窟宅，血以气为御侮，遂连衡宿食，蒸逼津液，悉化为火，此时惟大黄能直捣其巢，倾其窟穴。气之结于血者散，则枳、朴遂能效其通气之职，此大黄所以为承气也。不然，验其转矢气，何以反载于小承气下，不责之倍用枳、朴之大承气耶？至桃仁承气汤、抵当汤、抵当丸，下瘀血者也。桃仁承气乃治瘀血将结之时，抵当乃治瘀血已结以后，故一协桂枝之行气，一协飞虫之破血。大陷胸汤、大陷胸丸，祛留饮者也，故协甘遂、葶苈之涤饮。病急治以汤，缓则治以丸也。

白散

桔梗　贝母各三分　巴豆一分，去皮心，熬黑，研如脂

上三味，为散，纳巴豆，更于臼中杵之，以白饮和服。强人半钱匕，羸者减之。病在膈上必吐，在膈下必利。不利，进热粥一杯，利过不止，进冷粥一杯。身热皮栗不解，欲引衣自覆者，若以水潠之洗之，益令热却不得出，当汗而不汗则烦。假令汗出已，腹中痛，与芍药三两如上法。

寒实结胸，无热证者，与三物小陷胸汤，白散亦可用。

士谔按：结胸而曰寒实，则与大陷胸之热实不同；曰无热证，则与小陷胸之有热证自异。何以知小陷胸之有热证耶？以小陷胸证脉见浮滑。仲景脉法，浮大滑动数，此名阳也，浮滑皆是阳脉。脉既为阳，证之属热可知。小陷胸汤有黄连、栝蒌实，黄连、栝蒌均是苦寒之品，证非属热，何能妄投？仲景恐后人误认为三物小陷胸证之为小陷胸证也，故特标明曰"寒实结胸无热证"，以见小陷胸证之为热实有热证者，即当与黄连、半夏、栝蒌实之小陷胸汤，不能与三物小陷胸汤也。此小陷胸汤上冠以"三物"二字，必别有一汤，非黄连、半夏、栝蒌实之小陷胸汤也。惜此方业已亡失，注《伤寒》者以黄连、半夏、栝蒌实之小陷胸汤充数，大背仲景寒实结胸无热证之旨。考《伤寒论》亡失之方，已有禹余粮丹，并此而二矣。士谔非好抨击前贤，论学所以明道，读书惟在求是，孟子曰：予岂好辨，不得已也。

厚朴三物汤

厚朴八两　大黄四两　枳实五枚

上三味，以水一斗二升，先煮二味，取五升，纳大黄，煮取三升，温服一升，以利为度。

厚朴大黄汤

厚朴一尺　大黄六两　枳实四枚

上三味，以水五升，煮取二升，分温再服。

问曰：夫饮有四，何谓也？师曰：有痰饮，有悬饮，有溢饮，有支饮。问曰：四饮何以为异？师曰：其人素盛今瘦，水走肠间，沥沥有声，谓之痰饮。饮后水流在胁下，咳吐引痛，谓之悬饮。饮水流行，归于四肢，当汗出而不汗出，身体疼重，谓之溢饮。咳逆倚息，不得卧，其形如肿，谓之支饮。

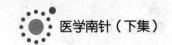

支饮胸满者，厚朴大黄汤主之。

厚朴三物汤、厚朴大黄汤、小承气汤，药味同而方名异，何以故耶？是不可不辨其所以然。得其所以然，而用大黄之精意愈显。原夫厚朴、枳实、大黄三物成汤，其立方之意，岂不以大黄通其阴，枳、朴通其阳乎？然就通阳之中，又有朴通上、枳通下之别。小承气汤较之大承气汤，大黄之分数同，厚朴得大承气四之一，枳实得二之一，厚朴三物汤则与大承气同。在承气汤，则曰"其热不潮，未可与承气汤。若腹大满不通，可与小承气汤微和胃气，勿令大泄下"；在厚朴三物汤，则曰"痛而闭"。夫痛而闭与腹大满不通，亦非大相径庭，何以阳药之多至于此极？盖阴主痛、阳主满，言满不言痛，是阳病阴不病；言痛不言满，是阴病阳不病。病者为不足，不病者为有余，重泄其有余以就不足，轻泄其不足以配有余。观小承气之三物同煎，则欲大黄之有余力；厚朴三物汤之先煎枳、朴，后纳大黄，是欲大黄之无余威。非特小承气用大黄多，厚朴三物用枳、朴多，且可证惟其治血，乃为承气矣。若夫厚朴大黄汤之治是饮，饮在阴而阳亦滞，不能为之运动，与诸结胸证不殊。故大陷胸汤用大黄六两，大陷胸丸用大黄八两，此亦用六两为非无因矣。明乎此，方可知大黄分数之宜慎也。

备急丸

大黄　干姜各二两　巴豆一两，去皮，研如脂

上先捣大黄、干姜为末，纳巴豆，合捣千杵，和蜜丸如豆大，藏密器中勿泄气，候用。每服三四丸，暖水或酒下。又主中恶心腹胀满，卒痛如锥刺，气急口噤，如卒死者，捧头起，灌令下，须臾当瘥。不瘥，更与三丸，当腹中鸣，即吐利便瘥。若口

噤者，须化，从鼻孔用苇管吹入，自下于咽。

治寒气冷食稽留胃中，心腹满痛，大便不通。

柯韵伯曰：大便不通，当分阳结、阴结。阳结有承气更衣之剂，阴结又制备急、白散之方。《金匮》用此治中恶，当知寒邪卒中者宜之。若用于温暑热邪，速其死矣。是方允为阴结者立，干姜散中焦寒邪，巴豆逐肠胃冷积，大黄通地道，又能解巴豆毒，是有制之师也。然白散治寒结在胸，故用桔梗佐巴豆，用吐下两解法。此则治寒结肠胃，故用大黄佐干姜、巴豆，以直攻其寒。世徒知有温补之法，而不知有温下之法，所以但讲虚寒，不议及实寒也。

滑可去着

着者，有形之邪留着于经络脏腑之间也。必以滑剂润之，其邪始得去，故曰滑可去着。着虽有形，结而不至于闭，故不庸荡涤，不庸开泄。

麻仁丸

麻子仁二升　芍药　枳实各半升　大黄　厚朴　杏仁各一升，去皮尖，熬，别研作脂

上六味，为末，蜜和丸如梧桐子大。饮服十丸，渐加，以知为度。

趺阳脉，浮而涩，浮则胃气强，涩则小便数，浮涩相搏，大便则难，其脾为约，麻仁丸主之。

武进邹闰庵[1]曰：麻仁与地黄，皆最能拔地力，故亦最能主

---

[1]　邹闰庵：邹澍，清江苏武进人，字润安，亦作闰庵。

阴津。其相比入炙甘草汤，则以地黄善宣阴津于阴分，麻仁善宣阴津于阳分也；其在麻仁丸，与芍药同用，则以芍药善破阴结、布阳气，麻仁善行阳滞、布阴气也。入阴入阳者，物之生理，所谓性也。破结行滞，宣布阴阳者，物之能事，所谓情也。性之于情，犹舆马相辅而行，是何也？麻仁丸中有小承气汤，夫以枳实、厚朴之锐而行气，大黄、芍药之破而通血，皆举辔疾驰，绝无停轨。治胃实之不大便则有余，治脾约之大便难则不足，非得杏仁之润降，麻仁之滑泽，胸必暂展而复约也，此是物之情，若其性则极柔之物，禀生气于至阳，原系物之常理。第麻仁不仅属阴，以其有雌有雄，雄之用在皮，雌之用在实，若概以根实升降之义，则其能伸阳于中，充阴于外，无疑矣。若夫种苴须杂以枲，及当开花，又将枲拔尽，是其初则能令阴阳相守，继则能令阴津长裕，无疑矣。其叶之数，不以四，不以六，唯七之少阳，九之老阳，是其用之所在。譬之于人，体气偏阴者嗜温，体气偏阳者嗜凉，禀阳刚者其作为爽直，禀阴柔者其作为廉静。以是知麻仁为物，其禀赋虽阴，功效悉在阳矣。

大陷胸丸、麻仁丸，俱用杏仁。因杏仁外苞血络，内蕴生机，其性旁通直降，两者兼备，是以合麻、桂而播其先声，协硝、黄而壮其后劲。且大陷胸汤证，猛于大陷胸丸证、麻仁丸证，劣于小承气汤证。大陷胸丸中全有大陷胸汤，不必杏仁、葶苈而可通；麻仁丸中全有小承气汤，不必麻仁、杏仁、芍药乃能降。所以然者，大陷胸汤所主，无心以上证；小承气汤所主，无不足证。假使大陷胸丸证用大陷胸汤，则结胸从解，项强如柔痓难除；麻仁丸证用小承气汤，则脉浮虽愈，枯涩难泽，延于下后，能保其在上与不足之余患不幻为他变耶？是故项强如柔痓者，结胸余咸乘络虚而溢于上也；脉涩者，大便硬、小便自利①之消耗，既使胃中液乏，复能吸伤血络也。是杏仁在大陷胸丸为葶苈引导以剿捕余党，在麻仁丸则为麻仁引导以安贴反侧，均为善后起见耳。

蜜煎导方

蜜七合

上一味，于铜器内，微火煎，凝如饴状，搅之，勿令焦灼，俟可丸，并手捻作锭，令头锐，大如指，长二寸许，当热时急作。冷则硬，以纳谷道中，以手急抱，欲大便时乃去之。

猪胆汁方

大猪胆一枚，泻汁，和醋少许，以灌谷道中。如一食顷，当大便，出宿食恶物。甚效。

阳明病，自汗出，若发汗，小便自利者，此乃津液内竭，虽硬，不可攻之，当须自欲大便，宜蜜煎导而通之。若土瓜根及大猪胆汁，皆可为导。

士谔按：蜜之质如稠浆，性极滑润，具决不可停之势，故以之为导，能出宿食恶物，而甘能生津，可泽内竭之津液。猪胆汁与土瓜根，苦以泄下也。

更衣丸

朱砂五钱，研如飞面　芦荟七钱，研细

滴好酒少许，和为丸。每服一钱二分，好酒下。

治津液不足，大便不通。

柯韵伯曰：胃为后天之本，不及固病，太过亦病，然太过复有阴虚、阳盛之别焉。两阳合明而胃家实，仲景制三承气下之；

---

① 自利：原作"自理"，据石印本改。

水火不交而津液亡，前贤又制更衣丸以润之。古人入厕必更衣，故为此丸立名。用药之义，以重坠下达而奏功。朱砂色赤属火，体重象金，味甘归土，性寒类水，为丹祖汞母，能输坎以填离，生水以济火，是肾家之心药也。配以芦荟，黑色通肾，苦味入心，滋润之质可转濡胃燥，大寒之性能下开胃关，此阴中之阴，洵为肾家主剂。合以为丸，有水火既济之理，水土合和之义，两者相须，得效甚宏，奏功甚捷，真匪夷所思矣。

芍药汤

芍药二两　当归　黄连各五钱　槟榔　木香　甘草各二钱　肉桂一钱半　黄芩五钱

每服半两，水煎服。

治滞下赤白，便脓血，后重诸证。服后痢不减，加大黄。

罗东逸曰：本方注云：溲而便脓血，知气行而血止也。行血则便脓自愈，调气则后重自除，至今推为要言，然非知本之论也。夫滞下本太阴病，长夏令行，土润溽暑，太阴本虚，暑湿不攘。土湿则木郁，木郁则伤土。太阴失健运，少阳失疏达，及饮食失节不化。至秋，金收令行，火用不宣，郁蒸之久，而滞下之症作矣。是始为暑伤气，继为气伤血，因而为白、为赤、为兼赤白，下迫窘急，腐秽不去，以成后重。方以芍药为君，用甲己化土法先调脾，即于土中升木；顾湿热必伤大肠，黄连燥湿清热、厚肠胃，黄芩清大肠火，为臣；久积必中气逆滞，疏滞以木香，下逆以槟榔，当归和气血，为佐；肉桂补命门、实土母，为反佐；温而行之，恐芩连之胜令也：斯少阳达、太阴运矣。若大痛者加大黄，用仲景芍药汤加大黄法以荡腐秽，无留行矣。是方允为滞下本方也。

陈修园曰：此方原无深义，不过以"行血则便脓自愈，调气则后重自除"立法。方中当归、白芍以调血，木香、槟榔以调气，芩连燥湿而清热，甘草调中而和药。又用肉桂之温，是反佐法，芩连必有所制之而不偏也。或加大黄之勇，是通滞法，实痛必大下之而后已也。余又有加减之法：肉桂色赤，入血分，赤痢取之为反佐，而地榆、川芎、槐花之类，亦可加入也；干姜辛热，入气分，白痢取之为反佐，而苍术、砂仁、茯苓之类，亦可加入也。方无深义，罗东逸《方论》求深而反浅。

士谔按：陈氏之论极透极明，其加法尤为巧妙，示后学以圆机活法。如陈氏者，始可谓之善用古方。

吴鞠通增液汤

玄参一两　麦冬八钱　细生地八钱

水八杯，煮取三杯。口干则与饮令尽，不便再作服。

阳明温病，数日不大便，当下之。若其人阴素虚，不可行承气者，增液汤主之。服增液汤已，周十二时观之，若大便不下者，合调胃承气汤微和之。

吴鞠通曰：此方所以代吴又可承气养荣汤法也，妙在寓泻于补，以补药之体作泻药之用，既可攻实，又可防虚。余治体虚之温病，与前医误伤津液，不大便，半实半虚之证，专以此法救之，无不应手而效。

温病之不大便，不出热结、液[①]干二者之外。其偏于阳邪炽甚热结之实证，则从承气法矣。其偏于阴亏液涸之半虚半实证，则不可混施承气，故以此法代之。独取玄参为君者，玄参味苦咸

---

① 液：原作"口"，据《温病条辨·中焦篇》改。

微寒，壮水制火，通二便，启肾水上潮于天，其能治液干，固不待言，《本经》称其治腹中寒热结聚，其并能解热结可知。麦冬主治心腹结气，伤中伤饱，胃络脉绝，羸瘦短气，亦系能补、能润、能通之品，故以之为佐。生地亦主寒热积聚，逐血痹，用细者取其补而不腻，兼能走络也。三者合用，做增水行舟之计，故汤名增液，但非重用不为功。

礞石滚痰丸

黄芩　大黄酒蒸，各八两　礞石一两，焰硝煅过，埋地内七日沉香五钱，忌火

上四味，为细末，水丸川椒大，量人大小用之。用温水一口送过咽，即仰卧，令药徐徐而下。半日不可饮食，勿起身行动言语。待药气自胃口渐下二肠，然后动作饮食。服后喉间稠黏壅滞不快，此药力相攻，故痰气从上也。少顷，药力至而逐渐恶物入腹下肠，效如响应。

治实热老痰之峻剂，虚寒者不可用。

士谔按：热之未实、痰之未老者，不宜妄投，故著之曰峻剂，而复有虚寒不可用之戒也。柯韵伯曰：脾为生痰之源，肺为贮痰之器，此无稽之谈也。夫脾为胃行其津液，以灌四旁，而水精又上输于肺，焉得凝结而为痰？惟肾为胃关，关门不利，故水聚而泛为痰也，则当曰肾为生痰之源。《经》云：受谷者浊，受气者清；清阳走五脏，浊阴归六腑。肺为手太阴，独受诸气之清，而不受有形之浊，则何可贮痰？惟胃为水谷之海，万物所归，稍失转输之职，则湿热凝结为痰，依附胃中而不降，当曰胃为贮痰之器。斯义也，惟王隐君知之，故制老痰之方，不涉脾肺，而责之胃肾。二黄、礞石，禀中央之黄色，入通中宫者也；黄芩，能

清理胃中无形之气；大黄，能荡涤胃中有形之质。然痰之为质，虽滑而黏，善栖迫于肠胃曲折之处而为巢穴，不肯顺流而下，仍得缘涯而升，故称老痰。二黄以滋润之品，只能直行而泄，欲使委曲而导之，非其所长也，故选金石以佐之。礞石之燥，可以除其湿之本，而其性之悍，可以迅扫其曲折依伏之处，使浊秽不得腻滞而少留。此滚痰[①]之所由名乎！又虑夫关门不开，仍得为老痰之窠臼。沉香禀北方之色，能纳气归肾，又能疏通肠胃之滞；肾气流通，则水垢不留，而痰不再作；且使礞石不黏着于肠，二黄不伤及于胃。一举而三善备，所以功效若神也。

《指迷》茯苓丸

茯苓二两　半夏一两　炒枳壳半两　风化硝二钱半

上为末，姜汁和丸，桐子大。每服三十丸，姜汤下。

治中脘留伏痰饮，臂痛难举，手足不得转移。

徐洄溪曰：方极和平，而义精效速。方内半夏，宜生研澄粉用。

柯韵伯曰：痰饮之本皆水也。水入于胃，游溢精气，上输于脾，此自阳入阴也；脾气散精，上归于肺，此地气上升也；通调水道，下输膀胱，此天气下降也；水精四布，五经并行，是水入于经而血乃成也。若阴阳不和，清浊相干，胃气乱于中，脾气艰于升，肺气滞于降，而痰饮随作矣。痰与饮同源，而有阴阳之别：阳盛阴虚，则水气凝而为痰；阴盛阳虚，则水气溢而为饮。除痰者，降气清火是治其标，补阴利水是治其本也；涤饮者，降气燥湿是治其标，温肾利水是治其本也。此方欲兼两者而合治之，半

---

① 痰：原脱，据陈修园《时方歌括·卷下·滑可去着·礞石滚痰丸》补。

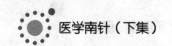

夏燥湿，茯苓渗湿，风硝软坚，枳壳利气，别于二陈之甘缓，远于礞石之峻悍，亦平胃之剂耳。

通可行滞

留滞不行，必通以行之。徐之才曰：通可行滞，通草、防己之属是也。

五苓散

猪苓十八铢，去皮　泽泻一两六铢　白术十八铢　茯苓十八铢
桂枝半两

上五味为末，以白饮和服，方寸匕，日三服。多饮暖水，汗出愈。

太阳病，发汗后，大汗出，胃中干，烦躁，不得眠。欲得饮水者，少少与饮之，令胃气和则愈。若脉浮，小便不利，微热，消渴者，与五苓散主之。

发汗已，脉浮数，烦渴者，五苓散主之。

中风发热，六七日不解而烦，有表里证。渴欲饮水，水入则吐者，名曰水逆，五苓散主之，多饮暖水，汗出愈。

本以下之，故心下痞，与泻心汤。痞不解，其人渴而口燥烦，小便不利者，五苓散主之。

霍乱，头痛发热，身疼痛，热多欲饮水者，五苓散主之。

假令瘦人脐下有悸，吐涎沫而颠眩，此水也，五苓散主之。

脉浮，小便不利，微热，消渴，宜利小便发汗，五苓散主之。

柯韵伯曰：治太阳发汗后，表热不解，脉浮数，烦渴饮水，或水入即吐，或饮水多，而小便不利者。凡中风伤寒，结热在

里，热伤气分，必烦渴饮水。治之有二法：表证已罢，而脉洪大，是热邪在阳明之半表里，用白虎加人参，清火以益气；表证未罢，而脉仍浮数，是寒邪在太阳之半表里，用五苓散，饮暖水，利水而发汗。此因表邪不解，心下之水气亦不散，既不能为溺，更不能生津，故渴。及与之水，非上焦不受，即下焦不通，所以名为水逆。水者，肾所司也。泽泻味咸入肾，而培水之本；猪苓黑色入肾，以利水之用；白术味甘归脾，制水之逆流；茯苓色白入肺，清水之源委，而水气顺矣。然表里之邪，谅不因水利而顿解，故必少加桂枝，多服暖水，使水精四布，上滋心肺，外达皮毛，溱溱汗出，表里之烦热两除也。白饮和服，亦啜稀粥之微义，又复方之轻剂矣。本方非能治消渴也，注者不审消渴之理及水逆之性，称为化气回津之剂。夫四苓之燥，桂枝之热，何所恃而津回？岂知消渴与水逆不同，"消"字中便见饮水多，能消则不逆矣。本论云：饮水多者，小便利，必心下悸，是水蓄上焦为逆；小便少者，必苦里急，是水蓄下焦为逆也。又云：渴欲饮水者，以五苓散救之。可知用五苓原是治水，不是治渴，用以散所饮之水，而非治烦渴、消渴之水也。且本方重在内烦外热，用桂枝是逐水以治烦，不是热因热用，是少发汗以解表，不是助四苓以利水。其用四苓，是行积水留垢，不是疏通水道。后人不明此理，概以治水道不通。夫热淫于内者，心下已无水气，则无水可利、无汗可发，更进燥烈之品，津液重亡，其能堪耶？本论云：下后发汗，小便不利者，亡津液故也，勿治之。又云：若亡津液，阴阳自和者，必自愈。又云：汗出多，胃中燥，不可用猪苓汤复利其小便。夫利水诸方，惟猪苓汤为润剂，尚不可用。其不欲饮水，而小便不利者，五苓散之当禁，不待言矣。

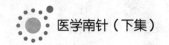

猪苓汤

猪苓去皮　茯苓　泽泻　滑石碎　阿胶各一两

上五味，以水四升，先煮四味，取二升，去滓，纳阿胶烊消。温服七合，日三服。

阳明病，若脉浮发热，渴欲饮水，小便不利者，猪苓汤主之。

少阴病，下利六七日，咳而呕渴，心烦不得眠者，猪苓汤主之。

脉浮发热，渴欲饮水，小便不利者，猪苓汤主之。

猪苓汤之旨，在益阴不专在利水。善乎柯韵伯之言曰：少阴病，得之二三日，心烦不得卧，是上焦实热，宜黄连阿胶汤清之。少阴病，欲吐不吐，心烦但欲寐，至五六日自利而渴者，是下焦虚寒，宜白通汤以温之。此少阴初病而下利，似为虚寒。至六七日，反见咳而呕渴，心烦不得卧者，此岂上焦实热乎？是因下多亡阴，精虚不能化气，真阳不藏，致上焦之虚阳扰攘，而致变证见也。下焦阴虚而不寒，非姜附所宜；上焦虚热而非实热，非苓连之任，故制此方。二苓不根不苗，成于太空元气，用以交合心肾，通虚无氤氲之气也。阿胶味厚，乃气血之属，是精不足者，补之以味也。泽泻气味轻清，能引水气上升；滑石体质重坠，能引火气下降：水升火降，得既济之理矣。且猪苓、阿胶，黑色通肾，理少阴之本；茯苓、滑石，白色通肺，滋少阴源泽也。泽泻、阿胶，咸先入肾，培少阴之体；二苓、滑石，淡渗膀胱，利少阴之用。五味皆甘淡，得土中冲和之气，是水位之下、土气承之也；五物皆润下，皆滋阴益气之品，是君火之下、阴精承之也。

此益① 阴利水而生津，诸症自平，非旨在益阴不专在利水乎？

小半夏加茯苓汤

半夏一升　生姜半斤　茯苓四两

上三味，以水七升，煮取一升五合，分温再服。

卒呕吐，心下痞，膈间有水，眩悸者，小半夏加茯苓汤主之。

苓桂术甘汤

茯苓　桂枝　白术各三两　甘草二两

上四味，以水六升，煮取三升，分温三服，小便则利。

病痰饮者，当以温药和之。心下有痰饮，胸胁支满，目眩，苓桂术甘汤主之。

短气有微饮，当从小便去之，苓桂术甘汤主之。

泽泻汤

泽泻五两　白术二两

上二味，以水二升，煮取一升，分温再服。

心下有支饮，其人苦冒眩，泽泻汤主之。

葵子茯苓散

葵子一升　茯苓三两

上二味，杵为散，饮服方寸匕，日二服，小便利则愈。

妊娠有水气，身重，小便不利，洒淅恶寒，起即头眩，葵子茯苓散主之。

卒呕吐，心下痞，膈间有水，眩悸者，小半夏加茯苓汤主之。姜能止呕吐，夏能开痞满，而欲其行水，则恐非所擅也。能

---

① 益：原作"溢"，据文义改。

行水而止眩悸者，其惟茯苓乎？况苓桂术甘汤、葵子茯苓散，皆以茯苓治眩；茯苓桂枝甘草大枣汤、茯苓甘草汤、理中丸，皆以茯苓治悸；即"太阳病发汗，汗出不解，其人仍发热，心下悸，头眩身瞤动，振振欲擗地者，真武汤主之"，方中茯苓之任亦甚重：宜茯苓为眩悸之主剂矣。乃桂枝甘草汤、小建中汤、炙甘草汤、四逆散之治悸皆赖桂枝，半夏麻黄丸之治悸又赖半夏，何哉？夫悸之用桂枝与用茯苓，有心中、心下之分。其用半夏与用茯苓，又有膈间、脐下之异。惟其治眩，则泽泻汤之因"心下支饮而冒眩"，葵子茯苓散之"妊娠水气，身重小便不利，洒淅恶寒，起即头眩"，两者均系水气，一仗泽泻，一仗茯苓，其义自应有别。然身重、小便不利，自当属之下；心下有支饮，自当属之上，则茯苓、泽泻之治眩，又显有上下之别矣。

木防己汤

木防己　桂枝各三两　人参四两　石膏鸡子大，一枚

上四味，以水六升，煮取二升，分温再服。

木防己去石膏加茯苓芒硝汤

木防己　桂枝各三两　人参四两　茯苓四两　芒硝三合

上五味，以水六升，煮取二升，去滓，纳芒硝，再微煎。分温再服，微利则愈。

膈间支饮，其人喘满，心下痞坚，面色黧黑，其脉沉紧。得之数十日，医吐下之不愈，木防己汤主之。虚者即愈，实者三日复发，复与不愈者，宜木防己汤去石膏加茯苓芒硝汤主之。

己椒苈黄丸

防己　椒目　葶苈　大黄各一两

上四味，末之，蜜丸如梧子大，先食饮服一丸，日三服，稍

增。口中有津液，渴者加芒硝半两。

腹满，口舌干燥，此肠间有水气，己椒苈黄丸主之。

防己黄芪汤

防己一两　甘草半两，炙　白术七钱半　黄芪一两一分

风水，脉浮，身重，汗出恶风，防己黄芪汤主之。腹痛者，加芍药。

防己茯苓汤

防己　黄芪　桂枝各三两　茯苓六两　甘草二两

上五味，以水六升，煮取二升。分温三服。

皮水为病，四肢肿，水气在皮肤中，四肢聂聂动者，防己茯苓汤主之。

防己之为物，有黑纹贯于黄肉中，其用为治水侵于脾，无惑矣。然仲景治风水、皮水，所谓"身重，汗出恶风，水气在皮肤，四肢肿，聂聂动者"均与此合，以身重固系脾病，四肢为脾之合故也。独木防己汤之膈间支饮，己椒苈黄丸之肠间水气，一在上，一在下，似不关乎脾者，亦皆用之，何也？盖此上下尽病，治其中也。夫支饮不关乎下，何以用芒硝？肠间有水气不关乎上，何以用葶苈？故脉沉紧，面色鹥黑，即病根于下之征；口舌干燥，乃病及于上之验。支饮之心下痞坚，肠间水气之腹满，虽于脾有略上略下之差，然究竟不得为脾病。且病在上，吐之则愈；在下，下之则愈；吐下之不愈，病不在中而何在哉？此可见水饮等病在经脉、肌肉者多虚，在胸膈、肠胃者多实。在胸膈者，犹实中之虚。惟在肠胃，乃实中之实耳。然虚者反夹热，实者反夹寒，此其间则亦有故。盖惟其虚与热，斯飘于外，举于上；惟其实与寒，斯著于内，沉于下。此防己黄芪汤、防己茯苓汤所

以用芪、用术，木防己汤所以用参，己椒苈黄丸所以用椒目也。

十枣汤

芫花熬　甘遂　大戟等分　大枣十枚

上三味，各别捣为散，以水一升半，先煮大枣肥者，取八合，纳药末。强人服一钱匕，羸人服半钱。得快下利后，糜粥自养，平旦温服。若下少，病不除者，明日更服。

士谔按：古时钱币之形如刀，故曰钱匕。凡云一钱匕者，以钱代匙，取药满一匕；半钱匕者半之；方寸匕者，照汉度方方一寸；一字者，钱匕上有字，言药末盖遮及一字也。

太阳中风，下利呕逆，表解者乃可攻之。其人漐漐汗出，发作有时，头痛，心下痞，硬满，引胁下痛，干呕，短气，汗出，不恶寒者，此表解里未和也，十枣汤主之。

脉浮而细滑，伤饮，脉弦数，有寒饮，冬夏难治。

脉沉而弦者，悬饮内痛。病悬饮者，十枣汤主之。

咳家其脉弦，为有水，十枣汤主之。

夫有支饮家，咳烦，胸中痛者，不卒死。至一百日或一岁，宜以十枣汤。

水饮壅淤，势宜峻逐。所以君十枣者，以抑药性太过，固元气之遗余。柯韵伯曰：仲景利水之方种种不同，此其最峻者也。凡水气为患，或喘或咳，或悸或噎，或吐或利，或无汗，病在一处而止。此则外走皮毛而汗出，上走咽喉而呕逆，下走肠胃而下利，水邪之泛溢于外者浩浩莫御矣。且头痛短气，心腹胁下皆痞满而硬痛，是水邪尚留结于中，三焦升降之气阻隔而难通矣。表邪已罢，非汗散之法所宜。里邪充斥，又非淡渗之品所能胜。非选利水之所至峻者，以直折之，中气不支，束手待毙耳。甘遂、芫花、大戟三味，皆辛苦气寒，而禀性最毒，并举而用之，气味既合，相济相须，故可交相去邪之巢穴，决其渎而大去之，一举而水患可平也。然水利所凑，其先气已虚，而毒药攻邪，必脾胃反弱，使无健脾调胃之品为主宰，邪气尽而大命亦随之矣。故选十枣之大而肥者以君之，一以培脾土之虚，一以制水气之横，一以解诸药之毒，得一物而三善备。既不使邪气之盛而不制，又不使元气之虚而不支，此仲景立法之尽善也。昧者惑于"甘能中满"之说而不敢用，岂知承制之理乎？张子和窃此意而制浚川、禹功、神佑等方，以治水肿、痰饮之病，而不知君补剂以培本，但知任毒药以攻邪，所以善其后者鲜矣。

柯氏之解，可谓详切著明。然强人服药止一钱匕，弱者仅半之，而十枣须选肥大者，下利后且糜粥自养，病不除则明日更服，以见药品之峻，一日中不能再服。古圣用药之慎如此，学者所宜师法也。

蒲灰散

蒲灰半分　滑石三分

上二味，杵为散，饮服方寸匕，日三服。

滑石白鱼散

滑石　乱发烧　白鱼各三分

茯苓戎盐汤

茯苓半斤　白术二两　戎盐弹九大，一枚

上三味，先将茯苓、白术煎成，入戎盐再煎，分温三服。

小便不利，蒲灰散主之，滑石白鱼散、茯苓戎盐汤并主之。

尤在泾曰：蒲，香蒲也。宁原云：香蒲去湿热，利小便。合滑石为清利小便之正法也。《别录》云：白鱼开胃下气，去水气；

血余疗转胞，不便不通。合滑石为滋阴益气，以利小便者也。《纲目》：戎盐即青盐，咸寒入肾，以润下之性而就渗利之职，为驱除阴分水湿之法也。仲师不详见证，而并出三方，以听人之随证审用，殆所谓引而不发者欤？

按：蒲灰散主湿热气分，滑石白鱼散主血分，戎盐汤入肾除阴火。二散可疗外疡，多效。

《千金》治百种淋、寒淋、热淋、劳淋、小便涩、胞中满、腹急痛方

通草　石韦　甘草　王不留行各二两　冬葵子　滑石　瞿麦白术　芍药各三两

上九味，㕮咀，以水一斗，煮取三升，分三服。

张路玉曰：方中诸味，皆清热利窍之品，独白术、芍药，一主实脾利水，一主和血通津。人但知芍药酸收之用，不知《本经》原有利小便、益气之功，所以建中汤、四逆散、真武汤用之；但知白术为壅补之味，不知《本经》原有除热消食之治，所以枳实汤、理中丸、五苓散用之。然用以清热利水，皆不经火炒，火炒则滞而不通矣。

治诸种淋方

冬葵子八两　茅根　石首鱼脑石各三两　甘草一两　通草二两贝子五合　天麻根五两

上七味为末，以水一斗二升，煮取五升，分五服，日三夜二。亦主石淋。

张路玉曰：方中葵子、白茅根、滑石通津，通草、甘草利窍

泻火，石首鱼脑石、贝子软^①坚利水。天麻根辛温阳药，性专祛风，先哲有口干便秘者不可误投之禁，当是天明精之误。天明精甘寒化热，《本经》有瘀血血瘕、下血欲死、下血止血、利小便之治，其治血瘕、利小便，正与鱼脑石、贝子软坚利水、治石淋之用相符，不敢擅为改易，聊陈管见，以俟明哲裁度。

寒能胜热

士谔按：寒药有甘寒、苦寒、咸寒之分。甘寒之品多清热，苦寒之品多泻火，咸寒之品多救液。虽同属胜热，而所胜之热，其浅深之不同有如此。

白虎汤

知母六两　石膏一斤　甘草二两　粳米六合

上四味，以水一斗煮，米熟汤成，去滓，温服一升，日三服。

伤寒，脉浮滑，此表有热、里有寒，白虎汤主之。

伤寒，脉滑而厥者，里有热也，白虎汤主之。

三阳合病，腹满身重，难以转侧，口不仁而面垢，谵语遗尿。发汗则谵语，下之则额上生汗，手足逆冷。若自汗者，白虎汤主之。

白虎加人参汤

白虎汤原方，加人参三两，煮服同前法。

服桂枝汤大汗出后，大烦渴不解，脉洪大者，白虎加人参汤主之。

---

① 软：原作"要"，当是"奭"之形误，"奭"今通作"软"，故据改。

伤寒，若吐、若下后，七八日不解，热结在里，表里俱热，时时恶风，大渴，舌上干燥而烦，欲饮水数升者，白虎加人参汤主之。

伤寒，脉浮，发热无汗，其表不解者，不可与白虎汤。渴欲饮水，无表证者，白虎加人参汤主之。

太阳中暍，发热恶寒，身重而疼痛，其脉弦细芤迟。小便已，洒洒然毛耸，手足逆冷，小有劳，身即热，口开，前板齿燥。若发其汗，则恶寒甚；加温针，则发热甚；数下之，则淋甚。

太阳中热者，暍是也。汗出恶寒，身热而渴，白虎加人参汤主之。

渴欲饮水，口干舌燥者，白虎加人参汤主之。

白虎加桂枝汤。

白虎汤原方，加桂枝三两，煮服同前法。

温疟者，其脉如平，身无寒但热，骨节烦疼，时呕，白虎加桂枝汤主之。

竹叶石膏汤。

竹叶两把　石膏一斤　半夏半斤　人参三两　麦门冬一升　甘草二两　粳米半升

上七味，以水一斗，煮取六升，去滓，纳粳米煮，米熟汤成，去米，温服一升，日三服。

伤寒解后，虚羸少气，气逆欲吐者，竹叶石膏汤主之。

麻黄杏仁甘草石膏汤

麻黄四两，去节　杏仁五十个，去皮尖　甘草二两，炙　石膏半斤，碎，绵裹

上四味，以水七升，先煮麻黄，减二升，去上沫，纳诸药，

煮取二升，去滓，温服一升。

发汗后不可更行桂枝汤。汗出而喘，无大热者，可与麻黄杏仁甘草石膏汤。发汗后，饮水多者必喘，以水灌之亦喘。

下后不可更行桂枝汤。若汗出而喘，无大热者，可与麻黄杏仁甘草石膏汤。

越婢汤方与证见"轻可去实"门

越婢加术汤

越婢汤原方，加白术四两。

里水者，一身面目黄肿，其脉沉，小便不利，故令病水。假令小便自利，此亡津液，故令渴，越婢加术汤主之。

越婢加半夏汤

越婢汤原方，加半夏半升。

咳而上气，此为肺胀。其人喘，目如脱状，脉浮大者，越婢加半夏汤主之。

文蛤汤

麻黄三两　杏仁五十枚　大枣十二枚　甘草　石膏　文蛤各五两　生姜三两

上七味，以水六升，煮取二升，温服一升。汗出即愈。

吐后渴欲得水而贪饮者，文蛤汤主之。兼主微风，脉紧，头痛。

竹皮大丸

生竹茹　石膏各一两　桂枝　白薇各三分　甘草七分

上五味，末之，枣肉和丸，弹子大，饮服一丸，日三夜二服。有热倍白薇，烦渴者加柏实。

士谔按：汉制六铢为一分，四分为一两。

妇人乳中虚，烦乱呕逆，安中益气，竹皮大丸主之。

小青龙加石膏汤

小青龙原方，加石膏二两。小青龙汤见"轻可去实"部。

煎法见前。服法：强人服一升，羸者减之，日三服，小儿服四合。

肺胀，咳而上气，烦躁而喘，脉浮者，心下有水气，小青龙加石膏汤主之。

心下有水气，肺胀，咳，上气而喘，脉浮，皆小青龙汤证也。多一烦躁，则为小青龙加石膏汤证。核之以大青龙汤之不汗出而烦躁、白虎汤之大烦不解、竹皮大丸之中虚烦乱，是石膏为烦设矣。但《伤寒》《金匮》用石膏者十一方，此才得其四，其不烦而用者何多也？夫阴气偏少，阳气暴胜，外有所夹，内有所亏，或聚于胃，或犯于心，乃为烦。烦之由来不一，本非石膏所主。化其暴胜之阳，解其在胃之聚，非治烦也。越婢加半夏汤候曰：肺胀，咳而上气，其人喘，目如脱状。小青龙加石膏汤候曰：肺胀，咳而上气，烦躁而喘。木防己汤候曰：膈间支饮，其人喘满，心下痞坚。麻杏甘膏汤候曰：汗出而喘，无大热。是石膏者为喘而设欤？夫喘有虚有实，虚者无论，实者必邪聚于气，轩举不降。然邪又有不同，兹四喘者，皆热盛于中，气被逼于上，则石膏所主，乃化其在中之热，气自得下，非治喘也。石膏气寒而形津润，宜乎必治渴矣。乃《伤寒》《金匮》两书用石膏方并不言渴，越婢汤治风水，并证明不渴，岂石膏之治渴必热而不渴者，乃为恰当乎？是可知石膏止能治六淫所化之热矣。故仲景用石膏者十一方，同麻黄用者六，同大黄用者一，同防己用者一，同桂枝、白薇用者一，可同人参用者仅二方，而一方可同可不同，唯竹叶石膏汤却必与参同用。是石膏之治热，乃或因风鼓荡之热，或因水因饮蒸激而生之热，或因寒所化之热，原与阴虚生热者无干。他如竹叶石膏证之欲吐，竹皮大丸之呕逆，皆适与用石膏相值，亦可知为热致虚，因虚气逆，解热气自平，气平呕吐自止，非石膏能治呕止吐矣。

　　说者谓麻黄得石膏则发散不猛，此言虽不经见，然以麻杏甘膏汤之汗出而喘、越婢汤之续自汗出证之，则不可谓无据矣。麻黄为用，所以从阴通阳。然阳厄于阴，其源不一，有因寒凝，有因热壅，故其佐之者，不用桂枝，则加石膏。桂枝纹理有纵其横，石膏则有纵无横，纵者象经，横者象络，经络并通，与及经不及络者，其优柔猛烈，自是不同。况因寒者，所谓"体若燔炭，汗出而散"，故其所当然也；因热者，乃阳猖而阴不与交，欲使阴交于阳，非泄热不可。第徒泄其热，正恐阴反肆而迫阳，故一面任石膏泄热，随手任麻黄通阴，使阴之郁勃者随阳而泄，柔和者与阴相交。是以石膏协麻黄，非特小青龙加石膏汤、厚朴麻黄汤厚朴、麻黄、石膏、杏仁、半夏、干姜、细辛、小麦、五味子为厚朴麻黄汤，治咳而脉浮、越婢加术汤、越婢加半夏汤、文蛤汤，其禁忌较之大青龙汤、麻黄汤为弛，即如所谓麻杏甘膏汤、越婢汤者并有汗亦治之，可见其汗乃盛阳之加于阴，非阴阳交和而成，亦非营弱卫强而有矣。矧证之以《千金》用越婢加术汤治肉极热则身体津脱、腠理开、汗大泄，顾何谓耶？夫亦以热盛于中，内不与阴和，而外迫逐津液，与才所论者无异。特恐通其阴而阴逆逆，故凡兼恶风者，即于汤中加附子耳。尚不可信麻黄、石膏并用，可治汗出耶？

　　风寒搏热，用麻黄、石膏泄热通阳，既知之矣。水饮与热，其不相入，正同冰炭，何亦能合为患耶？不知寒与热，犹本异而末同，水与热，更本同而末异，何也？夫寒在人身，被阳气激而化热，既化则一于热，不更为寒。水则本属太阳，原能盛热，是以寒既化热，热已而寒无存，水中夹热，热去而水尚在。其同用麻黄，在寒化之热，止欲其通阳；在水夹之热，更欲其去水矣。虽然水与饮固有分，且同为水，复有近表近里之分，曰：风水恶风，一身悉肿，脉浮不渴，续自汗出，无大热，越婢汤主之。此比于大青龙者也，故麻黄分数多。曰：吐后，渴欲得水而贪饮者，文蛤汤主之，兼主微风，脉紧，头痛。此比于麻杏甘膏者也，故麻黄分数少。曰：里水，越婢加术汤主之。此则比于麻黄附子甘草汤矣，以其是水与热而非寒，故不用附子而用白术、石膏。是二证近表，一证近里，既彰彰然矣。若夫饮，则非如水之无畔岸，可随处横溢也，则必着脏腑而后为患。曰：咳而上气，此为肺胀，其人喘，目如脱状，脉浮大者，越婢加半夏汤主之。此着于上者也。曰：膈间支饮，其人喘满，心下痞坚，面色黧黑，其脉沉紧。得之数十日，医吐下之，不愈者，木防己汤主之。此着于中者也。着于上者，比于表，故用麻黄；着于中者，比于里，故不用麻黄，石膏则皆不可阙者也。然服木防己汤，虚者即愈，实者复发，则去石膏，加茯苓、芒硝。夫曰实乃去石膏，不去人参，似其助实，反在石膏矣。然膈间支饮，则喘满色黑，固其宜也。其关节只在"心下痞坚""脉沉紧"二者，痞犹可以桂枝下之，坚则非芒硝不为功矣。痞由于饮，犹可专以防己通之，饮而至坚，则非兼用茯苓不为功矣。其用人参、石膏，取义原与白虎加人参同，欲其泄热生津，为已病数十日，曾经吐下也，屡经剥削，继得和养，自然立能应手。然终以痞坚而脉沉紧，非剥削已极之征。第初投之能获效，必饮中之热得清而解。其再发也，纵有热，亦杀于前，况经再与前方不愈，则病虽不去，而热未必复留矣。故于前方去石膏，加茯苓、芒硝。不去人参者，一则尚缘剥削之余，一则所以驭防己、芒硝之暴也。木防己汤见"通可去滞"部

或问：桂枝与白虎寒热天渊，安可兼用？且《论》中谆谆以表不解禁用白虎，既可兼用，则何不加此而必待表解耶？

曰："表不解，不可与白虎"条，上文言脉浮发热无汗乃麻黄证，非特不得用白虎，且不得用桂枝矣。白虎证者，脉大也，汗出也，烦渴、欲饮水也，三者不兼即非是。今云其脉如平，身无寒但热，时呕，皆非白虎证，亦未必可用桂枝。特既与白虎，则三者必具，再加骨节疼烦之表，则无寒不得用柴胡，有汗不得用麻黄，热证多又不得用附子，不用桂枝和营通络，而谁用哉？且古人于病有分部，非如后世多以阴阳五行生克为言。伤寒有伤寒用药之例，温疟有温疟用药之例。盖伤寒自表入里，故有一毫未入，则有一毫未化之寒，即不可与全入者并论；温疟自内出外，里既全热，但有骨节疼烦一种表证，即不得全认为热而单用白虎。则兼用桂枝，使之尽化，又何不可耶？是白虎加桂枝汤之用桂枝，不过和营，并无甚深妙义也。

生姜泻心汤

生姜四两　甘草炙　人参　黄芩各三两　半夏半升　黄连干姜各一两　大枣十二枚

上八味，以水一斗，煮取六升，去渣，煎取三升，温服一升，日三服。

伤寒汗出解之后，胃中不和，心下痞硬，干噫食臭，胁下有水气，腹中雷鸣，下利者，生姜泻心汤主之。

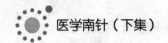

甘草泻心汤

甘草四两，炙　黄芩　干姜各三两　半夏半升　黄连一两　大枣十二枚

伤寒中风，医反下之，其人下利日数十行，谷不化，腹中雷鸣，心下痞硬而满，干呕，心烦不得安。医见心下痞，谓病不尽，复下之，其痞益甚，此非热结，但以胃中虚，客气上逆，故使硬也，甘草泻心汤主之。

狐惑之为病，状如伤寒，默默欲眠，目不得闭，卧起不安。蚀于喉为惑，蚀于阴为狐。不欲饮食，恶闻食臭，其面目乍赤、乍黑、乍白。蚀于上部则声嗄，甘草泻心汤主之；蚀于下部则咽干，苦参汤洗之；蚀于肛者，雄黄熏之。苦参一升，以水一斗，煎取七升，去滓，熏洗三次，名苦参汤；雄黄为末，筒瓦二枚合之，烧，向肛[①]熏之，名雄黄熏法。

半夏泻心汤

半夏半升　黄芩　干姜　甘草炙　人参各三两　黄连一两　大枣十二枚

上七味，以水一斗，煮取六升，去渣，再煎，取三升，温服一升，日三服。

伤寒五六日，呕而发热者，柴胡汤证具，而以他药下之，柴胡证仍在者，复与柴胡汤。此虽已下之，不为逆，必蒸蒸而振，却发热汗出而解。若心满而不痛者，此为痞，柴胡不中与之，宜半夏泻心汤。

呕而肠鸣，心下痞者，半夏泻心汤主之。

---

① 肛：原作"红"，据石印本改。

大黄黄连泻心汤

大黄二两　黄连一两

上二味，以麻沸汤二升渍之，须臾绞去渣，分温再服。

脉浮而紧，而复下之，紧反入里，则作痞。按之自濡，但气痞耳。心下痞，按之濡，其关上浮者，大黄黄连泻心汤主之。

伤寒大下后，复发汗，心下痞，恶寒者，表未解也，不可攻痞，当先解表。解表宜桂枝汤，攻痞宜大黄黄连泻心汤。

附子泻心汤

大黄二两，酒浸　黄连炒　黄芩炒，各一两　附子一枚，去皮，别煮取汁

上四味切，三味以麻沸汤二升渍之，须臾绞去渣，纳附子汁，分温再服。

心下痞而复恶寒汗出者，附子泻心汤主之。

泻心汤

大黄二两　黄连　黄芩各一两

上三味，以水三升，煮取一升，顿服之。

心气不足，吐血、衄血，泻心汤主之。

黄连根黄、花黄、实黄，皆具土色。四月开花，六月结实，七月根紧，适逢太阴湿土、阳明燥金主令时，宜乎为入脾胃之药矣。乃仲景诸泻心汤以之为关键，何欤？夫仲景溯诸泻心汤证之源，曰：病发于阳而反下之，热入因作结胸，病发于阴而反下之，因作痞。结胸称热入，痞不称热入，可见所入之邪非阳邪矣。阴邪结于阳位，心下痞硬，非心病而何？心自病不能煆土，土遂不运，而干噫食臭、干呕心烦、下利矣。腹中雷鸣者，心气被逼，不能上行，下走肠间也。夫心之为体，于卦象离，今被邪逼，则

外阳内伐，内阴腾沸，故半夏、甘草、生姜三泻心汤治阴邪之未化者也，大黄黄连、附子二泻心汤治阴邪之已化者也。阴邪已化，不逼心阳，则在内之沸乱略定，惟在外之邪气尚阻，则取二黄之泄热，荡去其邪，邪去正自安矣。恶寒汗出者，在上之阴邪才化，在下之阴气复逆，故轻取二黄之气以荡除其秽，重任附子之威以追逐逆阴，使之异趋同归，相成而不相背也。其未化者，阳馁胸于阳位而恣肆于阴分，邪盘踞于清道而溃泄于下焦，非干姜、半夏、生姜之振散阴霾，不足以廓清心之外郭，非人参、黄连之养阴泄热，不足以安扰心之内讧。然则直谓之补心可也，而曰泻心，何哉？夫称谓当循其实，补者益其虚，泻者泄其实，今者明因邪气入伐，致心脏内讧，若曰补，则嫌于无邪矣。

黄连根株丛延，蔓引相属，有数百株共一茎者，故名连。其治亦多蔓延淹久之症，如浸淫疮黄连粉主之是矣。夫名浸淫，则非初起暴得之疾，亦非一治可瘳之候，故《伤寒论》《金匮要略》两书，从未有新得之病用黄连者。

黄芩汤

黄芩三两　甘草炙　芍药各二两　大黄十二枚

上四味，以水一斗，煮取三升，去渣，温服一升，日再服，夜一服。

黄芩加半夏生姜汤

黄芩汤原方，加半夏半升，生姜三两。煮法、服法同上。

太阳与少阳合病，自下利者，与黄芩汤；若呕者，黄芩加半夏生姜汤主之。

或问：黄芩汤治何等证？其证腹痛与否？若腹痛，何以用黄芩？若腹不痛，何以用芍药？曰：其证身热，不恶风，亦不恶

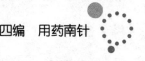

热，或下利，或呕，腹则不痛。盖芍药、甘草、大枣，桂枝汤里药也，以不恶风，故不用姜、桂；黄芩、甘草、大枣，小柴胡汤里药也，以不往来寒热，故不用柴胡；以其常热，故不用人参；若不呕，则并不用半夏、生姜。至芍药，则并不因腹痛而用，以桂枝汤证原无腹痛也；亦不心下痞硬，以不去大枣也。夫芍药甘草汤，治伤寒汗出误服桂枝汤后，足胫拘急，已见其能破阳邪于阴分矣。加以黄芩，不益可见阳分之热甚盛，攻于阴分为利，非阴中自有怨阳之结耶？仲景于《厥阴篇》云：伤寒脉迟，与黄芩汤除其热，腹中则冷，不能食。可知黄芩汤证之脉必数。黄芩所治之热，必自里达外，不治但在表分之热矣。黄芩治自里达外之热，《千金》历有明文：芍药汤治产后虚热头痛，若通身发热者，加黄芩；慎火草散治崩中漏下赤白青黑，腐臭不可近，热多者加知母、黄芩；道人深师增损肾沥汤治风虚劳损夹毒，脚弱疼痛，下焦虚冷，胸中有热，其热多者加黄芩。又可知阴虚气盛，热自内出者，黄芩亦能治之，而不但治感触所化，韫中达外之热矣。

茵陈蒿汤

茵陈蒿六两　栀子十四枚　大黄二两

上三味，以水一斗，先煮茵陈，减六升，纳二味，煮取三升，去滓，分温三服。小便当利，尿如皂荚汁状，色正赤。一宿腹减，病从小便去也。

阳明病，发热汗出者，此为热越，不能发黄也。但头汗出者，身恶汗，齐颈而还，小便不利，渴欲饮水者，此为瘀热在里，身必发黄，茵陈汤主之。

白头翁汤

白头翁二两　黄连　黄柏　秦皮各三两

上四味，以水七升，煮取二升，去滓，温服一升。不愈，更服一升。

热利下重者，白头翁汤主之。

下利，欲饮水者，以有热故也，白头翁汤主之。

《千金》温胆汤

半夏　竹茹　枳实　茯苓各二两　橘皮三两　甘草一两　生姜四两　红枣十二枚

上八味，以水八升，煮取二升，分三服。

治大病虚烦不得眠，此胆寒故也，宜服之。

茵陈、白头翁、温胆三方，方解均见《医学南针·上集》。

热可制寒

沉寒痼冷，非大辛大温，不能制之。

四逆汤

甘草二两，炙　干姜一两半　附子一枚，生用，去皮，破八片

上三味，以水三升，煮取一升二合，去滓，分温再服。强人可服大附子一枚，干姜三两。

伤寒脉浮，自汗出，小便数，心烦，微恶寒，脚挛急，反与桂枝汤攻其表，此误也，得之便厥，咽中干，烦则吐逆者，作甘草干姜汤与之，以复其阳。若厥愈足温者，更作芍药甘草汤与之，其脚即伸。若胃气不和，谵语者，少与调胃承气汤。若重发汗，复加烧针者，四逆汤主之。

伤寒，医下之，续得下利清谷不止，身疼痛者，急当救里；后身疼痛，清便自调者，急当救表。救里宜四逆汤，救表宜桂枝汤。

病发热头痛，脉反沉，若不瘥，身体疼痛，当救其里，宜四逆汤。

脉浮而迟，表热里寒，下利清谷者，四逆汤主之。

自利不渴者，属太阴，以其脏有寒故也，当温之，宜四逆汤。

少阴病，脉沉者急温之，宜四逆汤。

少阴病，饮食入口则吐，心中温温欲吐，复不能吐。始得之，手足寒，脉弦迟者，此胸中实，不可下也，当吐之。若膈上有寒饮，干呕者，不可吐也，当温之，宜四逆汤。大汗出，热不去，内拘急，四肢疼，又下利，厥逆而恶寒者，四逆汤主之。

大汗，若下利而厥冷者，四逆汤主之。呕而脉弱，小便复利，身有微热，见厥者难治，四逆汤主之。

吐利汗出，发热恶寒，四肢拘急，手足厥冷者，四逆汤主之。

既吐且利，小便复利，而大汗出下利清谷，内寒外热，脉微欲绝者，四逆汤主之。

下利后腹胀满，身体疼痛者，先温其里，乃攻其表，温里宜四逆，攻表宜桂枝汤。

四逆加人参汤

四逆汤原方，加人参一两，煎服法同前。

恶寒脉微而复利，利止，亡血也，四逆加人参汤主之。

通脉四逆汤

甘草二两，炙　干姜三两，强人四两　附子一枚，生用

上三味，以水三升，煮取一升二合，去滓，分温再服。其脉即出者愈。

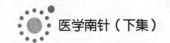
面色赤者，加葱九茎。

腹中痛者，去葱加芍药二两。

呕者，加生姜二两。

咽痛者，去芍药，加桔梗一两。

利止脉不出者，去桔梗，加人参二两。

少阴病，下利清谷，里寒外热，手足厥逆，脉微欲绝，身反不恶寒，其人面色赤，或腹痛，或干呕，或咽痛，或利止脉不出者，通脉四逆汤主之。其脉即出者愈。

下利清谷，里寒外热，汗出而厥者，通脉四逆汤主之。

通脉四逆加猪胆汁汤

通脉四逆汤原方，加猪胆汁半合，煎如前法。煎成，纳猪胆汁，温服，其脉即出。

吐已下断，汗出而厥，四肢拘急不解，脉微欲绝者，通脉四逆加猪胆汁汤主之。

干姜附子汤

干姜一两　附子一枚，生用，去皮，切八片

上二味，以水三升，煮取一升，去渣，顿服。

下之后，复发汗，昼日烦躁不得眠，夜而安静，不呕不渴，无表证，脉沉微，身无大热者，干姜附子汤主之。

白通汤

干姜附子汤原方，加葱白四茎，煎服法照前。

少阴病下利，白通汤主之。

白通加猪胆汁汤

白通汤原方，加人尿五合，猪胆汁一合。

上三味，以水三升，煮取一升，去渣，纳胆汁、人尿，和令相得，分温再服。无胆汁亦可。

少阴下利脉微者，与白通汤。利不止，厥逆无脉，干呕烦者，白通加猪胆汁汤主之。服汤脉暴出者死，微续者生。

茯苓四逆汤

茯苓四两，一本作六两　人参一两　附子生用，一枚　甘草二两，炙　干姜一两半

上五味，以水五升，煮取三升，去滓，温服七日合，日三服。

发汗，若下之病仍不解，烦躁者，茯苓四逆汤主之。

真武汤

茯苓　芍药　生姜各三两　白术二两　附子一枚，炮

上五味，以水八升，煮取三升，去滓，温服七日合，日三服。

若嗽者，加五味子半升，细辛、干姜各一两。

若小便利者，去茯苓。

若下利者，去芍药加干姜二两。

若呕者，去附子加生姜，足前成半斤。

太阳病发汗，汗出不解，其人仍发热，心下悸，头眩，身动，振振欲擗地者，真武汤主之。

少阴病二三日不已，至四五日，腹痛，小便不利，四肢沉重疼痛，自下利者，此为有水气。其人或咳，或小便利，或下利，或呕者，真武汤主之。

附子汤

附子二枚，炮　茯苓三两　人参二两　白术四两　芍药三两

上五味，以水八升，煮取三升，去滓，温服一升，日三服。

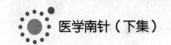

少阴病得之一二日，口中和，其背恶寒者，当灸之，附子汤主之。

少阴病，身体疼，手足寒，骨节痛，脉沉者，附子汤主之。

妇人怀妊六七月，脉弦发热，其胎愈胀，腹痛恶寒，少腹如扇，所以然者，子脏开故也，当以附子汤温其脏。

甘草附子汤

甘草二两，炙　白术二两　桂枝四两　附子二枚，炮

上四味，以水六升，煮取三升，去渣，温服一升，日三服。初服得微汗则解，能食，汗出复烦者，服五合。恐一升多者，服六七合为始。

风湿相搏，骨节疼烦掣痛，不得屈伸，近之则痛剧，汗出短气，小便不利，恶风不欲去衣，或身微肿者，甘草附子汤主之。

桂枝附子汤

桂枝四两　附子三枚，炮①，去皮，切八片　甘草二两　生姜三两大枣十二枚

上五味，以水六升，煮取二升，去滓，分温三服。

桂枝附子去桂加白术汤

桂枝附子汤原方，去桂枝加白术四两。

上五味，以水六升，煮取二升，去滓，分温三服。初服，其人身如痹，半日许，复服之，三服尽，其人如冒状，勿怪。此以附、术并走皮内逐水气，未得除，故使之耳，法当加桂枝四两。此本一方二法，以大便硬，小便自利，去桂也；以大便不硬，小便不利，当加桂。附子三枚，恐多也，虚弱家及产妇宜减服之。

---

① 炮：原作"泡"，据文义改。

伤寒八九日，风湿相搏，身体疼烦，不能自转侧，不呕不渴，脉浮虚而涩者，桂枝附子汤主之。若其人大便硬，小便自利者，去桂加白术汤主之。

芍药甘草附子汤

芍药　甘草各三两　附子一枚，炮，去皮，破八片

上三味，以水五升，煮取一升五合，去渣，分温三服。

发汗病不解，反恶寒者，虚故也，芍药甘草附子汤主之。

《近效》术附汤

白术二两　附子一枚半，炮，去皮　甘草一两，炙

上三味，锉，每五钱匕，生姜五片，大枣一枚，水盏半，煎七分，去滓，温服。

治风虚，头重眩，苦极不知食味，暖肌补中，益精气。

薏苡附子散

薏苡仁十五两　大附子三两

上二味，杵为散，服方寸匕，日三服。

胸痹缓急者，薏苡附子散主之。

附子粳米汤

附子一枚，炮　半夏　粳米各半升　甘草一两　大枣十枚

上五味，以水八升，煎，米熟汤成，温服一升，日三服。

腹中寒气，雷鸣切痛，胸胁逆满，呕吐，附子粳米汤主之。

大黄附子汤

大黄三两　附子三两　细辛二两

上三味，以水五升，煮取二升，分温三服。若强人，煮取二升半，分温三服。服后如人行四五里，进一服。

胁下偏痛发热，其脉紧弦，此寒也。以温药下之，宜大黄附

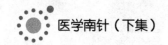

子汤。

乌头汤

麻黄　芍药　黄芪　甘草各三两，炙　乌头五枚，㕮咀，以蜜三升，煎取一升。即无乌头，大附子亦可

上五味，以水三升，煮取一升，去滓，纳蜜煎中，更煎之，服七合。不知，尽服之。

病历节，不可屈伸，疼痛，乌头汤主之。

乌头赤石脂丸

乌头一分，炮　蜀椒　干姜各一两　附子半两　赤石脂一两

上五味，末之，蜜丸如梧子大，先食服一丸，日三服。不知，稍加服。

心痛彻背，背痛彻心，乌头赤石脂丸主之。

赤丸

乌头二两，炮　茯苓四两　细辛一两　半夏四两

上四味，末之，纳真朱为色，炼蜜为丸，如麻子大。先食，饮酒下三丸，日再服。一服不知，稍增，以知为度。

士谔按：乌头半夏相反，虽系经方，究宜慎于用。

寒气厥逆，赤丸主之。

大乌头煎①

乌头大者五枚，熬②，去皮，不必咀

上以水三升，煮取一升，去滓，纳蜜二升，煮令水气尽，取二升。强人服七合，弱人服五合。不瘥，明日更服，不可一日更服。

---

① 煎：原作"煮"，据《金匮要略·腹满寒疝宿食病脉证治》改。

② 熬：原作"敖"，据文义改。

腹满，脉弦而紧，弦则卫气不行，即恶寒；紧则不欲食，邪正相搏，即为寒疝。寒疝绕脐痛，若发则白津[①]出，手足厥冷，其脉沉紧者，大乌头煮主之。

乌头桂枝汤

乌头五枚

上一味，以蜜二升，煎减半，去滓，以桂枝汤五合解之。合得一升后，初服二合[②]。不知，即服三合。又不知，复加至五合。其知者如醉状，得吐者为中病。

寒疝腹中痛，逆冷，手足不仁，若身疼痛，灸刺诸药不能治，抵当乌头桂枝汤主之。

天雄散

天雄三两，炮　白术八两　桂枝六两　龙骨三两

上四味，杵为散，酒服半钱匕，日三服。不知，稍增之。

男子平人，脉大为劳，脉极虚亦为劳。

男子面色薄，主渴及亡血，卒喘悸，脉沉浮者，里虚也。

男子脉虚沉弦，无寒热，短气里急，小便不利，面色白，时目瞑，兼衄，少腹满，此为劳使之然。

劳之为病，其脉浮大，手足烦，春夏剧，秋冬差，阴寒精自出，酸削不能行。

男子脉浮弱而涩，为无子，精气清冷。

夫失精家，少腹弦急，阴头寒，目眩发落，脉极虚芤迟，为

---

① 二合：原作"五合"，据《金匮要略·腹满寒疝宿食病脉证治》改。

② 白津：邓珍本《新编金匮方论》、吴迁抄本《金匮要略方论》皆作"白汗"，可从。

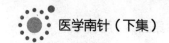

清谷亡血失精。

脉得诸芤动微紧，男子失精，女子梦交，桂枝龙骨牡蛎汤主之。天雄散^①方。

乌头，老阴之生育已竟者也；天雄，孤阳之不能生育者也；附子，即乌头、天雄之种，含阴苞阳者也。老阴生育已竟者，其中空，以气为用；孤阳不能生育者，其中实，以精为用。气主发散，精主敛藏，发散者能外达腠理，敛藏者能内入筋骨。附子则兼备二气，内充实，外强健，且其物不假系属，以气相贯而生，故上则风寒咳逆上气，中则癥坚积聚血瘕，下则寒湿踒躄、拘挛膝痛、不能行步，无一不可到，无一不能治。惟其中畜二物之精，斯能兼擅二物之长，其用较二物为广矣。

《伤寒论》用附子之方凡二十，可加入之方二，内用生附子者，惟干姜附子汤、茯苓四逆汤、附子汤、白通汤、通脉四逆汤、四逆汤六方。六方之中，干姜附子汤、茯苓四逆汤、四逆汤三证为表病误治而致，余皆少阴自病；而干姜附子汤、茯苓四逆汤、通脉四逆汤三证外皆有热。以予观之，则凡用生附子者，无论有热无热，外皆兼有表证，何则？白通汤无表证，何以用葱白？即通脉四逆汤可推而知者也。若附子汤之身体痛、骨节疼，可谓非表证否？且背微恶寒者，对身有微热而言。夫手足逆冷，不待病人自言，他人可按而知者也。背恶寒，则病人不言，他人何从知之？若病人不有微热而遍身寒，譬之冬月严寒，但知畏之，不能指定何处矣。虽然，兼有表证者用生附子，宜乎合表药用者，皆生附子矣。而桂枝加附子汤、桂枝去芍药加附子汤、桂

---

① 天雄散：此后吴迁钞本《金匮要略方》有"亦主之"三字，可参。

枝附子汤、白术附子汤、甘草附子汤、麻黄附子细辛汤、麻黄附子甘草汤、桂甘姜枣麻辛附子汤，并用炮附子，其犹有说欤？夫诸证得皆表病盛，里病仅见一端，故方中皆表药多，仅用附子以贴切其里。干姜附子汤、茯苓四逆汤、附子汤、白通汤、通脉四逆汤，则纯乎里证矣。纯乎里证，仅见表证一斑，故绝不用表药。惟附子用生者，以示开导解散之义，谓嫌于无表药也。于是知权衡表里之道，重独见不重丛多。引而伸之，则寒热也，虚实也，上下也，皆可以此类推。生附子之用，又不可泥于专治表证一面矣。

干姜附子汤证，曰不呕不渴；桂枝附子汤证，亦曰不呕不渴；真武汤证，曰若呕者去附子加生姜。呕者胃热，渴者阴伤，胃热阴伤宜乎不得用附子矣。然而白通加猪胆汁、通脉四逆汤证之干呕，四逆汤、乌梅丸证之吐，桂枝芍药知母汤证之温温欲吐，附子粳米汤证之呕吐，肾气丸证之消渴，栝蒌瞿麦丸之渴，均不废附子，何耶？盖有声有物曰呕，有物无声曰吐，有声无物曰干呕。有声者有火，无声者无火；有物者实，无物者虚。实而无火者用之，《本经》所谓破积聚者也；虚而有火者亦用之，《本经》所谓温中也。是故非干呕、非吐、非呕吐者，仲景不用附子。以呕系实而有火，虽真武汤本宜者且去之，此其验矣。渴之与呕，情本相违，故曰：先呕却渴者，此为欲解；先渴却呕者，为水停心下。于此见非但呕者不用附子，呕而渴者亦不用附子矣。肾气丸证、栝蒌瞿麦丸证之渴，非阴伤也，阳衰不能化阴也。夫人之身，水非火不能蒸腾，火非水不能蛰藏。肾气丸、栝蒌瞿麦两证，水下溜而火逆冲，正赖附子之性温下趋，使水得温而上，火得温而归，非特与伤寒之渴不同，并与他证之渴均不同矣。

六气感人，不能纯一，其有相兼，又多殊致，故有相连比者，有相乖错者。相连比者，燥与火、湿与寒之类也；相乖错者，湿与火、寒与燥之类也。若夫湿与燥、寒与热，则终不能相兼。风则随气皆可相混，故曰风为百病长矣。其有连比最广，近则为患最迫，远则为害最深者，莫如痹。盖痹以风寒湿三气相合而成，风以动之，寒以凝之，湿以滞之，动则目前有切骨之痛，凝与滞则刻下无举手之效。故仲景用附子他处常不过一枚，惟桂枝附子汤、白术附子汤用至三枚，甘草附子汤、附子汤二枚，桂枝芍药知母汤二两，此其间不为无故矣。然"身体疼烦，不能自转侧，脉浮虚而涩，且不呕不渴，或大便硬，小便自利"表证多而里证少，"骨节疼烦，不得屈伸，近之则痛剧，汗出短气"与"身体痛，手足寒，骨节疼，脉沉"及"诸肢节疼痛，身体尪羸，脚肿如脱，温温欲吐"则表证少而里证多，何以附子之用反重于表、轻于里耶？盖风寒湿之气，惟其在表，斯为尤猛，故"诸肢节疼痛，不得屈伸，近之痛剧"，皆犹有间时，犹有间处。若夫"身体疼烦，不能转侧"，则一身筋骨悉痹而无间矣。且惟其为表病，斯目前虽急迫，愈期反可早冀。何则？在里则入之深，入之深则出不能速，故桂枝附子汤、白术附子汤下注云"三服尽，其人如冒状，勿怪，此以术附并走皮内逐水气，未得除，故使之尔"，而他方下则不言冒，可见两方取效视诸证为捷矣。若夫湿中有热，复有寒，则寒着气分，热着血分，气寒血热，则脾必下陷。凡痹①气下陷，气血兼病，则必下血。气血既已分科，先后自当审察。故大便坚者，必便在血后；大便泄者，必血在便后。此可

---

① 痹：详文义，疑是"脾"字之误。

的知其先血后便为实，先便后血为虚矣。实者利湿和血，病自可
瘥；虚则必温凉兼用，燥润兼施。故黄土汤用附子、白术、黄土、
甘草除气分之寒，地黄、阿胶、黄芩疗血分之热，其理自不可易
也。然是方也，以黄土为君，而濡血三味，煦气三味，似乎任均
力侔。而不知仲景于他味用三两为常事，惟地黄止用三两，附子
用至三两，皆绝无仅有，则附子之用于他物，不又可因此而识
耶？（甘草、地黄、白术、附子、阿胶、黄芩、灶中黄土，名黄
土汤，治先便后血之远血证。）

天雄，仲景书惟天雄散中用之，而天雄散又不言所主何病，
但附于桂枝龙骨牡蛎汤后，欲实使人无以测知其故。虽然，细意
绎上文，亦可得其概矣。夫云"男子平人，脉大为劳，极虚亦为
劳"以下凡六节，仅出一桂枝龙骨牡蛎汤，汤后即附天雄散方，
岂不以六节之中其证何者合用桂枝龙骨牡蛎、何者合用天雄散，
令人自择之耶？夫曰"男子"，则不可以妇人混之矣；曰"平人"，
则不可以病人混之矣。盖六节中，有云"阴寒精自出，酸削不能
行"者，有云"精气清冷无子"者，有云"阴头寒"者，是即天
雄之所主欤？天雄乃附子之类，其性为阳气充实于中而不化者。
精之为物，遇阴则凝，遇阳则行，今阴既寒，而精自行，又焉得
不以阳气充实不泄者治之耶？

乌头之用，大率亦与附子略同。其有异者，亦无不可条疏而
件比之也。《金匮要略》乌头赤石脂丸，联用附子、乌头治心痛
彻背、背痛彻心，其义最为微妙。沈明宗曰：邪感心包，气应外
俞，则心痛彻背；邪袭背俞，气从内走，则背痛彻心。俞脏相连，
内外之气相引，则心痛彻背、背痛彻心，即《经》所谓"寒气客
于背俞之脉，其俞注于心，故相引而痛"是也。夫脏为俞气之所

根，俞为脏气之所驻，谓其连属，则诸俞总在足太阳一经，经脉与脏并不相通也，故治俞者未必能及脏，治脏者未必能及俞。附子、乌头，以气相属，系不相连，而同施并投焉，则可知两物为用，温脏之寒即能外及俞之痛，治俞之痛即能内及脏之寒，故方中蜀椒、干姜、赤石脂皆用一两，并附子、乌头二物亦仅及其数。可见虽用二物，原若只用一味，而其感通呼吸之理，已寓于其间矣。

大乌头煎治寒疝，只用乌头一味，令其气味尽入蜜中，重用专用，变辛为甘，变急为缓，实乌头之主方矣。且篇中论脉甚详，尤在泾释之尤妙，曰：弦紧脉皆阴也，而弦之阴从内生，紧之阴从外得。弦则卫气不行，恶寒者，阴出而痹其外之阳也；紧则不欲食者，阴入而痹其胃之阳也。卫阳与胃阳并衰，外寒与内寒交盛，由是阴反无畏而上冲，阳反不治而下伏，所谓邪正相搏，即为寒疝，此用乌头之脉也。曰"寒疝绕脐痛，自汗出，手足厥冷"，曰"拘急不得转侧，发作有时，阴缩"，此用乌头之证也。此外，用乌头之法犹有二证，一则曰"病历节，不可屈伸，疼痛者，乌头汤"，一则曰"寒疝腹中痛，逆冷，手足不仁，若身疼痛，灸刺诸药不治者，抵当乌头桂枝汤"。乌头汤比于麻黄，抵当乌头桂枝汤比于桂枝，尤可知乌头为治阳痹阴逆之要剂矣。夫不可屈伸而疼痛者，阴之实强者也；逆冷手足不仁者，阳之大痹者也。阴实强而仍知疼痛，则阳犹强而能与之对待；阳大痹而至于手足逆冷不仁，则全乎阴用事，阳遂不能与之争矣。是故乌头汤用麻黄以兼泄其阳，抵当乌头桂枝汤则用桂枝以伸其阳。用麻黄者，仍辅以黄芪补气行三焦，欲令其阳气不伤；用桂枝者，仍辅以姜枣和外，欲令其阴气不泄。麻黄为峻剂，峻则如大乌头煎法，使甘缓之蜜变其锋锐之厉；桂枝为缓剂，缓则无事更缓，故令与桂枝另煎合服，以收相合而不相争夺之功。此用猛将之权舆，实使乌头之妙谛也。至赤丸治寒气厥逆，乌头之任，在茯苓、半夏之下，细辛之上，可知病由饮作，饮停则阳痹，阳痹则阴逆，阴逆则寒生而厥矣。其用乌头，亦不外如上诸方之旨矣。

大建中汤

蜀椒二合，炒去汗　干姜四两　人参一两

上三味，以水四升，煮取二升，去滓，纳胶饴一升，微火煎取二升，分温再服。如一炊顷，可饮粥二升，后更服。当一日食糜粥，温覆之。

心胸中大寒痛，呕，不能饮食，腹中满，上冲皮起，出现有头足，上下痛而不可触近者，大建中汤主之。

甘草干姜茯苓白术汤

甘草　白术各二两　干姜　茯苓各四两

上四味，以水五升，煮取三升，分温三服，腰中即温。

肾着之病，其人身体重，腰中冷，如坐水中，形如水状，反不渴，小便自利，饮食如故，病属下焦。身劳汗出，衣里冷湿，久久得之。腰以下冷痛，腹重如带五千钱，甘姜苓术汤主之。

理中丸

人参　甘草　白术　干姜各三两

上四味，捣筛为末，蜜和为丸，如鸡子黄大，以沸汤数合和一丸，研碎，温服之。日三四服，夜二服。腹中未热，益至三四丸，然不及汤。方法以四物依两数切，用水八升，煮取三升，去渣，温服一升，日三服。

若脐上筑者，肾气动也，去术，加桂四两。

吐多者，去术，加生姜二两。

下多者，还用术。

悸者，加茯苓二两。

渴欲饮水者，加术，足前成四两半。

腹中痛者，加人参，足前成四两半。

寒者，加干姜，足前成四两半。

腹满者，去术，加附子一枚。

服汤后，如食顷，饮热粥一升许，微自温，勿揭衣被。

霍乱，头痛发热，身疼痛，热多欲饮水者，五苓散主之。寒多不用水者，理中汤主之。

大病瘥后喜唾，久不了了，胃上有寒，当以丸药理之，宜理中丸。

或问：伤寒，病之莫急者也。伤寒至阳亡阴逆，尤病伤寒之莫急者也。仲景用干姜于干姜附子汤、茯苓四逆汤、白通汤、真武汤、四逆汤，皆用之至少，反于非伤寒之大建中汤、甘干苓术汤用之最多，何也？曰：此正仲景神明不测处也。夫病根有深浅，用法有机势，得其间则批郤导窍，刀不伤铓，当其锐则高城深池，守犹难固。人伤于寒，则为病热，是固阴伤局也，乃不胜治法之綮，致阳越阴搏焉，岂诚阳之虚、阴之盛耶？故曰脉微、曰下利、曰烦躁、曰头眩身𥆧，其阳之衰也骤，阴之横也飘忽而无所附，固不得仅用干姜，必并以附子，但干姜既得附子，一主其中，一主其下，一主守，一主走，若轻车，若熟路，风行雷动，所当必摧，所击必散，阴散斯阳归，阳归斯病已，又何恃乎用之重，重则不惧有后患耶？此其义见于《论》中，所谓"下利，腹胀满，身体疼痛者，先温其里，乃攻其表，温里宜四逆汤，攻表宜桂枝汤"者也。夫既用四逆治里矣，仍有桂枝治表在后，设使用姜附重，则向所未攻之表证，能保其不变为里证耶？惟伤寒"少阴病，下利圊谷，里寒外热，手足厥逆，脉微欲绝，身反不恶寒，其人面色赤"者，阳已浮于外，阴已逆于内，各自树势，两不相下，故仲景于通脉四逆汤，附子仍依四逆之数，干姜倍焉，何则？其势相侔，其锋相敌，病既植根，中气之虚而中寒，自非倍其数不可。是仲景于回阳逐阴，又非轻用姜者比矣。若夫"心胸中大寒痛，呕，不能饮食，腹中上冲皮起，出见有头足，上下痛，不可触近""身体重，腰中冷，如坐水中，形如水状，不渴，小便自利，饮食如故，劳辄汗出，衣里冷湿，久则腰已下冷痛，腹重如带五千钱"，其沉寒痼冷，一在于中，一在于下，一动而猖，一静而劲。动者四出剽掠，其势向上为多，凡向上者虽阴，其中必有阳，实中必有虚，则既不得用附子为尾逐之师；静者僻居一处，食饮二便尚娴节制，然汗出至衣里湿，其寒不衰，是虽用附子攻冲之，亦决不能骤解。故大建中汤治动，乃镇以静而抑之使平，是条侯坚壁于梁；甘干苓术汤治静，乃抚其循良，销其梗化，是姬公悬顽于洛。总之，前后诸方皆从温中起见，而击乌合，则宜锐不宜多，讨积猾，则宜围不宜攻，权衡其轻重，稽核其利钝，而治法可推，推治法之委婉曲折，而方义可识，识方义之丝联绳贯，而干姜之用了然，如在心目间矣。然则白通、四逆等方，其于温中尽之乎？是殆非也。夫诸方注意，大半在于温下，故其所主证，下利及既吐且利者居多，则取法实兼《本经》之温中、肠澼下利，《别录》之霍乱。特附子以走下，干姜以守中，有姜无附，难收斩将搴旗之功，有附无姜，难取坚壁不动之效。是干姜之治在温中，非诸方之治在温中也。大建中汤、甘干苓术汤，注意在温中矣，乃一则药协蜀椒，一则证原腰冷，是其微旨，仍不尽在中也。微旨尽在中者，其惟理中汤乎！理中汤所主，在《伤寒论》曰"既吐且利，寒多不欲饮水"，在《金匮要略》曰"胸痹，心中痞，留气结在胸，胸满，胁下逆抢心"，一者由中而溃决四出，一者由上下而并凑于中。惟其中无所守，是以外者能内，内者能外，内外可以易位，生死不可遽判乎？方中参甘气味柔和，能羁内出外入之驶，不能制内出外入之令；白术刚乎参甘，能制其出入矣，犹不能不令出入。惟干姜味辛气温，能令外不敢入；性守不走，能令内不敢出。故理中补虚，即其制出之权；其驱寒，即其制入之威。于是加以桂枝，则治内寒外热，内虚外实，心下痞硬，利下不止，表里不解桂枝人参汤证；杂以薯蓣及诸补散，则治虚劳诸不足，风气百疾薯蓣丸证；间以半夏而去术草，则治妊娠呕吐不止干姜人参半夏丸证；增以旋覆花、代赭石、半夏、大枣而去术，则治心下痞硬，噫气不除旋覆花代赭石汤证；莫非分理中之半，恃姜为却寒散满之长城。即对待以寒凉，如半夏泻心汤、生姜泻心汤、甘草泻心汤、黄连汤、干姜黄连黄芩人参汤，按而察之，犹有理中之参、草、干姜在其中，而恃干姜不浅矣。

燥可去湿

湿为雾露之气，非香燥之品不能去之，故曰燥可去湿。

平胃散东垣

苍术五斤，米泔水浸七日　陈皮去白　厚朴各三斤，姜汁炒　甘草三十两，炙

上为末，每服二钱，姜汤下，日三服。或水煎，每服五钱。

如小便赤涩，加茯苓、泽泻。

米谷不化，饮食伤多，加枳壳。

胃中气不快，心下痞气，加枳壳、木香。

心下痞闷，腹胀者，加厚朴，甘草减半。

遇夏加炒黄芩。

遇雨水湿润时，加茯苓、泽泻。

如有痰涎，加半夏、陈皮。

咳嗽，饮食减少，脉细，加当归、黄芪。

脉洪大缓，加黄芩、黄连。

大便硬，加大黄三钱，芒硝三钱，先嚼麸炒桃仁烂，以药送下。

本方加皂矾，即皂矾平胃丸。主消食积虫瘕。

治湿淫于内，脾胃不能克制，有积饮痞，膈中满者。

柯韵伯曰：《内经》以土运太过曰敦阜，其病腹满；不及曰卑监，其病留满痞塞。张仲景制三承气汤，调胃土之敦阜；李东垣制平胃散，平胃土之卑监也。培其卑者而使之平，非削平之谓，犹温胆汤用凉剂而使之温，非用温之谓。后之注《本草》者，曰敦阜之土宜苍术以平之，卑监之土宜白术以培之。若以湿土为敦阜，将以燥土为卑监耶？不审敦阜、卑监之义，因不知平胃之理矣。二术苦甘，皆燥湿健脾之用，脾燥则不滞，所以能健运而得其平。第二术白者柔而缓，苍者猛而悍，此取其长于发汗，迅于除湿，故以苍术为君耳，不得以"白补赤泻"之说为二术拘也。厚朴色赤苦温，能助少火以生气，故以为佐。湿因于气之不行，气行则愈，故更以陈皮佐之。甘先入脾，脾得补而健运，故以炙甘草为使。名曰平胃，实调脾承气之剂欤？夫洁古取《金匮》之枳术汤以为丸，枳实之峻重于厚朴，且无甘草以和之，虽倍白术，而消伐过于此方。昧者以术为补，谓当久服，不思枳实为峻而不宜多，特未之思耳。

士谔于加减法中，小便赤涩加茯苓、泽泻，雨水湿润时加茯苓、泽泻，有痰涎加半夏、陈皮。知古人对证发药，界划分明，不容稍有含混。雾露之气蒸腾于三焦者为湿，有形之质积贮于器中者为涎为痰，苍术能燥不能开痰，故有痰涎须加半夏、陈皮也。且同是湿邪，在中焦宜燥，在下焦宜渗，故一见小便赤涩，即须加茯苓、泽泻。于此见古人用药之谨，加减皆有精义也。

洁古枳术丸

枳实一两　　白术二两

上用荷叶裹，烧饭为丸，桐子大，每服五十丸。加木香、砂仁，即香砂枳术丸。方本《金匮》，张洁古变其法成丸。

治痞积消食强胃。

张景岳曰：洁古枳术丸以白术为君，脾得燥而能健，佐以枳实，其味苦峻，实有推墙倒壁之功，此寓攻于守之剂，唯脾气不清而滞胜者宜之。若脾气已虚，非所宜也。今以为补脾之药，及小儿瘦削，制令常服，适足伤其气，助其瘦耳。

《局方》二陈汤

制半夏　　白茯苓各三钱　　橘红二钱　　甘草一钱

上四味，加姜三片，水煎服。本方加枳实、砂仁，名枳砂二陈汤。

治肥盛之人，湿痰为患，喘嗽胀满。

李士材曰：肥人多湿，湿夹热而生痰，火载气而逆上。半夏之辛，利二便而去湿；陈皮之辛，通三焦而理气；茯苓佐半夏，共成燥湿之功；甘草佐陈皮，同致调和之力。

士谔按：朱丹溪因东南之人湿热生痰，故加枳实、砂仁，以其性较急也。

藿香正气散《局方》

厚朴　陈皮　桔梗　半夏各二两　甘草一两，炙　白芷　茯苓
苏叶　藿香　大腹皮各三两

上十味，加姜枣，水煎热服。

治外受四时不正之气，内停饮食，头痛寒热，或霍乱吐泻，或作疟疾。

吴鹤皋曰：四时不正之气由鼻而入，不在表而在里，故不用大汗以解表，但用芳香利气之品主之。苏、芷、陈、腹、朴、梗，皆气胜者也，故足正不正之气；茯、半、甘草，则甘平之品，所以培养中气者矣。若病在太阳，与此汤全无相干。伤寒脉沉发热，与元气本虚之人，并夹阴发热者，宜戒。又，金不换正气散，即平胃散加半夏藿香丸，凡受山岚瘴气，及出远方不服水土、吐泻下利者主之。盖平胃散可以平湿土而消瘴，半夏之燥以醒脾，藿香之芬以开胃，名曰正气，谓能正不正之气耳。

海藏神术汤

白术三钱　防风二钱　甘草一钱

上三味，无汗用苍术加葱白、生姜，有汗用白术、生姜。

主治三时外感寒邪，内伤生冷而发热，及脾泄肠风。

柯韵伯曰：此王海藏得意之方，仿仲景麻桂二方之义，而制为轻剂也。然此是太阴之剂，可以理脾胃之风湿，而不可治太阳之风寒，亦不可以治阳明之表证，与少阳之半表半里也。《内经》所谓春伤于风，邪气留连而洞泄，至夏而飧泄肠澼者宜之。若冬

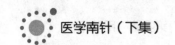

伤于寒，至春温病者，又非所宜也。今人不知仲景立方之旨，只恐麻黄、桂枝之伤人也，得此平和之剂恃为稳当。不知营卫不和，非调和脾胃者所可代；胃家之实者，非补虚之品所能投；肝胆之相火往来，少阴之水火相射者，不得以燥剂该摄也。先明药之理，始得方之用。能知方，始可用方而不执方。若病在太阳，先发阳明之汗，是引贼破家，易老岂独为葛根道哉？

士谔按：今人恐麻黄、桂枝之伤人，得此平和之剂，恃为稳当，实因不会读书、不会认证之故。读书则囫囵吞枣，诊病则雾里看花，不辨滋味于平时，模糊猜测于临证。即无明达之见，何来切病之方？举世滔滔，可胜浩叹！甚冀后之君子，精研《伤寒》《金匮》，学承仲景之绪，道济天下之溺，予日望之。世有其人，为之执鞭，实所欣慕。

丹溪二妙散

黄柏炒　苍术

上为末，生姜研，沸汤调服。如表实气实者，少酒佐之。如有气证，加气药。如血虚，加血药。如痛甚，以姜汁热辣服之。

治筋骨疼痛因湿热者。

王晋三曰：此偶方之小制也。苍术生用，入阳明经，能发二阳之汗；黄柏炒黑，入太阳经，能除至阴之湿。一生一熟，相为表里，治阴分之湿热，有如鼓应桴之妙。徐洄溪曰：在表之湿当散之，在里之湿当燥之。诸方之义，不外乎此。

《局方》五香散

木香　丁香　沉香　乳香　藿香等分

上为粗末，每服三钱，水一盏半，煎八分，去滓，食后温服。

升降诸气，宣利三焦，疏导壅滞，发散邪热，治阴阳之气郁结不消，诸热蕴毒，肿痛结核，中脘不快，心腹胀满。

木香形如枯骨，味苦粘牙者良。夫药物行阳行阴者多矣，若阴中行阳、阳中行阴者则较寡，而此非特于阴中行阳，且能于阴中行阴。药之精微，使合于阳而成化育，则亦以其味辛而在苦中，而其质粘牙而不粘舌，比之龙骨粘舌而不粘牙者为不侔，以彼之摄火于土，则知此为摄火于水，仍能使交于火。丁香，花于春，其色紫白，是于生发中成和水火，而致其用于收也；实于秋，其色紫，而味辛气温，是于收敛中成和水火，而致其用于发也；发中有收，所以使邪去而正不伤；收中有发，所以使正旺而邪难驻。岭表气候有异于中夏，夜必寒，是海气之弥漫也；昼必热，是日道之密迩也。湿以日迫而不得散，日以湿蒙而不得燠，故液樠之木，惟此地为多。液樠倘缘伤蠹，若得泄者则流而为脂膏，其不得泄者则秘而为溃腐。原其未伤蠹时，则皆木中之生气也；流而不溃腐，则为精气在其脂膏之乳香；秘而遂溃腐，则为精气自在不可溃腐之沉香。本方群四香而佐以藿香之升，壅滞有不疏，郁结有不解者乎？壅滞疏，郁结解，诸气之升降自无不利，而中脘自快，心腹之胀满尽消矣。

《局方》五皮散

五加皮　地骨皮　生姜皮　大腹皮　茯苓等分

上五味，每三钱水煎，热服。一方加白术、磨沉香、木香。

治风湿客于脾经，气血凝滞，以致面目虚浮，四肢肿满，心腹膨胀，上气促急。兼治皮水、妊娠胎水。

刘潜江曰：肾肝气虚，故病于湿。湿者，阴之淫气也，阴淫则阳不化而为风；风者，阳之淫气也，阳淫则阴愈不化而更病于湿。至病湿固已阴锢阳、阳蚀阴而成湿矣。五加皮气味辛苦及温，散其阳实之淫气，行其滞窒之阴气，故以之为君，则其祛风淫以宣湿者，即赖其逐湿淫以清气也。三皮佐五加以行气，茯苓升清以泄浊，湿去而风自息，肿消而满自瘳矣。

湿可润湿

张洁古曰：湿者，润湿也，与滑类少有不同。《经》云"辛以润之"，辛能走气、能化液故也。盐硝味虽咸，属真阴之水，诚濡枯之上药也。人有枯涸皱揭之病，非独金化，盖有辛以润之，故非湿剂不能愈。

炙甘草汤

甘草四两，炙　生姜三两　人参二两　生地黄一斤　桂枝三两
麦冬半斤　阿胶二两　麻仁半斤　大枣三十枚

上九味，以清酒七升，水八升，先煮八味，取三升，去渣，纳胶，烊消尽，温服一升，日三服。

伤寒脉结代，心动悸，炙甘草汤主之。

虚劳不足，汗出而闷，脉结悸，行动如常，不出百日，危急者十一日死。

柯韵伯曰：仲景于脉弱者，用芍药以滋阴，桂枝以通血，甚者加人参以生脉，未有用地黄、麦冬者，岂以《伤寒》之法义重扶阳乎？抑阴无骤补之法欤？此以心虚脉代结，用生地为君，麦冬为臣，峻补真阴，开后学滋阴之路。地黄、麦冬，味虽甘而气大寒，非发陈蕃莠之品，必得人参、桂枝以通脉，生姜、大枣以和营，阿胶补血，酸枣安神，甘草之缓不使速下，清酒之猛捷于上行，内外调和，悸可宁而脉可复矣。酒七升，水八升，只取三升者，久煎之则气不

峻，此虚家用酒之法，且知地黄、麦冬得酒良。

黄连阿胶汤

黄连四两　黄芩一两　芍药二两　阿胶三两　鸡子黄二枚

上五味，以水六升，煮三物，取二升，去渣，纳胶，烊尽，小冷，纳鸡子黄，搅令相得，温服七合，日三服。

少阴病，得之二三日以上，心中烦，不得卧，黄连阿胶鸡子黄汤[①]主之。

士谔按：不得卧与不得眠异，卧床而不得熟眠曰不得眠，卧不能安席曰不得卧。不得卧者，所以状其心烦之甚也。徐泂溪曰：此少阴传经之热邪扰动少阴之气，故以降火养阴为治，而以鸡子黄引药下达也。

猪肤汤

猪肤一斤

上一味，以水一斗，煮取五升，去渣，加白蜜一升，白粉五合，熬香，和令相得，温分六服。

少阴病，下利，咽痛，胸闷，心烦者，猪肤汤主之。

王晋三曰：肾应虒而肺主肤。肾液下泄，不能上蒸于肺，致络燥而为咽痛者，又非甘草所能治矣，当以猪肤润肺肾之燥，解虚烦之热。白粉、白蜜缓中，俾猪肤比类而致津液，从肾上，入肺中，循喉咙，复从肺出，络心，注胸中，而上中下燥邪解矣。

麦门冬汤

麦冬七升　半夏一升　人参　甘草各二两　粳米三合　大枣十三枚

---

① 黄连阿胶鸡子黄汤：即黄连阿胶汤。

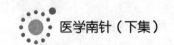

上六味，以水一斗二升，煮取六升，温服一升，日三夜一服。

火逆上气，咽喉不利，止逆下气，麦门冬汤主之。

喻嘉言曰：此方治胃中津液干枯、虚火上炎，治本之良法也。夫用降火之药而火反升，用寒凉之药而热转炽者，徒知与火热相争者，正气不致，津液不生，不维无益，而反害之矣。凡肺病，有胃气则生，无胃气则死。胃气者，肺之母气也。《本草》有知母之名者，谓肺借其清凉，知清凉为肺之母也；有贝母之名者，谓肺借其豁痰，豁痰为肺之母也。然屡试于火逆上气，咽喉不利之证，而屡不应，名不称矣。孰知仲景妙法，于麦冬、人参、甘草、大枣、粳米，大补中气，以生津液。津液队中，又增入半夏辛温之味，以开胃行津，而助润肺，岂特用其利咽下气哉？顾其利咽下气，非半夏之功，实善用半夏之功矣。

《千金》地黄羊脂煎

生地黄汁一斗　生姜汁　白蜜各五升　羊脂二斤

上四味，先煎地黄，令得五升，次纳羊脂，合煎减半，纳姜汁，复煎令减，合蜜着铜器中，煎如饴，取鸡子大一枚，投熟酒中服，日三。

治妇人产后欲令肥白，饮食平调方。

张路玉曰：地黄纯阴滋腻，能治伤中淋露。羊脂性温泽津，能固肠胃虚脱。蜂蜜解毒和中，能除心腹邪气。以产母素禀燥热，故取润剂以滋之。姜汁辛散，专行三味之腻也。

《千金》猪膏煎

猪膏　生姜汁　白蜜各一升　清酒五合

上四味，煎令调和，五上五下，膏成，随意以酒服方寸匕。

治产后体虚寒热，自汗出。

张路玉曰：产后体虚寒热，且自汗多而津液外泄，久之大便涩难，所以专取猪膏、蜜酒之润，以滋肠胃之枯槁，此惟脾约便秘者为宜。若病人旧有微溏者，禁用。

生脉饮

人参五钱　麦门冬　五味子各三钱

上三味，水煎服。

主治热伤元气，气短倦怠，口渴出汗。

柯韵伯曰：肺为娇脏而朝百脉，主一身元气者也。形寒饮冷则伤肺，故伤寒有脉结代与脉微欲绝之危。暑热刑金则伤肺，故伤热有脉来虚散之足虑。仲景治伤寒，有通脉、复脉二法。少阴病，里寒外热，下利清谷，脉微欲绝者，制通脉四逆汤，温补以扶阳；厥阴病，外寒内热，心动悸，脉结代者，制复脉汤，凉补以滋阴。同是伤寒，同是脉病，而寒热异治者，一挽坎阳之外亡，一清相火之内炽也。生脉饮本复脉立法，外无寒，故不用姜之辛散；热伤无形之气，未伤有形之血，故不用地黄、阿胶、麻仁、大枣，且不令其泥膈而滞脉道也。心主脉而苦缓，急食酸以收之，故去甘草而加五味矣。脉资始于肾，资生于胃，而会于肺，仲景二方重任甘草者，全赖中焦谷气以通之复之，非有待于生也。此欲得下焦天癸之元气以生之，故不借甘草之缓，必取资于五味之酸矣。

《千金翼》服牛乳方

牛乳三升　荜茇半两，末之绵裹

上二味，于铜器中，水三升，和乳合，煎取三升，顿服，日三。七日除一切气，能补虚破气。

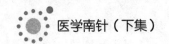

琼玉膏

生地黄四斤，若取鲜生地汁需用十斤　白茯苓十二两　白蜜二斤　人参六两，有加沉香、血珀粉各一钱五分

上以地黄汁同蜜煎熬沸，用绢滤过，将参、茯为细末，入前汁和匀，以瓷瓶用绵纸十数层，加箬叶封瓶口，入砂锅内，以长流水没瓶颈，桑柴火煮三昼夜，取出，换纸扎口，以蜡封固，悬井中一日，取起，仍煮半日，汤调服。治虚劳干咳。

李士材曰：干咳者，有声无痰，火来乘金，金极而鸣也。此本元之病，非悠游渐渍，难责成功。若误用苦寒，只伤脾土，金反无母，故丹溪以地黄为君，令水盛则火熄。损其肺者益其气，故用人参以鼓生发之元。虚则补其母，故用茯苓以培万物之本。白蜜为百花之精，味甘归脾，性润悦肺，且缓燥急之火。四者皆温良厚和之品，诚堪宝重。郭机曰：起吾沉瘵，珍赛琼瑶，故有琼玉之名。

清燥救肺汤

霜桑叶三钱　石膏二钱半，炒　甘草一钱　胡麻仁一钱，炒，研　麦门冬一钱二分　阿胶八分　人参七分　杏仁七分，去皮尖　枇杷叶一片，去毛，蜜炙

上九味，以水一碗，煎六分，频频二三次，滚热服。

治膹郁喘呕。

此喻嘉言得意之方也。柯韵伯曰：用香燥之品以治气郁，不获奏效者，以火就燥也。惟缪仲醇知之，故用甘源滋润之品，以清金保肺立法。喻氏宗其旨，集诸润剂，而制清燥救肺汤，用意深，取药当，无遗蕴矣。石膏、麦冬，禀西方之色，多液而甘寒，培金主气之源，而气不可郁。土为金母，子病则母虚，用甘

草调补中宫主气之源，而金有所恃。金燥则水无以食气而相生，母令子虚矣，取阿胶、胡麻黑色通肾者，滋其阴以上通生水之源，而金始不孤。西方虚则东实矣，木实则金平之，二叶禀东方之色，入通于肝，枇杷叶外应毫毛，固肝家之肺药，而经霜之桑叶，非肺家之肝药乎？损其肺者益其气，人参之甘以补气，气有余便是火，故杏仁佐之，苦以降气，气降火亦降，而治节有权，气行则不郁，诸痿喘呕自除矣。要知诸气膹郁，则肺气必大虚，若泥于肺热[①]伤肺之说，而不用人参，必郁不开，而火愈炽，皮聚毛落，喘而不休。此名之"救肺"，实凉而能补之谓也。若谓实火可泻，而久服芩连，反从火化，亡可立待耳！余所以服膺此方而深赞之。

重可镇怯

李东璧曰：重剂凡四。有惊则气乱，而魂气飞扬如丧神守者；有怒则气逆，而肝火激烈，病狂善怒者，并用铁粉、雄黄之类以平其肝；有神不守舍，而多惊健忘，迷惑不宁者，宜朱砂、紫石英之类以镇其心；有恐则气下，精志失守，而畏惧如人将捕之者，宜磁石、沉香之类以安其肾。大抵重剂压浮火而坠痰涎，不独治怯也。故诸风掉眩、惊痫痰喘之病，吐逆不止及反胃之病，皆浮火痰涎为害，俱宜重剂以坠之。

生铁落饮《素问·病能篇[②]》

生铁落，即炉冶间锤落之铁屑，用水研浸，可以为饮。其属金，其气寒而重，最能坠热开结，平水火之邪，故可以下气疾，除狂怒也。凡药中用铁精、铁华粉、针砂、铁锈水之类，皆同

---

① 肺热：原作"肺气"，据文义改。

② 病能篇：指《病能论篇》。

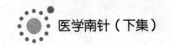

此意。

帝曰：有病怒狂者，此病安生？岐伯曰：阳气者，因暴折而难决，故善怒也，病名曰阳厥。帝曰：治之奈何？岐伯曰：夺其食即已，使之服以生铁落为饮。夫生铁落者，下气疾也。

桂枝去芍药加蜀漆龙骨牡蛎救逆汤

桂枝三两，去皮　甘草二两，炙　生姜三两　大枣十二枚，擘　蜀漆三两，洗去腥　牡蛎五两，熬　龙骨四两

上七味，以水一斗二升，先煮蜀漆，减二升，纳诸药，煮取三升，去滓，温服一升。

伤寒脉浮，医以火迫劫之亡阳，必惊狂、起卧不安者，桂枝去芍药加蜀漆龙骨牡蛎救逆汤主之。

桂枝甘草龙骨牡蛎汤

桂枝一两，去皮　甘草二两，炙　牡蛎二两，熬　龙骨二两

上四味，以水五升，煮取二升半，去渣，温服八合，日三服。

脉浮，宜以汗解，用火灸之，邪无从出，因火而盛，病从腰以下必重而痹，名火逆也。

火逆下之，因烧针烦躁者，桂枝甘草龙骨牡蛎汤主之。

柴胡加龙骨牡蛎汤

柴胡　龙骨　生姜　人参　茯苓　铅丹　黄芩　牡蛎　桂枝各一两半　半夏二合　大枣六枚　大黄二两

上十二味，以水八升，煮取四升，纳大黄，更煮一二沸，去滓，温服一升。

伤寒八九日，下之，胸满烦惊，小便不利，谵语，一身尽重，不能转侧者，柴胡加龙骨牡蛎汤主之。

龙骨、牡蛎联用之证，曰惊狂，曰烦惊，曰烦躁，似二物多为惊与烦设矣，而所因不必尽同，何也？盖惊怖火邪，皆从惊发得之。故太阳伤寒加温针必惊，少阳吐下则悸而惊，是知惊者不必泰山崩于前，见闻骇与骤也，随证可致，随处异源。善哉！《素问·举痛论》曰"心无所依，神无所归，虑无所定"，数言括尽惊之状，是则心无所依，神无所归，虑无所定，即可谓之惊，岂必别有他故也？然曰"伤寒脉浮，医以火迫劫之"，谓之亡阳，治以救逆，岂救逆汤遂可与四逆比耶？夫心也，神也，虑也，皆阳之作用也；无所依，无所归，无所定，是阳不守舍矣，非阳亡而何？虽然，阳之亡有别，以发汗而致者，先动其阴，后动其阳，故阳动而阴逆，惟止阴之逆，阳气乃得奠安；以惊而致者，先动其阳，仅曳动其阴，故阳虽动而阴不逆，则安其阳召使归阴，自弥帖矣。是故脉浮更遭火迫，以致亡阳，迥非发汗多或重发汗可比，桂枝去芍药加蜀漆牡蛎龙骨救逆汤又岂可与四逆同日语哉！

柯韵伯曰：伤寒八九日不解，阳盛阴虚，下之应不为过，而变证蜂起者，是未讲于调胃承气之法，而下之不得其术也。胸满而烦，小便不利，三阳皆有是证，而惊是木邪犯心，谵语是热邪入胃，一身尽重是病在阳明而无气以动也，是关少阳而枢机不利也，此为少阳阳明并病。故取小柴胡之半，以转少阳之枢；辅大黄之勇，以开阳明之阖。满者忌甘，故去甘草；小便不利，故加茯苓。惊者须重以镇怯，铅禀乾金之体，受癸水之气，能清上焦无形之烦满、中焦有形之热结，炼而成丹，不特入心而安神，且以入肝①而滋血矣；龙为东方之神，而骨具西金之体，重能镇惊，亦以金令行于左而平木也；蛎为化生之物，其体坚不可破，其性守而不移，不特静可以镇惊，而寒可以除烦热，且咸能润下，佐茯苓以利水，又能软坚，佐大黄以清胃也。半夏引阳入阴，能治目不暝，亦安神之品，故少用为佐。人参能通血脉，桂枝能行营气，一身尽重、不可转侧者，在所必须，故虽胸满谵语而不去也。此于柴胡方加味，而取龙、蛎名之者，亦以血气之属，同类相求耳。

旋覆代赭汤

旋覆花三两　人参二两　生姜五两　甘草三两，炙　半夏半斤
代赭石一两　大枣十二枚

上七味，以水一斗，煮取六升，去渣，再煎取三升，温服一升，日三服。

伤寒发汗，若吐若下，解后心下痞硬，噫气不除，旋覆代赭汤主之。

《局方》黑锡丹

沉香　附子　胡芦巴　肉桂各半两　茴香　破故纸　肉豆蔻
金铃子　木香各一两　黑锡　硫黄与黑锡结砂子，各三两

上为末，同研，酒煮，面糊为丸，梧子大，阴干，以布袋擦，令光莹。每服四十丸，姜汤下。

徐洄溪曰：此方镇纳上越之阳气，为医家必备之要药。

按：黑锡成砂最难，加水银少许为妙。

治脾元久冷，上实下虚，胸中痰饮，或上攻头目，及奔豚上

---

① 肝：原作"甘"，据《伤寒来苏集·伤寒附翼》改。

气，两胁膨胀，并阴阳气不升降，五种水气，脚气上攻，或卒暴中风，痰潮上膈等证。

《局方》琥珀寿星丸

天南星一斤，掘坑深二尺，用炭火五斤，于坑内烧红，取出炭，扫净，用好酒一斤浇，将南星趁热下坑内，用盆急盖讫，泥壅合，经一宿取出，再焙干为末　琥珀四两，另研　朱砂一两，研飞，一半为衣

上和猪心血三个，生姜汁打面糊，搅令稠黏，将心血和入药末，丸如桐子大。每服五十丸，煎人参汤下，日三。

治心胆被惊，神不守舍，或痰迷心窍，恍惚健忘，妄言妄见。

《局方》苏子降气汤

苏子　半夏各二钱半　前胡　甘草炙　厚朴　陈皮各八分　当归二钱　沉香七分　生姜三片

上水煎，不拘时服。虚冷人加肉桂五分，黄芪一钱。

治虚阳上攻，气不升降，上盛下虚，痰涎壅盛，胸膈噎塞，并久年肺气至效。

《类方》抱胆丸

水银　朱砂细研，各二两　黑铅一两半　乳香一两

上将黑铅入铫子内，下水银，结成砂子，次下朱砂、乳香，乘热用柳木槌研匀，丸鸡豆①大。每服一丸，井华水②吞下。病者得卧，切莫惊动，觉来即安，再服一丸，除根。

治一切癫痫疯狂，或因惊恐怖畏所致，及妇人产后血虚，惊

---

① 鸡豆：详文义，疑当作"鸡头"，即芡实也。

② 井华水：清晨第一次汲取的井水。

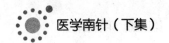

气入心，并室女经脉通行，惊邪蕴结。

《类方》控涎丹

川乌用生　半夏汤洗　白僵蚕炒，各半两，生姜汁浸一宿　铁粉三钱，研　全蝎　甘遂各二钱半，面裹煨

上为细末，生姜自然汁为丸，如绿豆大，朱砂为衣。每服十五丸，食后生姜汤下。忌食甘草。士谔按：甘遂与甘草相反，食之杀人。

治诸痫久不愈，顽涎聚散无时，变生诸证。

《济生》四磨饮

人参　槟榔　沉香　天台乌药

上四味，各浓磨水，取七分，煎三五沸，空心温服。

治七情伤感，上气喘急，胸膈不快，妨闷不食。

徐洄溪曰：浓汁使药存留胸中不即下达，亦古制方之法也。

《济生》橘核丸

橘核炒　海藻　昆布　海带各泡　川楝肉　桃仁麸炒，各一两　制厚朴　木通　枳实麸炒　延胡索炒　桂心　木香各一两

上为细末，酒丸桐子大。每服七十丸，酒盐汤下。

治四种癞病[①]，卵核肿胀，偏有大小，或坚硬如石，痛引脐腹，甚则肤囊肿胀成疮，时出黄水，或痈肿溃烂。

朱砂安神丸东垣

朱砂另研　黄连各半两　生地三钱　当归　甘草各二钱

上为细末，酒泡蒸饼，丸如麻子大，朱砂为衣。每服三十

---

① 四种癞病：据南宋严用和《济生方·卷三·阴癞》所载，指肠癞、气癞、卵胀、水癞四者。

丸，卧时津液下。

治心神昏乱，惊悸怔忡，寤寐不安。

磁朱①丸倪后德《原机启微集》

磁石二两　辰砂一两　神曲三两生

上三味，更以一两水和作饼，煮浮，入前药，炼蜜丸。每服十丸，加至三十丸，空心米饮下。

治神水宽大渐散，昏如雾露中行，渐睹空中有黑花，睹物成二体，及内障，神水淡绿色、淡白色，及治耳鸣及聋，及癫痫各证。

自旋覆代赭汤至磁朱丸各方论，已见《医学南针·上集》。

涩可固脱

李东璧曰：脱者，气脱也，血脱也，精脱也，神脱也。脱则散而不收，故用酸涩温平之药以敛其耗散。汗出亡阳，精滑不禁，泄利不止，大便不固，小便自遗，久嗽亡津，皆气脱也。下血不已，崩中暴下，诸大亡血，皆血脱也。牡蛎、龙骨、螵蛸、五味子、五倍子、乌梅、榴皮、诃黎勒、罂粟壳、莲房、棕②灰、赤石脂、麻黄根之类，皆涩药也。气脱兼以气药，血脱兼以血药及气药，气者血之帅也。脱阳者见鬼，脱阴者目盲，此神脱也，非涩药所能收也。

赤石脂禹余粮汤

赤石脂　禹余粮各一斤

上二味，以水六升，煮取二升，去滓，分温三服。

---

① 朱：原作"珠"，据文义改。下"磁朱丸"中"朱"字同。

② 棕：原作"椶"，据文义改。

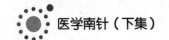

伤寒，服汤药，下利不止，心下痞硬。服泻心汤已，复以他药下之，利不止，医以理中与之，利益甚。理中者，理中焦也，此理在下焦，赤石脂禹余粮汤主之。复利不止，当利其小便。

柯韵伯曰：下后下利不止，与理中汤而利[①]益甚者，是胃关不固，下焦虚脱也。夫甘、姜、参、术可以补中宫大气之虚，而不足以固大肠脂膏之脱，故利在下焦者，概不得以理中之理收功矣。夫大肠之不固，仍责在胃；关门之不闭，仍责在脾；土虚不能制水，仍当补土。然芳草之气，禀甲乙之化，土之所畏，必择夫禀戊土之化者以培土，其功胜于草木耳。且石脂色赤入丙，助火以生土；余粮色黄入戊，实胃而涩肠，用以治下焦之标，实以培中宫之本也。此证土虚而火不虚，固不宜于姜附。本条云"复利不止者，当利其小便"，可知与桃花汤异局矣。凡下焦虚脱者，以二物为本，参汤调服最效。

桃花汤

赤石脂一斤，一半全用，一半筛末　干姜一两　粳米一升

上三味，以水七升，煮米令熟，去滓，纳赤石脂末，方寸匕，温服七合，日三服。若一服愈，余勿服。

少阴病，下利便脓血，桃花汤主之。

少阴病，二三日至四五日，腹痛，小便不利，下利[②]不止，便脓血者，桃花汤主之。

---

① 利：原作"痢"，据文义改。

② 利：原作"痢"，据文义改。

下利①便脓血者，桃花汤主之。

仲景用石脂，在赤石脂禹余粮汤，心下痞硬与下利不止为歧，用泻心、用下、用理中，皆置若罔闻，则以二物成汤而使并之，设尚不愈，其病已合于一，但利其小便，自能获效也；在桃花汤，少阴病与小便不利为歧，下利不止与便脓血亦为歧，是以非特用赤石脂，且半整而半末焉，以并其歧中复有歧，而使干姜、粳米化之也。

乌梅丸

乌梅三百枚　细辛六两　干姜十两　当归四两　黄连一斤　附子六两，炮，去皮　蜀椒四两，去汗　桂枝六两，去皮　人参六两　黄柏六两

上十味，异捣筛，合治之，以苦酒渍乌梅一宿，去核蒸之，五斗米下，饭熟捣成泥，和药令相得，纳臼中，与蜜杵二千下，丸如梧桐子大。先食饮服十丸，日三服，稍加至二十丸。禁生冷、滑物、臭食等。

伤寒脉微而厥，至七八日，肤冷，其人躁，无暂安时者，此为脏厥，非蛔厥也。蛔厥者，其人当吐蛔。今病者静而复时烦，此为脏寒。蛔上入其膈，故烦，须臾复止，得食而呕，又烦者，蛔闻食臭出，其人当自吐蛔。蛔厥者，乌梅丸主之。又主久利②。

柯韵伯曰：六经惟厥阴为难治。其本阴，其标热，其用火，必伏其所主，而先其所因，或收、或散、或逆、或从，随所利而行之，调其中气，使之和平，是治厥阴法也。厥阴当两阴交尽，

---

① 利：原作"痢"，据文义改。下段中"利"字同。

② 利：原作"痢"，据文义改。下段中"利"字同。

又名阴之绝阳，宜无热矣。第其具合晦朔之理，阴之初尽，即阳之初生，所以一阳为纪，一阴为使，则厥阴病热，是少阳使然也。火旺则水亏，故消渴，气上冲心，心中疼热。气有余便是火，故饥不欲饮食。虫为风化，饥则胃中空虚，蛔闻食臭出，故吐蛔。仲景立方，皆以辛甘苦味为君，不用酸收之品，而此用之者，以厥阴生肝木耳。《洪范》曰：木曰曲直作酸。《内经》曰："木生酸，酸入肝。"君乌梅之大酸，是伏其所主也；配黄连泻心而除疼，佐黄柏滋肾以除浊，先其所因也；肾者肝之母，椒附以温肾，则火有所归，而肝得所养，是固其本；肝欲散，细辛、干姜辛以散之；肝藏血，桂枝、当归引血归经也；寒热杂用，则气味不和，佐以人参调其中气，以苦酒渍乌梅，同气相求；蒸之米下，资其谷气；加蜜为丸，少与而渐加之，缓则治其本也；蛔，昆虫也，生冷之物与湿之气相成，故药亦寒热互用，且胸中烦而吐蛔，则连、柏是寒因热用也。蛔得酸则静，得辛则伏，得苦则下，信为化虫佳剂。久利则虚，调其寒热，酸以收之，下利自止。

《济生》诃梨勒丸

诃梨勒面裹煨　附子炮　肉豆蔻面裹煨　木香　吴茱萸炒　龙骨生用　白茯苓　荜茇各等分

上为末，陈米饭为丸，如梧子大。每服七十丸，空心米饮下。

主治虚冷泄泻不止，腹胁引痛，饮食不化。

《得效》固肠丸

吴茱萸　御粟壳　黄连各等分

上为末，醋糊丸，如桐子大，每服三十丸，空心米饮下。

治脏腑滑泄，昼夜无度。

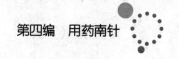

《局方》诃梨勒丸

肉豆蔻去皮　木香　干姜炮，各二十两　缩砂仁　诃梨勒皮
川乌头炮，去皮脐　白矾煅，各二十分　龙骨洗　赤石脂各八十两

上为末，用粟米饭为丸，如梧子大。每服二十丸至三十丸，
温粟米饮下，食前服。甚者可加倍丸数。

治肠胃积寒，久痢纯白或有青黑，日夜无度。

徐洄溪曰：此是温润之剂。

四神丸

肉果二两　破故纸四两，炒　五味子三两　吴茱萸五钱，盐汤
泡过

上为末，红枣四十九枚，生姜四两切，水煮枣熟，去姜取枣
肉捣，和药丸桐子大，空心盐汤下。

治脾肾双虚，子后作泻，不思食，不化食。

二神丸

本方去吴茱萸、五味子。

五味子散

本方去肉豆蔻、破故纸。

柯韵伯曰：泻利为腹疾，而腹为三阴之都会，一脏不调便能
泻利。故三阴下利，仲景各为立方以主之：太阴有理中、四逆，
厥阴有乌梅、白头翁，少阴有桃花、真武、猪苓、猪肤、四逆汤
散、白通、通脉等剂，可谓曲尽病情，诸法备美。然只为一脏立
法，若三脏相关，久留不瘥，如子后作泻一症，犹未之及也。夫
鸡鸣至平旦，天之阴，阴中之阳也，因阳气当至不至，虚邪得以
留而不去，故泻于黎明。其由有四：一为脾虚不能制水，一为肾
虚不能行水，故二神丸君补骨脂之辛燥者入肾以制水，佐肉豆蔻

之辛温者入脾以暖土，丸以枣肉又辛甘发散为阳也；一为命门火衰不能生土，一为少阳气虚无以发陈，故五味子散君五味子之酸温以收坎宫耗散之火，少火生气以培土也，佐吴茱萸之辛温以顺肝木欲散之势，为水气开滋生之路，以奉春生也。此四者，病因虽异而见症则同，皆水冗为害。二神丸是承制之剂，五味散是化生之剂也，二方理不同而用则同，故可互用以助效，亦可合用以建功。合为四神丸，是制生之剂也，制生则化，久泄自瘳矣。称曰"四神"，比理中、八味二丸较速欤！

猪脏丸

先用海螵蛸炙黄，去皮，白者为末，木贼草煎汤调下，三日后效。后用黄连二两，嫩猪脏二尺，去肥。

上以黄连塞满猪脏，扎两头，煮十分烂，研细，添糕糊丸，梧子大。每服三十丸，食前米饮送下。

治大人小儿大便下血日久，多食易饥，腹不痛，里不急。

士谔按：多食易饥，所以用黄连。便血日久，而无多食易饥见症者，丸易减半服。

徐洄溪曰：此方治妇人血崩亦良。

又猪脏丸

猪脏一条，洗净，捏干 槐花炒为末，填入脏内，两头扎定，瓷器内米醋煮烂

上捣和丸，如梧子大。每服五十丸，食前当归汤下。

治痔漏下血。

士谔按：此治肠风要剂也。槐花、当归所以祛风，猪脏血肉有情，用之不特引经，且能润液，米醋煮烂，发中有收，病去而本不伤也。

《局方》玉霜圆

白龙骨一斤，细捣罗研，水飞三次，晒干，用黑豆一斗蒸一伏时，以夹袋盛晒干　牡蛎火煅成粉　紫梢花如无，以木贼代之，各三两　牛膝酒浸，炙干，杵　磁石醋淬七次　紫巴戟穿心者　泽泻酒浸一宿，炙　石斛炙　朱砂研飞　肉苁蓉去皮，酒浸一宿，炙干，各二两　茴香微炒　肉桂去皮，各一两　菟丝子酒浸一伏时，蒸，杵为末　鹿茸半两，酒浸一伏时，慢火炙脆　韭子微炒，五两　天雄十两，酒浸七日，掘一地坑，以炭烧赤，速去火，令净，以醋二升沃于坑，候干，乘热便投天雄在内，以盆合土拥之，经宿后取出，去皮脐

上为细末，炼酒、蜜各半，和丸如桐子大。每服三十丸，空心晚食前温酒下。

治真气虚惫，下焦伤竭，脐腹弦急，腰脚疼痛，精神困倦，面色枯槁，或亡血盗汗，遗沥失精，二便滑数，肌消阳痿，久服续骨联筋，秘精坚髓，安魂定魄，轻身壮阳。

徐洄溪曰：此药涩精纳气，肾中阳虚者最宜，亦丹药也。

《局方》金锁正元丹

五倍子　茯苓各八两　补骨脂十两，微炒　紫巴戟去心　胡芦巴炒　苁蓉洗净，各一斤　朱砂别研　龙骨各三两

上为细末，合研令匀，酒糊为丸，如梧桐子大。每服十五丸至二十丸，空心食前温酒或盐汤下。

治真气不足，元脏虚弱，四肢倦怠，百节酸疼，精神昏困，手足多冷，心忪盗汗，饮食减少，小便滑数，遗精白浊。

士谔按：心忪是心动不定貌，惊也，惶遽也，故于温养固涩剂中用茯苓以化气下行，俾阳得潜于阴也。

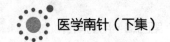
金锁固精丸

芡实　莲须　蒺藜^①各二两　龙骨一两，酥炙　牡蛎煅，四两

上以莲子粉糊丸服，盐汤送下。

治梦遗滑精。

《本事方》金锁丹

茴香　胡芦巴　补骨脂炒　白龙骨各一两　木香一两五钱　胡桃三十个，研膏　羊肾三对，切开，用盐擦，炙熟捣膏

上为末，和二膏研匀，酒浸煮熟，丸桐子大。每服三五十丸，盐汤下。

治梦泄遗精，关锁不固。

家韭子丸

家韭子炒，六两　鹿茸四两，酥炙　肉苁蓉酒浸　牛膝酒浸　熟地　当归各二两　菟丝子酒浸　巴戟各一两半　杜仲　石斛　桂心　干姜各一两

上为末，酒糊丸，桐子大。每服五十丸，加至百丸，食前盐汤温酒任下。小儿遗尿者多因胞寒，亦阳气不足也，别作小丸服。

治遗溺，阳气衰败，白浊遗精。

《千金翼》夜多小便方

鸡肠五具，治如食法　羊肾一具，去脂并令干　赤石脂六两　龙骨三两　肉苁蓉四两　川连五两　桂心二两

上七味为末，每服方寸匕，日二服。五日中，作羊肾炙一剂。十日外，作羊肾臛，香味如常，食饱与之。

---

①　蒺藜：指潼蒺藜，亦称沙苑蒺藜，即沙苑子。

治膀胱冷，故小便至夜独多。

猪肚丸

猪肚一个，莲子一升同煮，一同（去皮心）焙干为末　舶上茴香五钱　破故纸一两，盐水炒　川楝子酒炒去核，一两　母丁香三两

加桑螵蛸一两尤效，蜜丸栀子大。每服五十丸，空心温酒送下。

治小便频数。

缩泉丸

乌药　益智丸各等分

上二味为末，酒煮山药糊丸如梧子大。每服五十丸，空心盐汤送下。一方有覆盆子。

治脬气不足，小便频多。

《得效》玉屏风散

防风　黄芪　白术各等分，或加炒糯米

上为细末，酒调服。本方加牡蛎，名白术散。

治风邪久留而不散者，自汗不止者亦宜。

柯韵伯曰：邪之所凑，其气必虚。故治风者，不患无以驱之，而患无以御之；不畏风之不去，而畏风之复来。何则？发散太过，玄府不闭故也。昧者不知托里固表之法，偏试风药以驱之，去者自去，来者自来，邪气留连，终无解期矣。防风遍行周身，称治风之仙药，上清头面七窍，内除骨节疼痹，外解四肢挛急，为风药中之润剂。治风独取此味，任重功专矣。然卫气者，所以温分肉而充皮肤，肥腠理而司开阖，惟黄芪能补三焦而

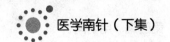

实卫，为玄府御风之关键，且无汗能发，有汗能止[1]，功同桂枝，故又能除头目风热，大风癞疾，肠风下血，妇人子脏风，是补剂中之风药也。所以防风得黄芪，其功愈大耳。白术健脾胃，温分肉，培土即宁风也。夫以防风之善驱风，得黄芪以固表，则外有所卫；得白术以固里，则内有所据。风邪去而不复来，此欲散风邪者，当倚如屏珍如玉也。其自汗不止者，亦以微邪在表，皮毛肌肉之不固耳，其与防风通圣等方悬殊矣。

当归六黄汤

当归　生地　熟地　黄芩　黄连　黄柏等分　黄芪加倍

上水煎服。

治阴虚有火，盗汗发热。

《外台》盗汗方

麻黄根　牡蛎各三钱　黄芪　人参各三钱　龙骨　枸杞根　白皮各四两　大枣七枚

上以水六升，煮取二升五合，分六服。

止汗红粉

麻黄根　牡蛎煅，各一两　赤石脂　龙骨各五钱

上为末，以绢袋盛贮，如扑粉用之。

补可扶弱

李东垣曰：人参能补气虚，羊肉能补血虚。羊肉补形，人参补气。凡气味与二物同者，皆是也。

---

[1]　无汗能发有汗能止："无""有"二字原误倒，据《古今名医方论·玉屏风散》乙正。

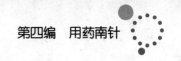

小建中汤

桂枝三两，去皮　甘草三两，炙　大枣十二枚　芍药六两　生姜三两　胶饴一升

上六味，以水七升，煮取三升，去滓，纳胶饴，更上微火消解，温服一升，日三服。

伤寒，阳脉涩，阴脉弦，法当腹中急痛，先与小建中汤。不瘥者，与小柴胡汤主之。

伤寒二三日，心中悸而烦者，小建中汤主之。

虚劳里急，悸，衄，腹中痛，梦失精，四肢酸疼，手足烦热，咽干口燥，小建中汤主之。

柯韵伯曰：桂枝汤为治表而设，佐以芍药者，以自汗故耳。自汗本表证，而所以自汗者，因于烦，烦则由里热也。此汤倍芍药加胶饴，名曰建中，则固为里剂矣。然病由伤寒，内热虽发，而外寒未除，势不得去姜桂，以未离于表而急于建中，故以"小"名之。其剂不寒不热，不补不泻，惟甘以缓之，微酸以收之，故名曰"建"中。所谓中者有二：一心中悸而烦，烦则为热，悸则为虚，是方辛甘以散太阳之热，酸苦以滋少阴之虚，是建膻中之宫城也；一腹中急痛，急则为热，痛则为虚，是方辛以散厥阴之邪，甘以缓肝家之急，苦以泻少阳之火，酸以致太阴之液，是建中州之都会也。若夫中气不足，劳倦所伤，非风寒外袭者，《金匮》加黄芪以固腠理而护皮毛，则亡血失精之症自宁，此阳密乃固之理也。

黄芪建中汤

于小建中汤内加黄芪一两半，余依前法。

虚劳里急，诸不足者主之。

当归生姜羊肉汤

当归三两　生姜五两　羊肉一斤

上以水八升，煮取三升，温服七合，日三服。若寒多者，加生姜一斤。痛多而呕者，加陈皮二两，白术一两。如加生姜者，亦加水五升，煮取三升二合服之。

治产后腹中疞痛，并治腹中寒疝，虚劳不足。

甘麦大枣汤

甘草三两　小麦一升　大枣十枚

上三味，以水五升，煮取三升，分温三服。亦补脾气。

妇人脏燥，悲伤欲哭，象如神灵所作，数欠伸，甘麦大枣汤主之。

温经汤

吴茱萸三两　当归　芎䓖　芍药　人参　桂枝　阿胶　丹皮
生姜　甘草各二两　半夏半升　麦冬一升

上十二味，以水一斗，煮取三升，分温三服。亦主妇人少腹寒，久不受胎，兼治崩中去血，或月水来过多，及至期不来。

问曰：妇人年五十，病利，数十日不止，暮即发热，少腹里急，腹满，手掌烦热，唇口干燥，何也？师曰：此病属带下。何以故？曾经半产，瘀血在少腹不去。何以知之？其症唇口干燥，故知之。当以温经汤主之。

薯蓣丸

薯蓣三十分　人参七分　白术六分　茯苓五分　甘草二十分
当归十分　大枣百枚，为膏　桔梗五分　杏仁六分　桂枝十分　芍药
六分　白敛二分　芎䓖六分　麦冬六分　阿胶七分　干姜三分　防风
六分　神曲十分　柴胡五分　豆卷十分　干地黄十分

上二十一味，末之，炼蜜为丸如弹子大。空腹酒服一丸，一百丸为剂。

虚劳诸不足，风气百疾，薯蓣丸主之。

八味肾气丸

干地黄八两　山药　山茱萸各四两　茯苓　丹皮　泽泻各三两
附子一枚，炮　桂枝一两

上八味，末之，炼蜜和丸梧子大。酒下十五丸，加至二十丸，日再服。

问曰：妇人病，饮食如故，烦热不得卧，而反倚息者，何也？师曰：此名转胞，不得溺也，以胞系了戾，故致此病。但当利小便则愈，肾气丸主之。

虚劳腰痛，小腹拘急，小便不利者，八味肾气丸主之。

男子消渴，小便反多，以饮一斗，小便亦一斗，肾气丸主之。

柯韵伯曰：命门之火，乃水中之阳。夫水体本静，而川流不息者，气之动、火之用也，非指有形者言也。然火少则生气，火壮则食气，故火不可亢，亦不可衰。所云火生土者，即肾家之少火游行其间，以息相吹耳。若命门火衰，少火几于熄矣。欲暖脾胃之阳，必先温命门之火。此肾气丸纳桂附于滋阴剂中，是藏心于渊，美厥灵根也。命门有火，则肾有生气矣。故不曰"温肾"，而名"肾气"，斯知肾以气为主，肾得气而土自生也。且形不足者，温之以气，则脾胃因虚寒而致病者固痊，即虚火不归其部，而失血亡阳者，亦纳气而归封蛰之本矣。

崔氏加减八味丸，以五味之酸收，易附子之辛热，肾虚而不甚寒者宜之也。《千金方》于八味外，更加玄参之咸寒，以助熟

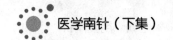

地而滋肾，加芍药之酸寒，助丹皮以滋肝，总之为桂附加琐耳，以之壮水则有余，以之益阳恐不足也。《济生方》加牛膝、车前以治水肿，倍茯苓以辅地黄、山药、茱萸，与泽泻、车、牛等列，随证加减，允为得法。益阴肾气丸，于六味外加当归、五味、柴胡，以治目暗不见，化裁之妙矣。

六味地黄丸 钱氏

于前方去肉桂、附子，余依前法。

治肾阴不足，发热作渴，小便淋闭，气壅痰嗽，头目眩晕，眼花耳聋，咽干舌痛，齿牙不固，腰腿痿软，自汗盗汗，便血诸血，失音，水泛为痰，血虚发热等证。

柯韵伯曰：肾虚不能藏精，坎宫之火无所附而妄行，下无以奉春生之令，上则绝肺金之化源。地黄禀甘寒之性，制熟味更厚，是精不足者补之以味也，用以大滋肾阴，填精补髓，壮水之主。以泽泻为使，世或恶其泻肾而去之，不知一阴一阳者，天地之道，一开一阖者，动静之机。精者属癸，阴水也，静而不走，为肾之体；溺者属壬，阳水也，动而不居，为肾之用。是以肾主五液，若阴水不守则真水不足，阳水不流则邪水逆行，故君地黄以护封蛰之本，即佐泽泻以疏水道之滞也。然肾虚不补其母，不导其上源，亦无以固封蛰之用。山药凉补，以培癸水之上源；茯苓淡渗，以导壬水之上源。加以茱萸之酸温，借以收少阳之火，以滋厥阴之液；丹皮辛寒，以清少阴虚火，还以奉少阳之气也。滋化源，奉生气，天癸得其所矣。壮水制火，特其一端耳。

四君子汤

人参　白术　茯苓　甘草各二钱

上加姜枣，水煎服。

治面色萎白，言语轻微，四肢无力，脉来虚弱者。若内伤虚热，或饮食难化，须加炮姜。

钱氏五味异功散

于四君子汤加陈皮一钱为末，每服二钱，白汤调服。

调理脾胃。

七味白术散

于四君子汤加藿香、葛根、木香。

治一切吐泻，烦渴霍乱，虚损气弱，保养衰老，及治酒积呕哕。

六君子汤

即于四君子汤加陈皮、半夏，饮依前法。更加木香、砂仁，为香砂六君子汤。

治气虚有痰，脾虚鼓胀。

柯韵伯曰：《经》曰，壮者气行则愈，怯者着而为病。盖人在气交之中，因气而生，而生之总以胃气为本。食入于阴，长气于阳，昼夜循环，周于内外，一意不运，便有积聚，或胀满不食，或生痰留饮，因而肌肉清瘦，喘咳呕哕，诸症蜂起，而神机化绝矣。四君子，气分之总方也。人参致冲和之气，白术培中宫，茯苓清治节，甘草调五脏。诸气既治，病安从来？然拨乱反正，又不能无为而治，必举夫行气之品以辅之，则补品不致泥而不行。故加陈皮以利肺金之逆气，半夏以疏脾土之湿气，而痰饮可除也；加木香以行三焦之滞气，缩砂以通脾肾之元气，膹郁可开也。四君得四辅而补力倍宣，四辅有四君而元气大振，相须而益彰者乎！

《局方》四物汤

当归　熟地各三钱　川芎一钱五分　白芍二钱，酒炒

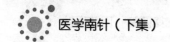

上四味，水煎服。

治一切血热、血虚、血燥诸症。

圣愈汤

四物汤加人参、黄芪。一方去芍药。

治一切血，或血虚烦渴燥热，睡卧不宁，五心烦热作渴等症。

柯韵伯曰：《经》曰：阴在内，阳之守也，阳在外，阴之使也。故阳中无阴，谓之孤阳；阴中无阳，谓之死阴。丹溪曰：四物皆阴，行天地闭塞之令，非长养万物者也。故四物加知柏，久服便能绝孕，谓其嫌于无阳耳。此方取参芪配四物，以治阴虚血脱等证，盖阴阳互为其根，阴虚则阳无所附，所以烦热燥渴而阳亦亡；气血互为表里，血脱则气无所归，所以睡卧不宁而气亦脱。然阴虚无骤补之法，计在存阳；血脱有生血之机，必先补气，此阳生阴长，血随气行之理也，故曰阴虚则无气，无气则死矣。此方得仲景白虎加人参之义而扩充者乎？前辈治阴虚，用八珍、十全，辛获效者，因甘草之甘，不达下焦；白术之燥，不利脾肾；茯苓渗泄，碍乎生升；肉桂辛热，动其虚火。此六味皆醇厚和平而滋润，服之则气血疏通，内外调和，合于圣度矣。

八珍汤

四君子汤合四物汤，余依上法。

治心肺虚损，气血两虚。

十全大补汤

即八珍汤加桂心、陈皮。

治男子妇人诸虚不足，五劳七伤，不进饮食，久病虚损，时发潮热，气攻骨脊，拘急疼痛，夜梦遗精，面色萎黄，脚膝无力。

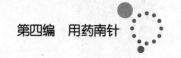

《局方》人参养荣汤

人参　白术　茯苓　甘草　黄芪　陈皮　当归各一钱　熟地七分半　白芍一钱半　桂心一钱　远志五分　五味子七分半

上十二味，加生姜三片，大枣二枚，水煎服。

治脾肺俱虚，发热恶寒，肢体瘦倦，食少作泻。

柯韵伯曰：古人治气虚以四君，治血虚以四物，气血俱虚者以八珍，更加黄芪、肉桂，名"十全大补"，宜乎万举万当也。而用之有不获效者，盖补气而不用行气之品，则气虚之甚者，无气以受其补；补血而仍用行血之物于其间，则血虚之甚者，更无血以流行。故加陈皮以行气，而补气者悉得效其用；去川芎行血之味，而补血者因以奏其功。此善治者，只一加一减，便能转旋造化之机也。然气可召而至，血易亏难成，苟不有以求其血脉之主而养之，则营气终归不足。故倍人参为君，而佐以远志之苦先入心，以安神定志，使甘温之品始得化而为血，以奉生身；又心苦缓，必得五味子之酸以收敛神明，使营行脉中而流于四脏。名之曰"养荣"，不必仍"十全"之名，而收效有如此者。

独参汤

人参分两随人随症

上一味，须上拣者，浓煎顿服。待元气渐回，随症加减。

治元气大虚，昏厥，脉微欲绝，及妇人崩产脱血血晕。

徐洄溪曰：此一时救急之法，服后即当随症用药。

参附汤

人参一两　附子制，五钱

上加姜枣，水煎服。本方去人参加黄芪，名芪附汤。

治阴阳气血暴脱证。

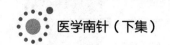

保元汤

黄芪三钱　人参二钱　甘草一钱　肉桂春夏二三分，秋冬六七分

上四味，水煎服。

治气血虚寒，及纯虚寒之痘症。

《济生》归脾汤

人参　龙眼肉　黄芪各二钱半　甘草五分　白术二钱半　茯苓二钱半　木香五分　当归　酸枣仁炒，研　远志各一钱

上加姜三片，水煎服。

治思虑伤脾，或健忘怔忡，惊悸盗汗，寤而不寐，或心脾作痛，嗜卧少食，及妇女月经不调。

罗东逸曰：方中龙眼、枣仁、当归，所以补心也；参、芪、苓、术、草，所以补脾也。立斋加入远志，又以肾药之通乎心者补之，是两经兼肾合治矣。而方名"归脾"，何也？夫心藏神，其用为思，脾藏智，其出为意，是神智思意，火土合德者也。心以经营之久而伤，脾以意虑之郁而伤，则母病必传诸子，子又能令母虚。所以然也，其证则怔忡、怵惕、烦躁之征见于心，饮食倦怠、不能运思、手足无力、耳目昏眊之证见于脾。故脾阳苟不运，心肾必不交，彼黄婆者若不为之媒合，则已不能摄肾归心，而心阴何所赖以养？此取坎填离者，所以必归之脾也。其药一滋心阴，一养脾阳，取乎健者以壮子益母。然恐脾郁之久，伤之特甚，故有取木香之辛且散者，以阃气醒脾，使能急通脾气以上行心阴，脾之所归，正在斯耳。

东垣补中益气汤

炙黄芪　人参　炒云术各一钱半　炙甘草一钱　陈皮五分　当归一钱　升麻　柴胡各五分

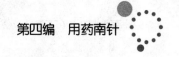

上八味，加生姜三片，大枣二枚，水煎，温服。

治阴虚内热，头痛口渴，表热自汗，不任风寒，脉洪大，心烦不安，四肢困倦，懒于言语，无气以动，动则气高而喘。

徐洄溪曰：东垣之方，一概以升提中气为主。如果中气下陷者，最为合度。若气高而喘，则非升柴所宜，学者不可误用也。

士谔按：归脾汤与补中益气，均从保元汤中化出。

龟鹿二仙胶

鹿角血者，十斤　　龟板自败者，五斤

以上二味另熬膏。

甘枸杞三十两　　人参十五两

上用铅坛如法熬胶。初服酒化一钱五分，渐加至三钱，空心下。

大补精髓，益气养神。

李士材曰：人有三奇，精气神，生生之本也。精伤无以生气，气伤无以生神。精不足者，补之以味。鹿得天地之阳气最全，善通督脉，足于精者，故能多淫而寿。龟得天地之阴气最厚，善通任脉，足于气者，故能伏息而寿。二物气血之属，又得造化之玄微，异类有精，竹破竹补之法也。人参为阳，补气之怯；枸杞为阴，清神中之火。是方也，一阴一阳，无偏胜之忧；入气入血，有和平之美。由是精生而气旺，气旺而神昌，庶几龟鹿之年矣，故曰"二仙"。

《宝鉴》三才封髓丹

天冬　熟地　人参各五钱　黄柏三两　砂仁一两　炙甘草七钱

上为末，面糊丸，梧子大。每服五十丸，用苁蓉半两，切作

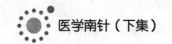

片，酒浸一宿，次日煎三四沸，空心食前送下。

除心火，益肾水，滋阴养血，润补不燥。

徐洄溪曰：此补阴气之方，虚人老人便结者为宜。

邵应节七宝美髯丹

何首乌赤白雌雄各一斤 牛膝八两，以何首乌先用米泔水浸一日夜，以竹刀刮去粗皮，切作大片，用黑豆铺甑中一层，却铺何首乌一层，每铺豆一层，却铺牛膝一层，重重相间，上铺豆覆之，以豆熟为度。去豆晒干，次日如前用生豆蒸，如法蒸七次，去豆用 破故纸半斤，酒浸，洗净，用黑芝麻同炒，无声为度，去芝麻 当归半斤，去头尾，酒洗 白茯苓半斤，用人乳拌，浸透，晒干，蒸 赤茯苓半斤，黑牛乳浸，晒干，蒸 菟丝子半斤，酒浸一宿，洗，晒干，蒸晒三次 枸杞子半斤，去蒂枯者

上共为末，蜜丸，龙眼大。每日空心嚼二三丸，温酒或米汤、白盐汤皆可下。制法不可犯铁器。

补肾气，乌须发，延年益寿。

《千金》无比山药丸

熟地酒浸 赤石脂 巴戟去心 茯苓 牛膝酒浸 山萸肉 泽泻各三两 干山药二两 五味子六两 肉苁蓉酒浸，四两 菟丝子 杜仲炒，各三两

上药炼蜜丸，桐子大。每服二十丸至三十丸，食前温酒[①]或米饮下。服七日后，令人身健体强，面光音响为验。此药通中入脑，鼻必酸痛，勿怪。

治丈夫久虚百损，五劳七伤，头痛目眩，肢厥，或烦热，或

---

① 温酒：原作"温润"，据文义改。

脾疼，腰髋不随，饮食不生肌肉，或少食而胀满，体无光泽，阳气衰绝，阴气不行。

徐洄溪曰：此收摄肾气之方，最为稳妥。

杨氏还少丹

山药　牛膝　远志　山萸肉　茯苓　五味子　楮实子　巴戟酒浸，去心　肉苁蓉酒浸一宿　石菖蒲　杜仲姜汁、酒同拌，炒　茴香各一两　枸杞子　熟地各二两

上共为细末，炼蜜同枣肉为丸，梧子大。每服三十丸，温酒或盐汤下，日三服。

大补心肾，脾胃虚寒，饮食少思，发热盗汗，遗精白浊，及真气亏损，肌肉羸瘦，肢节倦怠等证。

徐洄溪曰：此是交通心肾之方。

羊肾丸

熟地　杜仲　菟丝子另研　石斛　黄芪　续断　肉桂　牛膝磁石煅，醋淬　沉香　五加皮　山药炒，各一两

上为末，雄羊肾两对，以葱椒酒煮烂，入少酒糊，杵丸梧子大。每服七十丸，空心盐汤送下。

治肾劳虚寒，面肿垢黑，腰脊引痛，屈伸不利，梦寐惊悸，小便不利。

徐洄溪曰：此降纳肾气之方。

羊肉粥方

羊肉二斤　生黄芪一两　人参二两　白茯苓一两　大枣五枚粳米三合，加生姜少许尤佳，入核桃去膻气亦可

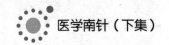
上先以肉去脂皮，取[1]精膂肉，留四两切细；余一斤十二两，以水五大盏，并黄芪等煎，取汁三盏，去滓，入米煮粥；临熟，下切生肉，更煮，入五味调和，空心服之。

治老人虚损羸瘦，助阳壮筋骨。

天王补心丹

人参　白茯苓　玄参　桔梗　远志各五钱　当归　五味子　麦冬　天冬　丹参　酸枣仁各一两　生地四两　柏子仁一两

上为末，炼蜜丸如椒目大，白汤下。一方有石菖蒲四钱，无五味子；一方有甘草、川连。

治心血不足，神志不宁，津液枯竭，健忘怔忡，大便不利，口舌生疮等证。

柯韵伯曰：心者主火，而所以主者神也。神衰则火为患，故补心者，必清其火而神始安。补心丹用生地黄为君者，取其下足少阴以滋水主，水盛可以伏火，此非补心之阳，补心之神耳。凡果核之有仁，犹心之有神也，清气无如柏子仁，补血无如酸枣仁，其神存耳。参苓之甘以补心气，五味之酸以收心气，二冬之寒以清气分之火，心气和而神自归矣。当归之甘以生心血，玄参之咸以补心血，丹参之寒以清血中之火，心血足而神自藏矣。更假桔梗为舟楫，远志为向导，和诸药入心而安神明。以此养生则寿，何有健忘怔忡，津液干涸，舌上生疮，大便不利之虞哉？

当归补血汤《宝鉴》

当归二钱　黄芪一两

---

① 取：原作"去"，据《养老奉亲书》改。

上二味，水煎服。

治男妇血虚似白虎证，肌热面赤，烦渴引饮，脉来洪大而虚，重按则微。

吴鹤皋曰：血实则身凉，血虚则身热，或以饥困劳役虚其阴血则阳独治，故诸症生焉。此证纯象白虎，但脉大而虚，非大而长为辨耳，《内经》所谓脉虚血虚是也。当归味厚，为阴中之阴，故能养血。黄芪，则味甘补气者也。今黄芪多数倍，而云补血者，以有形之血不能自生，生于无形之气故也。《内经》云"阳生阴长"，是之谓耳。

吾师唐纯斋先生，诊务极忙，每届冬令，膏滋方一二百剂，挤在一时，颇为所苦。每值寒窗鸡鸣，篝灯呵笔，兀兀撰方，辄不知东方之几白。而见所撰膏方，未必尽用补品。士谔从学之始，见识浅陋，颇怪师方补力之薄弱。厥后学日进，识渐明，始知补之为补，非补缀打丁之补，乃抽丝织补之补也。织补工之补衣也，即其衣之经纬中抽出一丝，绷之以碗，徐徐补其隙漏，即其本有之丝，补其被伤之孔，故痕迹皆泯，非若缝穷婆之以新料补旧衣，恶状显然，不耐雅观也。盖补药入胃，断不[1]能立变为气血，必待其人固有之气血徐自运行，始能获效。若过滋腻，适足窒滞气机，何能补益？平人且然，病人可知。质之吾师，吾师颇嘉谔为善悟。善乎徐洄溪之言，曰：人之有病，不外风寒暑湿燥火为外因，喜怒忧思悲惊恐为内因。此十三因，试问何因是当补者？大凡人非老死即病死，其无病而虚死者，千不得一，况病

---

① 不：原作"之"，据文义改。

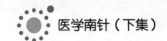

去则虚者亦生，病留则实者亦死。若果元气欲脱，虽浸①其身于参附之中，亦何所用？又曰：人参用之而当，实能补养元气，拯救危险，然不可谓天下之死人皆能生之也。其为物气盛而力厚，不论风寒暑湿痰火郁结，皆能补塞，故病人如果邪去正衰，用之固宜；或邪微而正亦惫，或邪深而正气怯弱，不能逐之于外，则于除邪药中投之以为驱邪之助；然又必审其轻重而后用之，自有扶危定倾之功。乃不察其有邪无邪，是虚是实，又佐以纯补温热之品，将邪气尽行补住，轻者邪气永不复出，重者即死矣。士谔服膺斯言，拳拳弗失，亲炙师说，耿耿于怀。故徐氏十剂，补列第三，而《南针》所指，殿诸后队，良有以也。

---

① 浸：原作"消"，据文义改。

第五编　用药禁忌法

一、不入煎剂之药

凡汤中用麝香、犀角、鹿角、羚羊角、牛黄、丹砂、雄黄、雌黄，须研末极细如粉，临服纳汤中，搅令调和服之。盖麝香、丹砂煎则走性，诸角虽力煎而味仍不得也。

二、不可生用之药

凡礜石、赤泥团之入火，半日乃熟，可用，仍不得过之。不炼，生入药，使人破心肝。商陆熬熟可用，生用毒能杀人。川椒去闭口者，炒令汗出可用。半夏生用令人哑。

三、不可完用之药

凡用杏仁、桃仁，须去皮、尖及双仁者。大枣、乌梅，皆去核用。天冬、麦冬，皆去心用。茯苓、猪苓，皆去皮用。薤白、葱白，皆去青用。辛夷，去毛及心用。麻黄、芦根，去节用。枇杷叶，去毛用。

四、不可同煎之药

凡麻黄先别煮二三沸，掠去沫，更益水如本数，乃纳余药，不尔令人烦。芒硝、朴硝皆绞汤讫，纳汁中，更上火两三沸，烊尽乃服。阿胶、鹿角胶，须另烊，冲药和服。鸡子黄，须去滓，

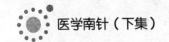

少凉纳药中，搅和服。

五、不可同用之药

药有性相反者，同用一剂中，毒能杀人。半夏、栝蒌、白及、白蔹皆反乌头，大戟、甘遂、芫花、海藻皆反甘草，细辛、芍药、人参、沙参、苦参、丹参、玄参皆反藜芦。蜜与地黄皆忌葱白，麻黄、细辛忌油腻，黄蜡忌鸡肉，荆芥忌鱼，甘草忌无鳞鱼。

孙真人曰：药有相生相杀，气力有强有弱，使诸草石强弱相欺，入人腹中，不能治病，更加斗争。草石相反，使人迷乱，力甚刀剑。若调和得所，虽未能治病，犹得安利五脏，于病无所增剧。用药关系人命，于此等处，尤不能不加意谨慎。

第六编　读法南针

　　读书之要，第一须明白书旨。书旨者，作者所以撰述本书之宗旨也。如《神农本草》之宗旨，在发明药性；《内》《难》两经之宗旨，在发明生理，探索病源；《伤寒》《金匮》之宗旨，在辨别病症，立方施治。他若河间之主治三焦，东垣之主治脾胃，丹溪之主血，景岳之主肾，以及吴又可之论瘟疫，吴鞠通之论温病，王孟英之论温热，无非因彼时盛行此种病症，医者不得其治。故诸大家与各名家著书立说，大声疾呼，无非补偏救弊，纠一时之误。乃读者不知书旨，认为天经地义，墨守不变，非特不善读书，抑亦自误实甚。

　　士谔初抵松江，与道友论道，每格格不入，缘迩来道中于《伤寒》《金匮》两书均不甚研究。士谔则强聒不舍，劝人读仲景书，明知不合时宜，然不直则道不见。彼时有举吴鞠通跳出《伤寒》圈子说以相难，士谔笑曰：跳出《伤寒》圈子，必吴鞠通可说此话，吾侪不能说此话。士谔实不敢说此话，缘《伤寒》圈子，必跳进了才能跳出。鞠通说得跳出的话，必已跳进也无疑。吾侪于《伤寒》圈子，既未跳进，从何跳出？士谔方力求跳进之不暇，自然更提不到"跳出"两字。有以南中无真伤寒，《伤寒论》大可不必研究相难者，士谔曰：《伤寒论》非专治伤寒一证之书也，犹《论语》篇首之名"学而"，非章章是"学而"，《孟子》篇首之名"梁惠王"，非章章是"梁惠王"。伤寒有五：有伤寒，

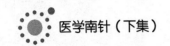

有中风，有温病，有风温，有湿病。越人发明于前（见《难经》四十九难、五十八难），仲景阐释于后。《伤寒论》分经辨证，无非以治病之法门指示后学，何尝是专治伤寒一证之书。

虽然，古书俱在，读之为道，亦甚难言。甲乙同读一书，同极专精，而其结果甲有所得而乙无所得，则以乙之读，徒记字句，囫囵枣子囫囵吞，不细咀嚼，不得书中精味也。士谔从学唐师纯斋，尝读《温热经纬·叶香岩外感篇》"温邪犯肺，逆传心包"，师即突问：逆传既至心包，顺传应至何处？既称逆传，必有顺传，断无邪之传经许逆不许顺之理。彼时读书极少，见识极陋，细读全篇，绝无顺传明文，大为吾师所窘。苦思竟日，始言：温病下不嫌早，顺传当至阳明，盖肺与大肠为表里，肺邪顺传应至大肠。师颇嘉其善悟，复正告之曰：肺邪传肠，必假道于胃，胃与大肠两阳明同气，肺邪不能飞越至肠也。士谔因此得知读书之法。读至本篇"通阳不在温，而在利小便"句，即独自究研，以口问心曰：通阳何以不在温？利小便何以能通阳？所谓阳者果指何物？心口相商，久之始悟到"通阳"之"阳"字，是指太阳。以膀胱是太阳之腑，利小便是通其腑气，腑气通则经气自解。以温邪忌温，故不用麻黄发汗，取《伤寒》五苓散法，以芦根、滑石利小便也。以此意告师，师极嘉许，许为已得读书之法。

读《本草》之要诀

徐洄溪曰：《本草》之始，仿于神农，药止三百六十品。此乃开天之圣人，与天地为一体，实能探造化之精，穷万物之理，字字精确，非若后人推测而知之者。故对证施治，其应若响。仲景诸方之药，悉本此书，药品不多，而神明变化，已无病不治。其言甚是。然何以知其探造化之精，穷万物之理？何以知其字字精确？洄溪未曾阐明其故，发而不明，后人仍无从开悟。

《神农本草》，为圣人之作，自然决无错误。然谓其字字精确，则须字字均有详明之注解而后可，否则因一二字、一二句之不可解，必致疑及全文为均不可信。是推崇过甚者，获效适得其反。

何以言之？《本草经》上品诸药每有"久服通神明，不老轻身延年"等句，作何讲解？夫药以治病，何能久服？更何能轻身不老延年？洄溪所释《本草经百种》，于此等处每多曲解，此是洄溪喜弄聪明处，正其所短也。如云母之"久服轻身延年"，注曰："肺旺则气旺，故有此效。"朴硝之"轻身神仙"，注曰："消尽人身之滓秽，以存其精华，故有此效。"夫以云母之升，朴硝之降，而可以久服乎？朴硝之力能化七十二种石，能逐六腑积聚，以之久服，脏腑何能不损？洄溪之曲解，胡可信也？

然则"久服通神明，不老轻身，延年神仙"等句，究竟作何讲解？曰：知之为知之，不知为不知，才是真知。读古书有不解处，阙疑可也，正不必强为曲解。考班氏《艺文志》，方技之别有四：一曰医经，二曰经方，三曰房中，四曰神仙。医经者，原人血脉、经络、骨髓、阴阳、表里，以起百病之本，死生之分，而用度针石汤火所施，调百药齐和之所宜；经方者，本草石之寒温，量疾病之浅深，假药味之滋，因气感之宜，辨五苦六辛，致水火之齐，以通闭解结，反之于平。

太古之医，有岐伯、俞拊，中世有扁鹊、秦和，汉兴有仓公，咸能尽通其旨。迨汉中叶，学重师承，遂判而为四，自是而后，各执一端，鲜能相通。即天纵仲景，于医几圣，其所深慨，亦止在不求经旨，斯须处方（见《伤寒论》仲景自序），是明明融洽医经、经方，合为一贯，故于六淫之进退出入、阴阳之盛衰错互，皆辨析黍铢，而于房中、神仙，则咸阙焉。夫以仲景之圣，且于轻身益寿、不老神仙无只字提及，吾人学识不及仲景万分之一，而偏于此等处画蛇添足，强作解人，非惟不智，抑何不自量也。

辨药惟求实用，读书惟在求知。士谔读《神农本草经》于巴豆、大黄、滑石三味，得比其同而知其异一法。

巴豆：味辛温，主伤寒、温疟、寒热，破癥瘕结聚、坚积留饮、痰癖、大腹水胀，荡练五脏六腑，开通闭塞，利水谷道，去恶肉，除鬼毒蛊疰邪物，杀虫鱼。一名巴椒。

大黄：味苦寒，主下瘀血、血闭、寒热，破癥瘕积聚、留饮宿食，荡涤肠胃，推陈致新，通利水谷，调中化食，安和五脏。

滑石：味甘寒，主身热泄澼、女子乳难、癃闭，利小便，荡胃中积聚寒热，益精气，久服轻身，耐饥长年。

《本草经》于药之去病不肯轻用"荡"字，惟巴豆、大黄、滑石则有之。而在巴豆则曰"荡练五脏六腑"，在大黄则曰"荡涤肠胃"，在滑石止曰"荡胃中积聚寒热"，同用"荡字"，而辞气间已显分轻重。夫曰"练"，则非坚韧不克任；曰"涤"，则非浮泛不能去。曰"五脏六腑"，见其所入之遍，有一处不任其练者，即不可施；曰"肠胃"，见其止能至此，而不及乎他。曰"推陈致新"，则滓秽去而清光来，去其陈即所以保其新；曰"开通闭塞"，则仅能凿孔使通，其因通而出者，不能别择可否也。虽然，"荡练"之"开通闭塞"，"荡涤"之"推陈致新"，皆实有物堵于其间；滑石之"荡"，若但曰"积聚"，则尚似有其物者，乃"积聚"之下即紧承曰"寒热"，是决以有气无形视之矣。吾于是知巴豆之烈，十倍大黄；大黄之峻，十倍滑石。

读书最忌囫囵吞过。如巴豆味辛温，辛是指味，温是指性，味辛性温，温热证决不宜投，其所主是伤寒、温疟、寒热，其所破是癥瘕结聚、坚积留饮、痰癖，则伤寒、温疟、寒热之用此，其必寒实结胸，顽痰阻塞也。可知若伤寒、温疟、寒热而无结聚、坚积、留饮、痰癖，断断不可浪投也。曰"荡练五脏六腑，开通闭塞"，则不仅不闭塞者不宜投，即病在一脏一腑者，亦不宜轻投。大黄味苦寒，苦是味，寒是性，性既属寒，寒病决不相宜，主下瘀血、血闭、寒热，则寒热之不由瘀血、血闭者，即不相宜。破癥瘕积聚、留饮、宿食，则无癥瘕积聚、留饮、宿食者，即不相宜[1]。荡涤肠胃，推陈致新，则肠胃之不须荡涤者，即不相宜。

邹闰庵曰：滑石洁白如雪，腻滑如脂。其初出时柔软似泥，久渐坚强成石者，以在地中气热故也。一切布帛，凡着油污，即屑滑石其上，炽炭熨斗中烙之，油污遂尽，布帛竟能无迹，此与天门冬之接水浣缣素同。第天门冬仅能令缣素柔白，此则无论何色均堪复故。且一用水，一用火，故天门冬裕肺肾精气，此则通六腑九窍津液也。六腑者，胃为之长，非胃中积污，无有内既为泄为澼，外仍身热者，借其外之身热，为熨斗中炽炭，使滑石者浥去其污，从下窍而出，则利小便，荡胃中积聚寒热，均在此矣。女人乳为冲脉之所届，冲脉者隶于阳明，乳难、癃闭，阳

---

[1] 宜：原作"瘕"，据文义改。

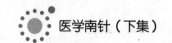

明、冲脉之病，与胃有污而小便不利者，同一理也。由是推之，滑石之运化上下，开通津液，除垢存新，端借病势之身热，为药力之助。若身不热者，恐未必能奏绩矣。

虽然，胃中积聚寒热，何由知其不从大便去而从小便泄也？夫曰积聚，则非一朝一夕之故矣，寒热已久留，若能从大便去，则亦因泄澼而病可愈。既泄澼而仍身热，尚非当必从小便去耶？所以用滑石者，为滑石初如泥而旋坚结，为以土化金主肃降者，于土中行肃降，此所谓利小便，一也。金性凝重，其所以得下流者，必从火化，滑石初出如泥，正以地中气暖，今即借积聚寒热所化之身热为滑石之暖气，又焉得不气变柔而下流？迨其下流，气已变柔，则必不从大便去，此所谓主身热泄澼，二也。色白为金，味甘为土，气寒则降，土随金降，非味归形、形归气、气归精而何？此所谓益精气者，三也。乳者色白味甘，化于血而性寒，恰有合于滑石，非气归精、精归化而何？此所谓主女子乳难、癃闭，四也。

吾侪读书，惟求致用。读《本草经》之目的，惟在辨明药性，立方治病，如是而已足。故于经文之主治文句，一字一句，不可轻易忽略、囫囵吞过，而于不老轻身、延年神仙等文均可略过，不必研究。以吾人之目的，在求为医，不在求为神仙。心专则艺进，既不妄费心思，又获光阴经济。读《本草》如是，读他种书亦当如是。

读《内经》之要诀

凡读古人书，须用自己眼光、自己心思去看，将本文字句静心探索，才能获着真知确见。若不静心研究，只依各家之注以讲解本文，是我之识见已为各家之注所蔽，而吾心已为各家之奴隶，更何识见之可言。

《内经》"阴阳者，天地之道也"，原文何等明白晓畅，明明以天之道指阳，地之道指阴，观下文"积阳为天，积阴为地"就可明白。"变化之父母，生杀之本始"，观下文"阴静阳躁，阳生阴长，阳杀阴藏，阳化气，阴成形"就可明白。乃注家偏以无极、太极等奥说，讲得异常艰深，且引《易经》以证其是。凡是此种注解，不看倒明白，看则愈晦也。

心主言，肝主语，则"言""语"两个字，须细为分辨，不能囫囵吞过。因止表明己之所欲者谓之言，言之含有议论评断性质者谓之语，是以古人居丧，言而不语。心为君主之官而出神明，肝为将军之官而出谋虑，故言为心声，而语主于肝也。

读仲景书之要诀

《伤寒论》本文均极明白，如"发热恶寒者，发于阳也，无热恶寒者，发于阴也"。仲景明明以发热为阳、无热为阴，乃注家偏以阳为太阳、阴为少阴，或以无热谓始不发热而终必发热，不是始终无热，均与本文背驰。

桂枝二越婢一汤证"太阳病，发热恶寒，热多寒少，脉微弱者，此无阳也，不可更汗"之"无阳"二字，聚讼纷纷，莫宗一是。不知"发热恶寒，热多寒少"确系阳证，脉见微弱，便非阳脉，则此"无阳"二字明明是指脉。阳证不见阳脉，自然不可更汗。玩"更"字意义，则此证业已汗过，故用桂枝二越婢一汤清

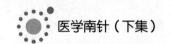
疏营卫，令得似汗而解。

"寒实结胸，无热证者，与三物小陷胸汤，白散亦可用。"因白散之桔梗、贝母、巴豆与小陷胸汤之黄连、半夏、栝蒌实寒温天渊，而又聚讼不已。不知结胸而著明"寒实"，且"无热证"，则寒凉之剂，必非所宜。此三物小陷胸汤，必另有一方，不是黄连、半夏、栝蒌实之小陷胸汤也。此非士谔凭空捏造之言，有两个证据：一因巴豆之大温，证明黄连、栝蒌之非宜；二因小陷胸上冠有"三物"二字，证明必非小陷胸汤原方。以仲景下笔谨慎，必不无端加上此"三物"二字，三物小陷胸汤必是温剂，必较白散为和平。以巴豆为"荡练五脏六腑"毒烈之品，故曰"亦可"。"亦可"者，商酌之辞，见有所未可也。三物小陷胸汤则曰"与"，"与"者，不庸商酌，径与之也。惜此方业已逸去，后人漫以黄连、栝蒌、半夏之小陷胸汤补上，致开各名家聚讼之门也。

《伤寒论》有一简捷读法，以经解经是也。

伤寒汗出解之后，胃中不和，心下痞硬，干噫食臭，胁下有水气，腹中雷鸣下利者，生姜泻心汤主之。

胃中不和与胁下有水气，均是断定语。读至此等处，立须搜求其证据。何以知其胃中不和？何以知其胁下有水气？其不和之现状奚若？水气之证据何在？须反复环诵，以搜寻之。诵之既熟，自会恍然知心下痞硬、干噫食臭，就是胃中不和之铁证；腹中雷鸣下利，就是胁下有水气之铁证。

脉浮而紧，而复下之，紧反入里，则作痞。按之自濡，但气痞耳。心下痞，按之濡，其关上浮者，大黄黄连泻心汤主之。

按之濡与按之硬者不同，"但气痞"之"但"字须注意，知不但气痞者，必胁下有水气也。

伤寒发汗，若吐若下解后，心下痞硬，噫气不除，旋覆代赭汤主之。

有所去之谓除，此"不除"二字，果何所指？若云不除即是指噫气，则但云心下痞硬、噫气可矣，何必著此"不除"二字？既明著曰"不除"，知必有症仍在也。盖不除者，心下痞硬也，其痞硬不因噫气而稍减，故曰"噫气不除"也。

《伤寒》条文，每曰某某汤主之，曰与某某汤，曰可与某某汤，曰宜某汤辈，曰某汤亦可用，曰某某汤加某药某药佳。凡读至此等处，均须特别注意。凡曰"主之"者，见此病以此方为主，非此决不能愈，药味、分量、煎法、服法，丝毫不能变更。曰"与"者，径与之也，辞气已较"主之"为松动。曰"可"者，仅可而有所未尽之辞，见可与则与，不可与即弗与也。曰"宜"某汤辈，则明与人以活动之机，不必定用某方也，即仿某方意另立一方，亦无不相宜；曰某某汤加某药某药佳者，言有此症则加此药为佳，无此症即不必加也。

《伤寒论》判别人身之细，为他种方书所不及，曰身、曰体、曰身体、曰表、曰里、曰肤、曰肌、曰腠理、曰头、曰项、曰颈、曰目、曰鼻、曰耳、曰舌、曰咽、曰咽中、曰胸、曰心下、曰心中、曰胃、曰胁、曰胁下、曰腹、曰腹中、曰环脐、曰脐下、曰少腹、曰骨节。夫耳、目、鼻、舌、头、项、胸、腹等部，固已尽人皆知；即肌、肤、表、里，从事医学者亦无不知之；独是咽与咽中之分，腹与腹中之判，身与体之不同，则好学之士亦且囫囵吞过，吾见已多。甚矣读书之难，而认证之易于忽略也。

太阳中风，阳浮而阴弱，阳浮者热自发，阴弱者汗自出，啬

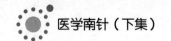

啬恶寒，淅淅恶风，翕翕发热，鼻鸣干呕者，桂枝汤主之。

蜀人唐容川氏，著《伤寒论浅注补正》，于此一段大有发挥。其言曰：寸阳浮，则主卫阳外越，故热自发。尺阴弱，则主营血受伤，营为卫之守，营不守卫，故卫气外泄而自汗出。成无己注以为风伤卫，寒伤营，非也，盖寒当伤卫，风当伤营。何以言寒当伤卫哉？寒者太阳之本气也，太阳之阳发于至阴，而充于皮毛，是皮毛一层，卫所居也。卫阳虚招外寒，则寒伤卫而皮毛闭塞，故无汗。何以言风伤营哉？风在六气属厥阴肝木，厥阴主营血，血虚则招外风，故风伤营。营血虽与卫气偕行，而究之皮毛一层为卫所司，肌肉一层为营血所宅，故风伤营则归于肌肉中，而营不守卫，是以卫气漏出为汗。况无汗用麻黄，明是治卫气之药；有汗用桂枝，明是和营血之药。注家何得混乱？

唐氏之言，非不甚辨。然衡之于证，实有未符。此太阳中风之"风"字，果属何耶？先要认得明白，才能谈到"营""卫"两字。太阳中风者，风寒之风也，伤风之风也，与厥阴风木有何关系？唐氏误认《伤寒》太阳中风为《金匮》杂病之中风，故有血虚招外风之说。徒循病之名，不察病之因，所以认证误而立论谬也。且风则伤卫，寒则伤营，是仲景《辨脉篇》中语，非成无己创说也。盖风之伤人也浅，自然止在卫分；寒之伤人也深，自然直达营分。惟其伤卫，故皮毛不固而自汗出；惟其伤营，故皮毛固密而无汗。恶风者，有风则恶，无风则自如常矣；恶寒者，虽无风而仍凛寒也。病之孰浅孰深，不难一望而知。故一用桂枝之解肌，一用麻黄之开表，以伤在营而卫又固，不用麻黄，何能驱邪外出？读书者须用自己心思、自己眼光，始不为注家所蒙蔽。

伤寒脉浮滑，此表有热，里有寒，白虎汤主之。

此"里有寒"之"寒"字，历来名家，纷纷聚讼。王三阳言"寒"字当作"邪"字解，亦热也。方中行、徐洄溪则均以"寒""热"两字系传写之误，改作"里有热，表有寒"。魏念庭则谓此"里"字尚为经络之里，非脏腑之里。沈尧封则谓"里有寒"之"寒"字乃"暍"字之误。徐亚枝则释"寒"字为"痰"，王孟英、杨素园均宗其说，王且称徐为"独具千古之眼"。唯陈修园释为"本寒标热"，最为近理。陈氏曰：不知证者，不可以言医；不知脉者，亦不可以言医。脉之不可不讲也。脉之紧要者，散见各证之中，不能悉举也，亦不必赘举也。然太阳总诸经之气，而诸脉之同者、异者、似同而实异者、似异而实同者，有同中之异、异中之同者，虽曰不可言传，而亦无不可以意会矣。今欲举一以为隅反，即以太阳伤寒言之。太阳本寒而标热，若诊其脉象浮滑，浮为热在表，滑为热在经，此为表有标热，便知其里有本寒，《内经》所谓伤于寒为热病是也，宜以白虎汤主之。凭脉辨证之法从此比例之，思过半矣。士谔细读经文，对于诸家之训诂，未敢率尔盲从。寒为六淫之一，训"寒"为"邪"，则亦惟寒邪始当，必不能移作风火燥湿热解，"亦热"之语，实不能通。方、徐谓"热""寒"两字必传写有误。夫里有热，服白虎固当；而表寒未解，白虎何可轻投？证以白虎加人参汤之背微恶寒，知除背外均有微热，非周身恶寒也，则"表有寒"之解亦嫌未当。魏念庭训为"经络之里"，颇见读书心细。然经络果有寒，再投甘寒之白虎汤，不虞经络之气被遏抑，致横生他变乎？魏氏之解，以之训白虎加桂枝则得矣，训此条则未当也。沈尧封直断"寒"字为"暍"字之误，实为爽快，然开首"伤寒"两字作何讲解，沈氏却未之思也。徐亚枝解做"痰"字，武断杜撰，不可为训。且白虎汤究竟不是开痰药剂，王孟英称之，未免阿私所好。陈修园之"标热本寒"，立说是自较诸家为长。虽然，尽美矣，未尽善也。仲景曰：太阳病，或已发热，或未发热，必恶寒，体痛，呕逆，脉阴阳俱紧者，名曰伤寒。又曰：风则伤卫，寒则伤营。本条开首标明"伤寒"两字，则此证初起必有恶寒，体痛，呕逆，不问可知。风则伤卫，寒则伤营，卫外而营里，则"里有寒"三字，是明指伤寒时营有寒也。今已化热，故脉见浮滑。仲景曰：凡脉大浮数动滑，此名阳也。浮与滑，均是阳脉。脉即见阳，寒已化热可知，故曰"此表有热"。即此二字，知是指定脉浮滑而言。古人文法，有起必有承，"里有寒"是上承"伤寒"句，"此表有热"是紧承"脉浮滑"句。言伤寒时则里有寒，及脉见浮滑，不仅营已化热，卫亦化热矣，故主以白虎汤。此非士谔杜撰之言，盖白虎汤之症有三，曰口渴，曰自汗，曰脉大，既投白虎，其症必备。口渴所以证里热，自汗脉大所以证表热，里果有寒，白虎必不妄投。读仲景书，于方详证略诸条，可即于方中求其证，此要诀也。

太阳病未解，脉阴阳俱停，必先振栗，汗出而解。但阳脉微者，先汗出而解；但阴脉微者，下之而解。若欲下之，宜调胃承气汤。

按：《集韵》《韵会》《正韵》："停，行中止也。"则脉阴阳俱停者，是营卫为邪气所壅遏，欲出不得，故一时停顿，即今之伏脉也，与促脉、结脉、代脉不同。促、结、代是本气之已伤，停是邪气之壅遏，故汗出之前先见振栗，即战汗也。但阳脉微，是邪自欲外解也，当乘其势汗之；但阴脉微，是邪自欲内解也，当乘其势下之。两"微"字，须与"停"字对勘，停即不微，微即

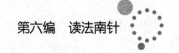

不停，能如此读，始不当作微弱解。

脉浮而数，浮为风，数为虚，风为热，虚为寒，风虚相搏，则洒淅恶寒也。

太阳病，脉浮而动数，浮则为风，数则为热，动则为痛，数则为虚，头痛发热，微盗汗出而反恶寒者，表未解也。医反下之，动数变迟，膈内巨痛，胃中空虚，客气动膈，短气躁烦热，心中懊恼，阳气内陷，心下因硬，则为结胸，大陷胸汤主之。若不结胸，但头汗出，余处①无汗，齐颈而还，小便不利，身必发黄也。

"数则为虚"之"虚"字，《金鉴》解作"热"字。张隐庵曰："邪之所凑，其正必虚，风伤太阳为热，则正气虚微，故数则为虚。"陈修园曰："邪盛则正虚，故数则为虚。"张、陈两氏皆作"正虚"解。士谔细读经文，知解"虚"为"热"，固属牵强，解作"正虚"，亦背事理。"浮数"之"浮"，确是眼目，舍"浮"论"数"，终不能通。"虚"字是指病邪，并不是指正气，脉见浮数，表有病、里无病也，故曰虚。无病为虚，如"虚无人焉"之"虚"字解。

仲景方之以大小名者，有大小青龙、大小柴胡、大小陷胸、大小承气、大小建中、大小半夏，果何取义？将以寒凉为大耶？律之青龙则可，易而之他，则不可通矣。将以温热为大耶？律之建中则可，易而之他，又不可通矣。柴胡之大，不以能和；半夏之大，反以能和。陷胸之大，取以当病之急。承气之大，最忌用之不审。又他方之当用大者，不可先试以小，而承气独以是垂法。他方之既用小者，不可更继以大，而柴胡偏以是建功。既无

---

① 处：原作"虚"，据《伤寒论》改。

一定之例可援，又无对待之义可审，是六方者，将无偶黏以大小之名，竟无丝毫意义于其间耶？是盖不然。夫青龙，兴云致雨者也；陷胸，摧坚搜伏者也；承气，以阴配阳者也；建中，砥柱流俗者也。是四方者，以功命名，则当大任者为大，当小任者为小。惟柴胡与半夏，则以药命名。以药命名，则柴胡主疏，主疏则疏之大者为大，疏之小者为小；半夏主和，主和则和之大者为大，和之小者为小。盖呕而谷不得下，胃逆有火也，可见胃犹有权；胃反呕吐，至于朝食暮吐，暮食朝吐，宿谷不化，胃几于无权矣。故小半夏汤劫散其火，胃中自安；大半夏汤则将转硗瘠为膏腴，用人参不足，又益以白蜜，即水亦须使轻扬泛滥，不欲其性急下趋，半夏化之辛燥为宛转滋泽之剂。小半夏汤是耕耘顽矿而疏通之，使生气得裕；大半夏汤是沃润不毛而肥饶之，使生气得钟。于此见仲景书立一方名，俱含精义，不草草也。

读各种医书之要诀

仲景之学，至唐而一变。仲景之治病，其论脏腑经络、病情传变，悉本《内经》；而其所用之方，皆古圣相传之经方，并非私心自造；间有加减，必有所本。其分量轻重，皆有法度，其药悉本于《神农本草》，无一味游移假借之处。药味不过五六品，而功用无不周。非此方不能治此病，非此药不能成此方。《千金方》则不然。其所论病，未尝不依《内经》，而不无杂以后世臆度之说；其所用方，亦皆采择古方，不无兼取后世偏杂之法；其所用药，未必全本于《神农》，兼取杂方、单方及通治之品。故有一病而立数方，亦有一方而治数病。其药品有多至数十味者，

其中对证者固多，不对证者亦不少，故治病亦有效有不效。大抵
所重，专在于药，而古圣制方之法不传矣。此医道之大变也。然
其用意之奇，用药之巧，亦自成一家，有不可磨灭之处。《外台》
一书，纂集自汉以来诸方荟萃成书，而历代之方于焉大备，乃医
方之类书也。但读之者，苟胸中无成竹，则众说纷纭，群方淆
杂，反茫然失其所据。嗟乎！《千金》《外台》且然，况后世偏
驳杂乱之书哉！

此洄溪徐氏之言也。其言精确扼要，深得读仲景书与非仲景
书之法。虽然，此等解人，古今来能有几人？徐忠可释《金匮要
略》，就未得此种读法，故于《金匮》附入诸方，解释每多穿凿。
姑举《古今录验》续命汤一解，为读非仲景书者法。苟能举隅反
三，获益自非浅鲜。

《古今录验》续命汤　治中风，痱，身体不能自收持，口不
能言，冒昧不知痛处，或拘急不得转侧。

麻黄　桂枝　甘草　干姜　石膏　当归　人参各三两　杏仁
四十粒　川芎一两五钱

上九味，以水一斗，煮取四升，温服一升。当小汗，薄覆
脊，凭几坐，汗出则愈。不汗，更服。无所禁，勿当风。并治但
伏不得卧，咳逆上气，面目浮肿。

徐忠可曰：痱者，痹之别名也。因营卫素虚，风入而痹之，
故外之营卫痹，而身体不能自收持，或拘急不得转侧；内之营卫
痹，而口不能言，冒昧不知痛处。因从外感来，故以麻黄汤行其
营卫，干姜、石膏调其寒热，而加芎、归、参、草以养其虚。必
得小汗者，使邪仍从表出也故。但伏不得卧，咳逆上气，面目浮
肿，此风入而痹其胸膈之气，使肺气不得通行，独逆而上攻面

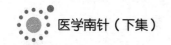

目，故亦主之。

麻黄汤，开表之剂，岂止行乎营卫？干姜、石膏，调寒热，安必干姜之必调寒，石膏之必调热，万一热以益热，寒以益寒，岂不犯实实之弊？川芎、当归之走窜，夫岂能补？盖是方也，用麻黄、桂枝以开表，干姜、杏仁以开中，川芎、当归以通经络，人参、甘草以安内，用石膏一味以制诸药辛温走窜之弊，故邪去而正不伤也。

仲景之法，至唐而一变。汉唐之法，至有清而又一大变。自清叶香岩、薛生白、徐洄溪、吴鞠通、王孟英大倡温热之说，而医林风尚，群喜轻清流动之品。道中相戒，不求有功，但期无过。麻黄、桂枝、柴胡、细辛、石膏、大黄诸药，谈虎色变，群不敢用，而人命之因此迁延坐误者，岁不知凡几。问其所以，则曰：我宗吴鞠通《温病条辨》法也，宗王孟英《温热经纬》法也。不知鞠通医案善用麻桂，孟英医案不废辛温，读者自囫囵吞过，未曾仔细辨认耳。考《温病条辨》《温热经纬》两书，吴王二氏为慨彼时医界不辨病症，不求病因，颠顶施治，概以辛温之药治温病，不得已而作也。故书名曰"温病"，曰"温热"，以见病不属温，症非见热，即不相宜。奈何因噎废食，遇非温之症，亦以此种方药潦草塞责乎？故归咎吴王，吴王不任咎也。近人陆九芝，著《世补斋医书》，对于温热各家抨击不遗余力，此种一偏之见，夫岂事理之平？

士谔研读《伤寒》几二十年，而于温热各家，亦未尝偏废，且于伤寒、温热，两有所悟。此种一得之愚，从未向人谈过，而认证辨因用药，已幸鲜错误。

吴鞠通《温病条辨》文多语病，不免瑕瑜互见。其书曰：凡病温者始于上焦，在手太阴。又曰：太阴之为病，脉不缓不紧而动数，或两寸独大，尺肤热，头痛，微恶风寒，身热，自汗，口渴，或不渴而咳，午后热甚者，名曰温病。夫此种病证，吴氏何以知其必在手太阴？手太阴经病之见症，果在何处？昔仲景之著《伤寒》也，曰"太阳之为病，脉浮，头项强痛而恶寒"，以太阳脉上连风府，故头项痛，腰脊强。盖必有太阳见症，始可名之曰太阳病。今手太阴经见症全无，而武断之曰太阴病，果何所见而云然耶？考手太阴之脉，起于中焦，下络大肠，还循胃口，上膈属肺，从肺系横出腋下，下循臑内，行少阴心主之前，下肘中，循臂内上骨下①廉，入寸口，下鱼，循鱼际，出大指之端；其支者，从腕后直出次指内廉，出其端。今肺既不胀，缺盆既不痛，臑臂内前廉又不强，何由知其病在手太阴经耶？太阴之脉不上头，头痛，恶风寒，仍是太阳病，不能硬指为太阴病。身热，自汗，口渴，系阳明经见症，不能硬指为太阴病。惟咳之一症，可指为肺病。然肺是肺，太阴是太阴，何能并为一谈？太阴是肺之经，肺是太阴之脏，犹之车站与铁路，虽联通一气，究竟是两物，不能指车站为铁路也。此实吴书之大病，良由作者先存一"跳出伤寒圈子"之我见，有心苦为分析，故有此弊。然其说理虽谬，而论证立方，则颇有合于病情，此则不可一笔抹杀者也。

　　大抵伤寒之方，经药居多。麻黄、细辛、柴胡、附子，均经药也。虽伤寒方未尝不有络药，如生姜、桂枝之类，然经药其大宗也。温热之方，络药居多。薄荷、荆芥、青蒿、桑叶，均络药也。虽温热方未尝不有经药，如羌活、独活、葱白之类，然络

———————

　　① 下：原作"上"，据《灵枢·经脉》改

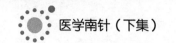

药其大宗也。汉唐之书，无不尚用经药。清医之书，无不尚用络药。伤寒、温热两家之书，既被我一眼窥破，直抉其隐，则知是朱非赤者果非，因噎废食者亦未尝是也。

经病络病之辨别

既知药之有经有络，则病在络者，自非经药所能奏效，病在经者，自非络药所能见功。推之为寒为热、为风为湿、在表在里、在腑在脏，无不然矣。

头项强痛，恶寒脉浮，此太阳经病也。若止头痛、恶寒、脉浮，而项不强者，此病在太阳之络，不在太阳之经，经药即非所宜。盖太阳经脉上连风府，病在经者，头项必痛，腰脊必强，有此症为病在经，无此症为在络。此乃是辨证之总诀，而用药之要目也。

目疼，鼻干，不得卧，身热，汗自出，不恶寒，反恶热，脉尺寸俱长者，此阳明经病也。若止身热汗出、不恶寒，而无目疼鼻干诸症，此病在阳明之络，不在阳明之经，以阳明经脉挟鼻络于目也。

口苦，舌干，目眩，胸胁痛而耳聋，脉尺寸俱弦，寒热往来，此少阳经病也。若止口苦、舌干、目眩、寒热往来、脉弦，而胸胁不痛、耳不聋者，此病在少阳之络，不在少阳之经，以少阳之脉循胁络于耳也。

既能辨明病之在经在络，又须细认是风是寒。如伤风用防风、荆芥，感寒用苏叶、生姜，咳嗽用苏子、杏仁，夹湿用藿香、佩兰，夹痰用陈皮、半夏，伤食用山楂、神曲，此犹是粗浅之言。同是伤风，须辨其风之为寒为热，风寒宜防风、苏叶，风热宜桑叶、菊花。风热之浅者，桑叶、枇杷叶；风热之深者，荆芥、薄荷。同时咳嗽，有须桔梗、川贝，有须浙贝、杏仁，有须紫菀、苏子，有须旋覆、款冬，盖开肺、宣肺、柔络之不同也。

叶香岩氏之论温热也，其言曰：伤寒多有变证，温热虽久，在一经不移。又曰：卫之后，方言气；营之后，方言血。在卫汗之可也，到气才可清气，入营犹可透热转气，入血则恐耗血动血，直须凉血散血。又曰：气病有不传血分，而邪留三焦，亦如伤寒中少阳病也。彼则和解表里之半，此则分消上下之势。随证变法，如近时杏、朴、苓等类，或如温胆汤之走泄，因其仍在气分，犹可望其战汗之门户，转疟之机括。

《千金》温胆汤

竹茹　枳实　半夏各一两　橘红一两五钱　茯苓七钱　炙甘草四钱

每服五钱，生姜一片，红枣一枚，水一盅半，煎成七分服。

即叶氏之言，可以证明病之在络不在经矣。伤寒多传变，温热在一经不移者，病在经易传，在络不易传也。卫之后言气，营之后言血者，络病由浅入深，故自卫而气，自气而营，自营而血也。邪在少阳，或用杏仁、厚朴、茯苓，或仿《千金》温胆汤立方者，亦治其络不治其经也。盖治经之药，非柴胡不可，以此知之。

医书要目提要

生今之世，业医之学，较之古人实已事半功倍。缘前人之说已备，吾人只消于古纸堆中搜寻，便能得医学之渊源。第医书汗牛充栋，初学未知选择，未免对之望洋。徐洄溪曰：一切道术，必有本源。未有目不睹汉唐以前之书，徒记时尚之药数种，而可为医者。虽然，汉唐以前之书尚矣，汉唐以后之书亦何能一笔抹杀？士谔浅陋，赋性顽钝，又自高曾以来世代业儒，虽有藏书，甚鲜医籍，故读书甚少。然一得之见，窃谓后世之书，若系小部，精品居多；卷繁帙赜者，半属类书，颇鲜精品。兹将肄业所得，并撷拾前贤学说，作为《医书要目提要》。

《灵枢经》

徐洄溪曰：此明经络脏腑之所以生成，疾病之所由侵犯，针灸家不可不详考，脉家略明大义可也。

《素问》

徐洄溪曰：此明受病之源，及治病之法，千变万化，无能出其范围。如不能全读，择其精要切实者，熟记可也。

士谔按：《灵枢》《素问》，总名《黄帝内经》。诸家节录，详略互有出入。如张景岳之《类经》、薛生白之《医经原旨》，卷帙过多，中材以下似难记忆；《内经知要》《医经精义》，又嫌失之太简。欲求繁简适宜，恰合所用者，其惟汪氏《素灵类纂》乎？

《难经》

徐洄溪曰：《难经》非经也，以经文之难解者，设为问难以明之，故曰"难经"，言以经文为难而释之也。是书之旨，盖欲推本经旨，发挥至道，剖析疑义，垂示后学，真读《内经》之津梁也。其中有自出机枢，发挥妙道，未尝见于《内经》，而实能显《内经》之奥义，补《内经》所未发，此盖别有师承，足与《内经》并垂千古。

士谔按：今之诊脉法，已非《内经》之三部九候。上不候人迎，下不候跌阳，惟候两手，实自《难经》所发明。

《伤寒论》

此一切外感之总诀，非独治伤寒也。明于此，则六淫之病无不通贯矣。

仲景《伤寒论》，编次者不下数十家，因致聚讼纷纭，或以此条在前，或以此条在后，或以此条因彼症而生，或以此经因彼经而变，互相诟厉。孰知病变万端，传经无定，古人因病以施方，无编方以待病，其原本次序，既已散亡，庶几叔和所定为可信。此洄溪徐氏之言，真公平之论也。

士谔按：叔和，晋人，去汉未远，虽未及亲炙仲景，犹得私淑诸人，其所收集，何能轻议？至诸家注释，各有心得，皆含至理。而士谔私见，以各家之注多类宋人之说理，终异汉儒之释经，于实用似鲜裨益。若柯韵伯《来苏集》，尤在泾《贯珠集》，于认证辨方，颇多独到处，较之以阴阳五行、标本中见等空说眩人者，切用多矣。

《金匮要略》

徐洄溪曰：《金匮要略》乃仲景治杂病之书也，其中缺略处颇多。而上古圣人以汤液治病之法，惟赖此书之存，乃方书之祖也。其论病皆本于《内经》而神明变化之，其用药悉本于《神农

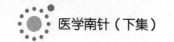

本草》而融会贯通之，其方则皆上古圣人历代相传之经方，仲景间有随症加减之法，脉法亦皆《内经》及历代相传之真诀，其治病无不精切周到，无一毫游移参错之处，实能洞见本源，审察毫末，故所投必效如桴鼓之相应，真乃医方之经也。

《神农本草》

《神农本草经》止三百六十五种，自陶宏景以后，药味日增，用法益广。至明李时珍《纲目》而大备，其书以《本经》为主，而以诸家之说附之。读者字字考验，则能知古人制方之妙义，而用之不穷矣。

士谔按：《神农本经》，注者不下十余家，而不尚空谈，专切实用，当推武进邹润安之《本经疏证》《本经续疏》为最善。窃谓自来释方之论，慈溪柯韵伯最为透彻；释药之说，武进邹润安最为确切，故本书于柯邹两氏学说，撷录最多。

《脉经》

徐洄溪曰：王叔和著《脉经》，分门别类，条分缕析，其原亦本《内经》，而汉以后之说一无所遗，其中旨趣亦不能画一，使人有所执持。然其汇集群言，使后世有所考见，亦不可少之作也。

《千金方》

徐洄溪曰：《千金方》所论病，未尝不依《内经》，而不无杂以后世臆度之说；其所用方，亦采择古方，不无兼取后世偏杂之法；其所用药，未必全本于《神农》，兼取杂方、单方及通治之品。故有一病而立数方，亦有一方而治数病，其药品有多至数十味者，然其用意之奇、用药之巧，亦自成一家，有不可磨灭之处。

《外台秘要》

徐洄溪曰：唐王焘所集《外台》一书，则纂集自汉以来诸方，荟萃成书，而历代之方于焉大备。但其人本非专家之学，故无所审择以为指归，乃医方之类书也。然唐以前之方，赖此书以存，其功亦不可泯。但读之者，苟胸中无成竹，则众说纷纭，群方淆杂，反茫然失其所据。

故读《千金》《外台》者，必精通于《内经》、仲景、本草等书，胸中先有成见，而后取其长而舍其短，则可资我博采之益，否则反乱人意，而无所适从。

士谔按：洄溪信古太笃，宜其是古非今。要知病症之来，不异风云变幻，往往古无是症，今已盛行，如痧症、喉症、痘症，古无有也，今已遍行南北；脚弱一症，至唐代始盛，则异药奇方，所以治新增之病。读者因证识方，因方知治，如是而已足，又何必以纷纭淆杂责《千金》《外台》？惟须先通《内经》、仲景诸书，则诚不易之论也。

《十药神书》

姑苏葛可久先生，精通方术，与丹溪朱彦修齐名，所著《十药神书》专治虚损。自甲字十灰散始，迄癸字补髓丹终。首止血，次化瘀，次补气以生血，次柔络以益阴，层次井然。叶天士奉为圭臬，遂享盛名。陈修园谓其奇以取胜，奇而不离于正，真确论也。参透此书，治血证游刃有余矣。

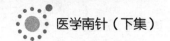

《四大家书》

著作称名后世者，曰名家；学诚涵盖千古者，曰大家；曲学媚世，名重一时者，曰时医。名家明道而未必行道，时医行道而必不明道，惟大家则既能明道，而道又大行。刘河间、张子和、李东垣、朱丹溪为金元四大家，程芸田曰：医书汗牛充栋，不可胜举。即以四大家而论，如张子和主治汗吐下，然读子和书而不读河间书，则治火不明；读河间书而不读东垣书，则内伤不明；读东垣书而不读丹溪书，则阴虚不明。士谔私见，则以四大家中治证手眼之敏锐，当推子和。如惊自外来，恐由内起，至理名言，实发前人所未发。而河间阐明经旨，辟温热之径途，尤为吾人不可不读之书也。

有清诸名家书

医学至有清而极盛，叶天士、薛生白、徐灵胎、陈平伯、吴鞠通、王孟英诸氏，著书立说，大声疾呼，发明治温要诀。其实诸氏所论之证，不过是络病；诸氏所立之方，不过是络药。若果病在六经之经，诸氏原未尝禁止经药。奈读者不识此义，每遇经证，辄投络药，迁延坐误，是岂诸氏之过哉？

诸家医案

医案者，以治病之手眼，示后学以径途，故案须医者自编，则案无不效，治尽可师。清贤医案，惟王孟英案最为善本。因《临证指南》等医案编者不善选择，治效各案与未效各案兼收并蓄，读者颇难判别。惟王孟英案编印时，孟英及身亲见，且最后之《归砚录》，为孟英自作，所录各案绝无一案不效者。读者因见证之精确，悟撰方之灵巧，进退变化，不越规矩准绳，故读此书，胜读名家医案多多也。吴鞠通医案亦然。

　　孟英案所治坏证居多，其用药之偏寒凉也，非有所偏也。病多热证，非寒不治。试阅其案，身热口渴，溲赤便闭，脉数，何可再投温燥？若无此等症，必不投此等药。故孟英案用温燥方者，前后有十九案之多，且其用寒凉也，界限极清：肺胃阴伤[①]，始用麦冬、石斛；肝肾阴伤，始用玄参、生地；热已化火，始用山栀、黄连；湿既化热，始用海蜇、地栗。在上之湿用芳香，在下之湿用淡渗，其余不过宣络柔络、开中化气之类耳。究与目下之自命为温热专家者，不察病机，不审病证，不问风寒暑湿燥火，惟以大队寒凉混杂成方，有上下床之别。

---

①　伤：原作"阳"，据石印本改。